PROF. DR. DIETRICH GRÖNEMEYER

MEDIZIN VERÄNDERN

PROF. DR. DIETRICH GRÖNEMEYER

MEDIZIN VERÄNDERN

HEILUNG BRAUCHT
ZUWENDUNG,
VERTRAUEN UND
MUT ZU NEUEN WEGEN

LUDWiG

Sollte diese Publikation Links auf Webseiten Dritter enthalten,
so übernehmen wir für deren Inhalte keine Haftung,
da wir uns diese nicht zu eigen machen, sondern lediglich
auf deren Stand zum Zeitpunkt der Erstveröffentlichung verweisen.

Aus Gründen der besseren Lesbarkeit wurde das generische Maskulinum verwendet.
Die Personenbezeichnungen gelten jedoch gleichermaßen für alle Geschlechter.

Die in diesem Buch vorgestellten Informationen und Empfehlungen sind nach
bestem Wissen und Gewissen geprüft. Dennoch übernehmen der Autor und der Verlag
keinerlei Haftung für Schäden irgendwelcher Art, die sich direkt oder indirekt aus dem
Gebrauch der hier beschriebenen Anwendungen ergeben. Bitte nehmen Sie im Zweifelsfall
bzw. bei ernsthaften Beschwerden immer professionelle Diagnose und Therapie durch
ärztliche oder naturheilkundliche Hilfe in Anspruch.

Cradle to Cradle Certified® ist eine eingetragene Marke
des Cradle to Cradle Products Innovation Institute.

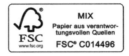

Penguin Random House Verlagsgruppe FSC® N001967

Originalausgabe 11/2022
Copyright © 2022 by Ludwig Verlag, München,
in der Penguin Random House Verlagsgruppe GmbH,
Neumarkter Straße 28, 81673 München
Redaktion: Dr. Henning Thies
Umschlaggestaltung: Umschlaggestaltung: wilhelm typo grafisch,
unter Verwendung eines Fotos von © Laura Möllemann
Satz: Leingärtner, Nabburg
Druck und Bindung: GGP Media GmbH, Pößneck
Printed in Germany
ISBN: 978-3-453-28156-1

www.Ludwig-Verlag.de

Für Anja

Es muss von Herzen kommen, was auf Herzen wirken soll.
Johann Wolfgang von Goethe

Inhalt

EINLEITUNG   11

1. KAPITEL: Wann ist der Mensch gesund?   31

2. KAPITEL: Menschenwürdig heilen – wie geht das?   69

3. KAPITEL: Pflegefall Medizin   117

4. KAPITEL: *Micro is more* – mein Weg zur Mikrotherapie   171

5. KAPITEL: Über Werte und Kosten   215

6. KAPITEL: Die Kunst, zu leben und zu sterben   239

NACHWORT: Mut zum Miteinander, gemeinsam neue Wege gehen   257

Do It Yourself – Kleiner Leitfaden zur Selbsthilfe   267

Dank   281

Anmerkungen und Quellen   283

Nicht ein »Erkenne die Kosten«, sondern die alte Weisheit vom Apollon-Tempel in Delphi »Erkenne dich selbst« – an jeden von uns gerichtet – wird uns helfen, die Zukunft der Gesundheit und die Zukunft der Menschheit langfristig zu gestalten.

Dietrich Grönemeyer

Einleitung

Ich erinnere mich noch ganz genau an diesen Moment des absoluten Verlorenseins. Ich war vier Jahre alt und stand mutterseelenallein in der Dunkelheit des Nichts, wortlos schluchzend, vor unendlicher Angst zitternd. Kleine Tränen kullerten an meinem Hals herunter, während eine bleibeschwerte Hand meinen Brustkorb und den Bauch abtastete. In meinem unendlichen seelischen Schmerz hörte ich aus dem Dunkel eine geisterhafte Stimme, die mich streng ermahnend anraunzte: »Einatmen, ausatmen, nicht mehr atmen«…, und irgendwo vernahm ich aus der Ferne die leisen Rufe meiner Mutter: »Didilein, alles wird gut…!«

Wie gerne hätte ich sie damals getröstet. Ja, wirklich. Sie tat mir so unendlich leid in ihrem Weh und ihrer Angst um ihren ältesten Sohn. Aber ich musste ja selbst mit dieser gefühlten »Hölle« fertigwerden. Nackig zitterte ich in dem schwarzen Ungeheuer eines Röntgen- Durchleuchtungsgeräts und biss die Zähne aufeinander. Auf der einen Seite stand ich vor einem kalten quadratischen Etwas, das eng an meinen Vorderkörper drückte. Zwischendurch wurde mein Körper ohne mein eigenes Zutun immer wieder hoch- und runtergefahren. Ein Gefühl wie Fahrstuhl, Kirmes und Geisterbahn gleichzeitig – unter anderen Umständen hätte es ein lustiges Abenteuer sein können. Irgendwo auf der Gegenseite im gefühlten Nichts saß ein Arzt vor einem Bildschirm – wie ich später, viel später begriff – und beurteilte mit knappen Worten mein Inneres.

Immer wieder raunzte mich seine Stimme aus dem Dunkeln an: »Nicht einschlafen, Junge, noch einen kräftigen Schluck aus dem Becher.« Mich ekelte. Er hätte mich ja wenigstens begrüßen und nach meinem Namen fragen können. Am liebsten hätte ich ihm die ganze »Brühe« über die Schulter gespuckt. Aber er war ja unsichtbar, selbst ein Nichts im Nichts. Glauben Sie mir, es war das Abscheulichste, was ich jemals getrunken habe: ein widerlich stinkendes schleimig-zähes Gesöff. Mit solch einem Kontrastmittel wurden damals, lange bevor die Magen-Darm-Spiegelung aufkam, die Speiseröhre, der Magen und der Darm unter dem Röntgenschirm sichtbar gemacht. Brrrr. Und zu allem Überfluss auch keine tröstenden Worte, keine Erklärung, keine Verabschiedung.

Schrecklich. Im Nachhinein hätte ich ihm vermutlich vors Schienbein treten sollen ... Macht man doch so als kleiner Junge. Oder?

Ich litt zu dieser Zeit immer wieder an Bronchitis, Mandel- und Ohrentzündungen sowie an Bauchgrummeln. Da meine Mutter übervorsichtig und ihre Schwester internistische Chefärztin im Krankenhaus war, wurde ich häufiger bei kleinen Wehwehchen zum Arzt »verschleppt«. Echte Torturen für mich – wie Sie sich vermutlich gut vorstellen können.

Es sind nicht nur Erlebnisse dieser Art aus meiner Kindheit, die bis heute nachhallen. Immer wieder wurde und werde ich als Arzt, als Vater und Großvater und als Patient (der ich selbst gelegentlich ebenfalls bin) im medizinischen Alltag der Gegenwart damit unangenehm berührt. Es sind Erfahrungen der Hilflosigkeit, des Alleingelassen-Werdens, der mangelnden Wertschätzung und fehlenden Empathie. Erfahrungen, die verängstigen können, die empören und fassungslos machen. Ihre Tragweite ist für unsere Gesundheit und für unsere Einstellung zur Welt viel zu ausschlaggebend, als dass wir uns als Ärzte, Krankenschwestern und Patienten damit abfinden dürften. »Muss das denn so sein?«, habe ich mich in solchen Momenten immer wieder gefragt. Wieso ist es so schwierig, der Situation angemessene tröstende Worte zu finden? Und damit meine ich nicht, dass man lapidar »Das wird schon wieder« zu hören bekommt. Oder: »Das tut bestimmt nicht weh!« Wie oft habe ich selbst erlebt, dass es gerade dann höllisch wehtut. Nein, ich meine ein vertrauensvolles Gespräch, in dem man in Ruhe aufgeklärt wird. Damit man sich mit seiner Angst nicht unverstanden fühlt. Sonst ist man schlussendlich nicht beruhigt. Nicht, weil der Arzt oder die Therapeutin die Methode des Untersuchens, Spritzens oder Katheter-Legens nicht beherrschen würde, sondern, weil die Empathie, das Fingerspitzengefühl und die Worte fehlen. Kein Wunder, wenn dann Tränen kullern oder wenn man dann so verspannt ist, dass der ganze Körper, die gesamte Muskulatur vor Angst so hart wie ein Brett wird. Oder gar die Ohnmacht einen niederstreckt.

Könnte man solche Zustände nicht ändern? Und wenn, wie? Dem Kranken als Arzt nicht als verstörende Autorität, geradezu herrschaftlich, sondern auf Augenhöhe zu begegnen, Angst zu nehmen, aufzuklären und verständlich zu reden, das halte ich nach wie vor für eine der wichtigsten Voraussetzungen jeder erfolgreichen Therapie. Und diese Haltung vermisse ich seit meiner eigenen Kindheit. Warum – so frage ich mich seit Jahrzehnten – wird nach wie vor vergessen, dass liebevolle Zuwendung, Vertrauen und solidarisches Miteinander in der Medizin so wesentlich für den Patienten, für seine Einstellung zur Medizin und damit für seine Heilung sind?

Aus solchen leider viel zu zahlreichen Erfahrungen auf meinem Lebensweg hat sich für mich als Arzt eine klare Haltung herauskristallisiert: Nicht ein »Erkenne die Kosten«, sondern die alte Weisheit vom Apollon-Tempel in Delphi »Erkenne dich selbst« – an jeden von uns gerichtet – wird uns helfen, die Zukunft der Gesundheit und die Zukunft der Menschheit langfristig zu gestalten.

Drei Säulen für eine menschliche Medizin

Es sind drei Maximen, die für mich das Fundament einer dem Menschen zugewandten Medizin ergeben – so wie ich sie zu vertreten immer bemüht bin:

1. Heilung braucht Zuwendung und Vertrauen,
2. Medizin ohne Seelsorge ist keine Medizin,
3. Medizinische Kompetenz-Teams sind die Zukunft.

Heilung braucht Zuwendung und Vertrauen

Was hat sich in den letzten 65 Jahren in der Medizin nicht alles zum Guten verändert? Die Krankenhäuser sind architektonisch und von der Ausstattung sehr viel moderner geworden, die Technik hat gigantische Fortschritte zu verzeichnen, es gibt fantastische Behandlungs- und Operationsmethoden, wir können fast jeden Körperteil (bis auf den Kopf) transplantieren, Impfstoffe in Rekordzeit entwickeln, Krankheiten wie die Pocken ausrotten oder die Kinderlähmung durch pharmazeutische Produkte besiegen.

Mit dem Computertomografen und besonders mit der Kernspintomografie ist es möglich geworden, transparent die gesamte Anatomie des Körpers bis in die Zellen hinein anzuschauen und zu beurteilen. Sogar, ohne den Körper mit dem Skalpell zu öffnen. Vielleicht bin ich deshalb Radiologe geworden? Trotz der schlimmen Erlebnisse als kleiner Junge im Röntgengerät – oder gerade deshalb, unbewusst? Fasziniert davon, dass man, ohne den Körper zu öffnen, seine Details so genau anschauen kann, war ich schon immer. Aber nicht mit den Menschen auf Augenhöhe zu sprechen, ihnen nicht in Würde zu begegnen und sie liebevoll zu behandeln, das macht mich seit meinem vierten Lebensjahr traurig und wütend. Und genau das hat sich im Turbo-Alltag der Zwei- bis Fünfminutenmedizin bis heute leider nicht geändert.

Natürlich gibt es gute Gegenbeispiele, ärztlich und besonders wenn Krankenschwestern die Kranken behandeln. Aber im allgemeinen Medizinbetrieb werden wir Menschen wie seelenlose Materie, wie Körpermaschinen und nicht als Individuen behandelt. Der heutige Medizinbetrieb ist straff ökonomisch geprägt und durchorganisiert. Statt Zuwendung gibt es eine Tablette oder eine Operation. Statt psychosomatisch-sozial orientierter Gespräche und persönlicher Untersuchungen des Körpers viel Technologie. Statt Seelsorge Sterbehilfe. Statt eines vorsichtigen Behandlungsbeginns mit Hausmitteln oder Naturmedizin, die eine begleitende Behandlung des Arztes erfordern würden, meistens sofort schulmedizinische »Geschütze«. So sieht die medizinische Realität bis heute aus. Weltweit. Und körperliche und psychische Krankheiten nehmen zu.

Den kranken Menschen als Individuum wahrnehmen und auf Augenhöhe behandeln

Bei allen unbestreitbaren und unverzichtbaren Erfolgen der modernen, hoch technisierten und spezialisierten Medizin besteht die Tendenz, dass sich Ärzte mit einer ausschließlich körperlichen medizinischen Wiederherstellung begnügen – anstatt den Menschen auch in seinen psychischen und intellektuellen Eigenschaften sowie in seinen gesellschaftlichen und kulturellen Bezügen wahrzunehmen. Ferner ist mit der Technisierung der Medizin eine Konzentration des Arztes auf feste Krankheitsbilder verbunden, die es anhand »objektiver« Labor-, Elektro- oder Bilddaten festzustellen und dann nach den »Regeln der Kunst« zu behandeln gilt. Die kranke Person als Individuum rückt damit in Anamnese, Diagnose und Therapie immer mehr in den Hintergrund.

Der Patient oder die Patientin als Mensch und Dialogpartner des Arztes findet in der modernen, immer unpersönlicher werdenden und zunehmend »datenorientierten« Medizin immer weniger Beachtung. Und damit geht auch das Bewusstsein verloren, dass der Patient nicht nur eine Krankheit hat, sondern ein fühlendes und denkendes Wesen ist, das in seiner Gesamtheit von einer Krankheit betroffen ist – einer Krankheit, die vielleicht auch aus seiner oder ihrer Lebensgeschichte und Lebenseinstellung resultiert und die nun das Leben und die Einstellung dazu umgekehrt beeinflusst.

Gesundheit, das Ziel allen ärztlichen Handelns, ist nicht die Abwesenheit von Krankheit (und wird nicht durch das bloße Abstellen von Krankheitssymptomen erlangt). Gesundheit ist vielmehr ein lebenslanger, dynamischer Prozess, um den sich der einzelne Mensch, die Wissenschaft und die Gesellschaft, gegebenenfalls unter Mithilfe der Medizin und des Arztes, immer wieder bemühen müssen. Es geht auch um das psychosomatisch-soziale Wohlbefinden – für körperlich gesunde, für kranke wie für gehandicapte Menschen.

Gesundheit kann zwar als ein Ganzes begriffen werden, man kann sie aber nicht allgemeingültig bestimmen oder definieren. Denn Gesundheit ist individuell – sie hat immer auch mit persönlicher Befindlichkeit, Geschichte und einem Lebensentwurf zu tun. Also ist sie stets relativ auf den konkreten Menschen hin zu fassen. Das bedeutet aber auch, dass sie und das momentane wie das langfristige persönliche Wohlbefinden jeweils von Arzt und Patient gemeinsam erarbeitet werden müssen. Die Zukunft gehört einer sprechenden, hörenden und mitfühlenden Medizin als Grundlage einer *menschlichen* Humanmedizin. (»Human« bedeutet hier »zum Menschen gehörig«, nicht »menschlich«, wie die meisten von uns denken. Diesen Fehler habe auch ich lange gemacht.) Wir unterscheiden ganz neutral zwischen den Disziplinen Human-, Zahn- und Tiermedizin. Ob diese dann im Sinne einer humanen Moral und Ethik ausgeübt werden, darüber entscheiden die bewusste Haltung und das praktische Handeln.

Manchmal kann ich mich des Eindrucks nicht erwehren, dass Haustiere besser versorgt werden als wir Menschen, besonders unsere Kinder. Welch ein Aufwand wird für Nahrung, Spielzeug und medizinische Versorgung für Hunde, Katzen, Hamster oder Wellensittiche betrieben. Wie liebevoll wird mit ihnen umgegangen, selbst wenn der Haussegen zwischen den Menschen, bei denen sie leben, in Schieflage geraten ist. Und wenn sich die geliebten Haustiere einmal falsch verhalten, werden sie danach meist liebevoller behandelt als Menschen. Auch wenn sie kränkeln. Tiere genießen es, wenn man sie streichelt, tröstet und liebevoll zu ihnen spricht. Sie kuscheln, schnurren und schmusen.

Wir Menschen sehnen uns genauso danach, wenn es uns schlecht geht, wenn wir erkranken, wenn wir Angst oder Schmerzen haben. Gerade dann wären gefühlte menschliche Wärme und Nähe, wäre eine zugewandte Atmosphäre so wichtig, nicht nur allgemein zwischen den Mitmenschen, sondern insbesondere während einer medizinischen Behandlung. Gerade in solchen Momenten wäre es von größter Bedeutung, Vertrauen zu schaffen, zuzuhören, zu trösten oder Hoffnung zu geben, positive Perspektiven zu entwickeln.

Medizin ohne Seelsorge ist keine Medizin

Ein Patientenverhältnis auf Augenhöhe sowie Medizin und zugleich Seelsorge – mit solchen Vorstellungen über die Ausbildung zum Arzt begann ich 1972 mein Medizinstudium in Kiel. Dass diese Aspekte in der tatsächlichen Mediziner-Ausbildung eine völlig untergeordnete Rolle spielten, begriff ich allerdings schnell. Ich wollte viel und unermüdlich lernen, aber nicht nach Methoden, die mir vorkamen wie aus dem 19. Jahrhundert. Ja, angesichts des verschulten naturwissenschaftlichen Lehrbetriebs waren meine Erwartungen schon fast sträflich naiv gewesen. Bis wir zum ersten Mal Patienten überhaupt zu sehen bekamen, verging eine lange Zeit. Philosophisch-ethische Reflexionen und Diskussionen über Leben, Sterben und Tod, über Sterbehilfe oder die Menschenverträglichkeit von Behandlungsmethoden hatten von Anfang bis Ende im Studium keinen Platz. Den Begriff »Menschenverträglichkeit«[1] etwa habe ich erst viel später, 1996, im Rahmen meiner Habilitation (so nennt man die Qualifikationsprüfung für Professoren) in Analogie zum Begriff »Umweltverträglichkeit« geprägt.

Symptomatisch war bereits der allererste Tag meines Studiums.

Ich wurde vor ein Mikroskop gesetzt, um mir Gewebestrukturen anzuschauen, die bunt und bisweilen sogar ästhetisch wirkten, mit denen ich aber nichts anzufangen wusste, da wir keine Patienten sahen, aus deren Leiden man sich hätte erschließen können, was es damit auf sich hatte. Wir studierten sozusagen abgeschirmt vom Leben – damals unbegreiflich für mich, zumal es speziell meine eigene Schmerzerfahrung nach einer Nasenoperation war, die mich überhaupt erst bewogen hatte, Medizin zu studieren.

Diese Schmerzerfahrung aus meiner Bundeswehrzeit, liebe Leserin und lieber Leser, war so brutal, dass sicher niemand von Ihnen sie hätte machen wollen. Es war am Tag nach der Operation meiner Nasenscheidewand wegen starken Schnarchens. Und die Schmerzen, als mir zwei zur Blutstillung eingesetzte Tampons aus den beiden Nasenlöchern entfernt wurden, waren so schlimm, dass ich glaubte, man hätte mir mit den Tampons auch Teile des Gehirns herausgerissen. Ohne ein Wort der Aufklärung oder Zugewandtheit hatten sich zwei Ärzte plötzlich und unerwartet zu mir gesetzt. Ihre einzigen Worte waren: »Kopf in den Nacken, Junge.« Sie hatten zu (gefühlt riesigen) Zangen gegriffen und ohne Vorwarnung die Tampons aus der Nase gerissen. Mit den belanglosen Worten »Das wird schon wieder und kann noch ein bisschen nachbluten. Aber das regelt gleich die Schwester« verschwanden sie im Nirgendwo. Ja, wie so häufig war es dann eine Krankenschwester und nicht ein Arzt, die die »Angelegenheit« rettete und mich als Mitmenschen behandelte, die mich lange tröstete und wirklich auch beruhigen musste. Der Ärger auf die Ärzte blieb, und auch das Schnarchen hatte sich zu meinem eigenen Leidwesen, und zu dem der anderen, nicht verbessert …

Später, bei einem Praktikum in der Hals-Nasen-Ohren-Klinik in Kiel, verstand ich, dass die Entfernung von Tampons aus der Nase damals in dieser Weise üblich war und dass Nachblutungen nach der Operation durch Verkrustung immer dazu führen, dass die Tampons in der Nase stark fixiert sind. Erst später wurden Möglichkeiten gefunden, diese Prozedur viel eleganter und schmerzärmer zu gestalten. Trotzdem bleibe ich dabei: Das Verhalten der

Bundeswehr-Ärzte war weder medizinisch akzeptabel noch human – auch wenn zu damaligen Zeiten der zwischenmenschliche Ton, besonders zwischen Arzt und Patienten, deutlich rauer und herrischer war, als es heute zum Glück der Fall ist. Das Schmerzerlebnis führte bei mir jedoch schlagartig zu dem Wunsch, Arzt zu werden. Um mitzuhelfen, dass die Medizin der Zukunft feiner, schmerzloser, fürsorglicher und menschengerechter wird. Ich hätte am liebsten sofort »mit angepackt«. Das war die positive Seite des Operationserlebnisses. Doch um überhaupt ein wenig mitgestalten zu können, lag noch ein langer Weg vor mir.

Heute weiß ich, dass das Physikum – das Pauken der Anatomie und der Gewebestrukturen bis in den Zellkern hinein sowie anderer lebloser Fächer – eine unabdingbare Voraussetzung jeder ärztlichen Ausbildung ist. Denn ohne Kenntnis der Fakten, mit dem bloßen Willen, helfen zu wollen, und mit menschlicher Nähe allein lässt sich keine Krankheit heilen. Ohne Empathie und Seelsorge, also ohne das Vermögen, sich in Patienten einzufühlen und sich auf sie einzulassen, sondern allein gestützt auf die naturwissenschaftliche Erkenntnis, ist allerdings ebenso wenig auszurichten. Das ist der entscheidende Konflikt, der im Sinne einer humanen Humanmedizin dringend gelöst werden muss.

Woran es die universitäre Ausbildung fehlen ließ, das habe ich mir nebenher mit anteilnehmender Faszination angeeignet, indem ich, wann immer ich Zeit dazu hatte, besonders an Wochenenden und in den Ferien, als Pfleger in verschiedenen Kliniken und auf Intensivstationen aushalf – und dabei sehr viel von den wundervollen Krankenschwestern lernte. Ein Berufszweig, der seit jeher nicht genug wertgeschätzt wird, weder menschlich noch finanziell. Was den Umgang mit Patientinnen und Patienten und mit deren Ängsten anlangte, waren sie meine eigentlichen Lehrmeisterinnen, mehr noch als die hoch qualifizierten Fachärzte. Sie wussten, wie wichtig es ist, die Kranken zu beruhigen, ihre Furcht zu bannen, ihnen Mut zu machen oder sie zu trösten. Wie wichtig es ist, auch den im Koma Liegenden die Hand zu halten und ihnen zuzureden. Denn was wissen wir schon, ob und wie solche Patienten empfinden, selbst wenn sich das naturwissenschaftlich bisher nicht belegen lässt? Ist der Hirntote wirklich tot? Fühlt der anästhesierte Mensch wirklich nichts? Ich weiß es nicht und mag mir darüber kein Urteil anmaßen. Ich bin mir aber sicher, dass menschliche Nähe auch bei Komatösen wohltuend wirken kann und dass alles sehr viel einfühlsamer gehen könnte, als es in der Regel und in der Hektik des betriebswirtschaftlich optimierten Alltags in Kliniken und Praxen vielen möglich scheint, nach wie vor. Gerade auf den Intensivstationen, im Angesicht des Todes, habe ich sehr viel vom Leben gelernt und begriffen. Sieben wichtige Lektionen, die ich im medizinischen Alltag und nicht im Hörsaal oder aus den vielen Büchern gelernt habe, haben mich geprägt. Die überhaupt wichtigste und **erste Lektion** für meinen medizinischen Werdegang, »Behandeln heißt: die Seele streicheln«, lernte ich von den Patienten, von Menschen, die mit dem Tod rangen

Das Grundproblem einer menschengerechten Behandlung im Gesundheitssystem ist immer lösbar, wenn es mental erfasst und verstanden wird, wenn man wirklich spürt, dass ein Zustand menschlich unwürdig ist, und sich sofort um Abhilfe bemüht. Auf die Politik kann man dabei zunächst nicht zählen. »Selbst ist der Mann, und anpacken«, sagt man im Ruhrgebiet. Das Motto »Ärmel hoch und ran! Glück auf« hat sich als Bonmot im deutschsprachigen Raum verbreitet. Ich habe diese Haltung von den Kumpeln, den Bergleuten, erfahren und persönlich erlebt, die sich in den 1960er- und 1970er-Jahren im Zuge der Stilllegung ihrer Zechen zu Krankenpflegern umschulen ließen. Viele von ihnen brachten Schwung in den tristen Alltag der Krankenhäuser, packten an wie unter Tage, lösten Probleme vor Ort und sofort und waren liebevolle und tatkräftige Pfleger. Ein wesentlicher Faktor, der sich bei mir tief eingeprägt hat und seitdem fester Bestandteil meines tagtäglichen Lebens und Handelns ist. Von ehemaligen Bergleuten, die sich zu Krankenpflegern ausbilden ließen, lernte ich mit Begeisterung meine **zweite Lektion**: »Anpacken und nicht labern.«

Wie wichtig das Einfühlen in einen Menschen und das fürsorgliche Kümmern sind, habe ich nicht nur von Krankenschwestern und Krankenpflegern gelernt. Später nahm mich ein Landarzt an die Hand. Ich fühlte mich verstanden und begriff, dass das ehrliche und empathische Kümmern Vertrauen schafft – und damit die Grundvoraussetzung, dass ein Mensch sich öffnet. Dass er über sich erzählt, sein Leiden, seine körperlichen und seelischen Symptome schildert und dann auch bereit ist, seinen Frust und seine sozialen Probleme, zu Hause und am Arbeitsplatz, nach und nach zu äußern. Das braucht Zeit und Offenheit auf beiden Seiten. Aber es ist die Grundlage für eine effiziente Diagnose und Therapieplanung.

Zuhören, Anschauen, Riechen, Berühren und Intuition zur Diagnose – Medizin kann so einfach sein

Ich durfte den Landarzt bei seinen Hausbesuchen begleiten. Auf der Rückfahrt von einer dieser Visiten erklärte er mir im Auto: »Zuerst müssen Sie sich den Patienten genau anschauen, mit ihm reden, ihm zuhören. Die Laboranalysen nachher können nur bestätigen oder widerlegen, was Sie auf den ersten Blick gesehen und nach dem Gespräch vermutet haben. Mit Ihrem Wissen und all dem, was der Patient Ihnen mitgeteilt hat, über Ernährung und Stuhlgang, Schmerzart und Schlaf; aus der Beobachtung seines Aussehens, seiner Ausdünstungen aus Mund und Haut; aus seinen Bewegungen und Ihrer körperlichen Untersuchung bekommen Sie die wesentlichsten Informationen. Wenn Sie konzentriert und präzise sind, wenn Sie sich wirklich Zeit nehmen und auch intuitiv den Menschen erfassen, werden Sie ihn in seiner Ganzheit, als Individuum, erfassen. Da bin ich mir sehr sicher! Die Laboranalysen und radiologischen Bilder danach können nur bestätigen oder widerlegen, was Sie als Erkenntnis herausgefunden haben. Wenn Sie so vorgehen, werden Sie selten falschliegen. Und die Patienten werden es Ihnen danken.« Dies ist die beste Grundlage für eine *vertrauensvolle Individualmedizin*, die den Menschen in seiner Gesamtheit sieht. Diese **Lektion, meine dritte,** habe ich von einem Landarzt gelernt.

Er behandelte, wie es ihn neben der Ausbildung seine Erfahrung und seine Sinne gelehrt hatten – in der Regel ohne großes technisches

Equipment. Nur mit Händen, Augen, Ohren, Nase – und mit Einfühlung. Er musste vor keiner Autorität kuschen, bedurfte keiner Uniform, um sich Bedeutung zu geben. Fuhr er aus, so blieb der weiße Kittel am Haken in der Praxis hängen. Und wenn er ihn schon einmal mitnahm, sozusagen für den Notfall einer womöglich blutigen Behandlung, hatte er ihn meist auf dem Rücksitz des Autos vergessen, wenn er das Krankenzimmer betrat. Dort hätte das weiße Ornat doch nur Distanz geschaffen. Deshalb auch habe ich Jahrzehnte später im eigenen Institut immer Wert darauf gelegt, dass keiner meiner Kolleginnen und Mitarbeiter einen weißen Kittel trug. Begegnung von Arzt und Patient auf Augenhöhe, beide im Alltagszivil und mit offenen Herzen, aneinander interessiert – das war die Devise.

Schnell stand als Student mein Entschluss fest, selbst Landarzt werden zu wollen. Später ist es anders gekommen. Doch auch die Entscheidung für die Radiologie rührte aus meiner landärztlichen Lehrzeit her. Ich wollte einfach in der Lage sein, mir und meinen Patienten zu erklären, was auf den Röntgenbildern zu sehen ist. Vor allem jedoch wurde mir während der Hausbesuche auf dem platten Land klar, wie wichtig es ist, die Lebensverhältnisse sowie die familiären Situationen zu verstehen, um den Kranken – oder auch denen, die vielleicht nur meinten, krank zu sein – ärztlich helfen zu können.

Das verstand sich, bei allem, was den Ärzten zugutezuhalten war, damals keineswegs von selbst. Während des Studiums waren wir auf den menschlichen Umgang mit Menschen nicht vorbereitet worden. Auch schien es noch unter der Würde der Koryphäen zu sein, ein Krankenzimmer zu betreten, wenn darin eine Patientin oder ein Patient lag, die dem sicheren Tod entgegenging. Im Sterben die Versöhnung mit dem Leben zu erkennen, lernte ich wiederum von den Schwestern und Pflegern, und zwar während der radiologischen Facharzt-Ausbildung auf der Krebsstation der Kieler Radiologischen Universitätsklinik. Ich lernte, den Todgeweihten die Hand zu halten – das Einfachste, das einem oft so schwerfällt, weil wir uns der eigenen Hilflosigkeit bewusst werden. Obwohl es doch den Kranken so viel bedeutet, obwohl es so angstbefreiend wirkt. Was, fragte ich mich angesichts des deprimierenden Leids, ist von einer Heilkunst zu halten, deren stolze und technisch perfekte Vertreter sich vor der Begegnung mit dem Tod scheuten, die das Sterben ausblendeten, wenn sie nur der Überzeugung waren, alles richtig gemacht zu haben – so, wie das Lehrbuch es vorschrieb? Operation gelungen, Patient tot, sagt der deftige Volksmund, oftmals nicht ganz zu Unrecht. Doch »*Es gilt, im Sterben die Versöhnung mit dem Leben zu erkennen*«. Diese weitere wichtige **Lektion**, die **vierte**, lehrte mich das Leben.

Kompetenz-Teams gehört die Zukunft

Eine wichtige Lehrmeisterin, die mir die Augen öffnete und der ich viel zu verdanken habe, war eine koreanische Krankenschwester. Sie lehrte mich, wie schmerzarm, oder besser noch schmerzlos, Spritzen gesetzt werden können. Diese Technik habe ich mir zu eigen gemacht und immer weiterentwickelt. Damals, in den 1970er- und 1980er-Jahren, wurde in den Kliniken, in denen ich als Student oder Assistent arbeitete, nach dem Motto behandelt: »Indianer kennen keinen Schmerz«, also ohne auf Angst und Schmerzen der Patienten wesentlich Rücksicht zu nehmen. Schmerzen infolge medizinischer Anwendungen, wie Spritzen oder Wundmaterialentnahme, waren den Behandelnden meistens egal – fast immer noch so, wie ich es in meiner Kindheit und später erlebt hatte. Als Patient fühlte man sich dann alleingelassen, und die Angst vor dem zu erleidenden Schmerz stieg von Behandlung zu Behandlung. Für mich als jungen Arzt war das völlig unverständlich, und ich war untröstlich.

Unverständlich waren mir vor allem auch die vielen, aus meiner Sicht unnötigen Rückenoperationen, die zur damaligen Zeit das Mittel der Wahl bei Rückenschmerzen waren – mit damals noch großen Schnitten am Rücken, häufigen Infektionen und unvorstellbar langen Liegezeiten der Patienten in den Krankenhäusern und anschließend noch langen Aufenthalten in Rehabilitations- und Kurkliniken. Nicht wenige kamen zur zweiten oder dritten Nachoperation. Als junger Assistenzarzt nahm ich nachts sozusagen jeden Patienten mit in meine Träume und versuchte, Schmerzen zu lindern oder Operationen zu vermeiden.

Zum Glück erlöste mich meine koreanische Krankenschwester von diesem Trauma. Sie erklärte mir, dass in Asien bei Weitem nicht so viel operiert werde und dass Schmerzen mit Massagen, warmen Kräuterwickeln oder Kräutertinkturen, mit Akupunktur und lokalen Injektionen, also mit Lokalanästhetika, behandelt würden. Sie war rührend zu den Patienten, klärte in gebrochenem Deutsch auf, wenn die ärztlichen Informationen spärlich waren, nahm Patienten in den Arm, verscheuchte die Angst, gab Zuversicht und Anleitungen zur Selbsthilfe, vor und nach der Operation.

Sie war es auch, die mich darüber aufklärte, dass man am Rücken zwischen den Gelenkschmerzen der kleinen Wirbelgelenke (Facetten) und bandscheibenbedingten Schmerzen unterscheiden müsse. Erstere verbessern sich durch Bewegung, Schmerzen durch vorgefallene Bandscheiben aber verschlimmern sich. Wie zum Beweis zeigte sie mir, dass man Facettenschmerzen durch Lokalanästhesie betäuben kann, die anderen nicht. Und so lernte ich von ihr die körperliche Untersuchung des Rückens und das *schmerzfreie Injizieren* – die **fünfte Lektion** meines zukünftigen Arztseins. Für die spätere Entwicklung der Mikrotherapie war dies die bedeutsamste und wesentlichste Vorbereitung. Sie führte zu einer schmerzarmen, sanften und schonenden operativen Behandlungsmethode.

Und die **sechste Lektion** folgte kurze Zeit später, als sie mir zusammen mit dem Masseur und der Krankengymnastin, mit denen sie zusammenarbeitete, erklärte, wie wichtig die innere Haltung im Umgang mit Schmerzen ist: *Akzeptanz des Schmerzes, bewusstes Atmen in den Schmerz hinein, Gelassenheit, innere Ruhe finden sowie Motivation, sich selbst zu heilen.* Dazu gilt es herauszufinden, welche Körperhaltung, welche Bewegung oder Massage den Schmerz lindert, welche ihn verschlimmert. Mit einer solchen Haltung richtet man sich innerlich wieder auf und gibt damit auch den positiven Anstoß für die äußere Haltungsänderung und die Selbstregulations- und Regenerationskräfte des Körpers. Umgekehrt schwächt eine angstbesessene, mutlos gekrümmte äußere Haltung des Rückens unsere innere Haltung. Sie könnte uns im Lauf der Zeit chronische Schmerzen, Bandscheibenvorfälle, Gelenksarthrosen oder Osteoporose bescheren.

Auf die Haltung kommt es an

Gefühle verändern die Muskelspannung – das habe ich schon damals gelernt. Menschen, die »die Zähne zusammenbeißen«, verspannen sich im Bereich der oberen Halswirbelsäule. Wer viel ertragen muss, viel »auf dem Buckel« oder die »Angst im Nacken« hat, hebt unbewusst die Schultern. Manchem wird »das Kreuz gebrochen«, andere »ziehen den Schwanz ein« und versteifen im unteren Rückenbereich. Etwa 85 Prozent der Rückenleiden sind unspezifisch, lassen sich also auf keine klare Ursache zurückführen.[2] Fest steht nur, dass es in über 80 Prozent der Fälle akuter Rückenschmerzen muskuläre Verspannungen sind, die ursächlich wirken, während die vielfach vermuteten Verschleißerscheinungen gerade einmal mit 10 Prozent und die Bandscheibenvorfälle gar nur bis zu 5 Prozent zu Buche schlagen.[3] Verantwortlich dafür ist die enge Verbindung der Muskulatur mit unserem limbischen System, dem »Gefühlsorgan« des Gehirns. Deshalb ist es auch nicht verwunderlich, dass bei 80 bis 90 Prozent der Patienten die chronischen Rückenschmerzen mit leichten depressiven Zuständen verbunden sind.

Eine Änderung der inneren Haltung, die auf der Erkenntnis des Problems fußt, würde Linderung schaffen und den Heilungsprozess unterstützen. Nur wer die Ängste oder die Lasten kennt, die unseren Rücken verspannen, kann die verkrampfenden Auswirkungen lindern. Die ständige Fehlhaltung am Computer oder Handy zum Beispiel lässt sich nicht wegoperieren, sie muss geändert werden.

Dieser Ansatz würde uns manche Behandlung ersparen, den Ärzten wie den Patienten. Eine Vielzahl der Bandscheiben- und Versteifungsoperationen, die jährlich in Deutschland durchgeführt werden, wäre vermeidbar, wenn es uns endlich gelänge, eine ganzheitliche Behandlung zum Standard der Rückenmedizin zu machen. Davon aber sind wir weit entfernt. Immer noch wird eines der größten Volksleiden überwiegend somatisch, nicht auch psychosomatisch oder gar psychosozial betrachtet und behandelt. Viel zu sehr haben wir uns daran gewöhnt, den Körper mechanistisch zu verstehen, als ein handwerklich reparables Räderwerk.

Die Geschichte des Rückens aber ist eine andere. Die Haltung, die wir ihm körperlich wie emotional verdanken, bedarf psychischer und sozialer Stärkung. Wo diese Kraft fehlt, drohen wir in einer gleichsam umgekehrten Evolution zu degenerieren. Die Verkrampfung, das unverstandene Reagieren wird zum Normalfall, der aufrechte Gang vom Leben gebeugt.

Bis zu 53 Mrd. Euro jährlich kosten die Behandlungen, Tendenz steigend. Nicht zu reden von den 27 Milliarden, die durch rückenbedingte Arbeitsunfähigkeit anfallen.[4] Auch von daher ist es höchste Zeit umzudenken, in der Medizin wie in der Gesundheitspolitik.

Wo und wann immer Rückenschmerzen auftreten, bedarf es einer ganzheitlichen Analyse und eines Behandlungskonzepts »von leicht nach schwer«. Gefordert ist dabei vor allem das solidarische und multidisziplinäre Zusammenwirken von Hausarzt, Facharzt, Krankengymnasten, Osteopathen, Manual- und Sporttherapeuten, Naturheilkundlern und Therapeuten psychischer Disziplinen. Es geht zunächst um Massagen, Akupunktur und Ähnliches, erst danach ist der invasive Ansatz zu wählen – seien es Injektionen, Mikrotherapie oder konventionelle chirurgische Operationen. Doch auch das wäre noch nicht genug. Hinzukommen müssen vorbeugende Maßnahmen, nationale Vorsorgeprogramme mit Fitnesskampagnen und einer Aufklärung, die schon bei den Kindern in den Schulen ansetzt. Über den Rücken und die große Bedeutung der äußeren Haltung zur Verhinderung von Schmerzen – wie beim Handy-Nacken, der weltweit dramatisch zunimmt – kann man selbst Kindern sehr gut die Wichtigkeit der inneren, der psychischen Haltung erklären. Begeisterung und positives Denken stärken die Seele, halten aufrecht und erzeugen ein Lächeln. Negativer Stress und Angst verändern die Haltung; man lässt die Schultern hängen, ebenso die Mundwinkel. Probieren Sie es mal. Sie werden staunen. Eine positive Haltung zum Leben – und das verstehen selbst Kinder sofort – stärkt unsere Persönlichkeit und unseren Körper.

Was also habe ich als Arzt von Patienten, Krankenschwestern, Pflegern und Therapeuten gelernt, und natürlich auch von meinem ersten Mentor, dem Landarzt?

1. Behandeln heißt: die Seele streicheln
2. Handeln statt labern
3. Individuelle Fürsorge schafft Vertrauen
4. Das Leben mit dem Tod versöhnen
5. Schmerzfrei behandeln
6. Selbstheilung ist möglich

Diese Lektionen haben mein medizinisches Handeln von Anfang an geprägt. Gepaart mit meiner Frustration darüber, dass Rückenpatienten kaum Möglichkeiten hatten, ihre Schmerzen ohne Operation loszuwerden, hat sich meine Form einer Medizin zwischen Hightech und Naturheilkunde, hat sich die Mikrotherapie entwickelt. »Von leicht nach schwer behandeln«, so lautet meine globale medizinische Devise – von Hausmitteln über Naturheilverfahren (wie Pflanzenheilkunde, Akupunktur und Massagen) über Physiotherapie und Osteopathie, über die Mikrotherapie mit hauchdünnen Sonden im Computertomografen (CT) und Magnetresonanztomografen (MRT) bis hin zur Endoskopie und zur großen Operation. Alles unter einem Dach. Diesen goldenen Mittelweg zwischen ambulanter und stationärer Medizin habe ich in Bochum 1997 etabliert. Das erste ambulante Kompetenzzentrum war geboren, erstmalig für Rückenbehandlungen und zudem als Präventionszentrum für Herz-Kreislauf-Erkrankungen.

Weniger ist mehr, micro is more

Bis heute fehlt im deutschen Gesundheitssystem die Brücke zwischen niedergelassener Praxis und Klinik – ein ungelöstes großes Problem. Mein Institut hat diese Aufgabe vom Start an gelöst: mit einem interdisziplinären Team aus Radiologen, Orthopäden, Neurochirurgen, Anästhesisten, Kardiologen, Allgemeinärzten, Neurologen und Naturheilkundlern, die mit Psychologen, Physiotherapeuten und Osteopathen unter einem Dach und einer Leitung zusammenarbeiten. Dafür gibt es einen modernen ambulanten Operationssaal mit integriertem CT-Gerät, Röntgen-Durchleuchtung, Ultraschall- und Endoskopiesystemen. Auch ein Sanitätshaus ist vorhanden. Alles, was normalerweise in einem Krankenhaus vorhanden ist, ist also hier in Miniatur für die ambulante Behandlung vorhanden und untereinander digital verbunden. Das gesamte Rücken-Kompetenzteam ist vernetzt mit den niedergelassenen Ärzten und Therapeuten, Universitätskliniken und Krankenhäusern der Region. Die Abrechnungsmodalitäten sind über Krankenkassen seit fast zwanzig Jahren gewährleistet und stabil. Die Patienten sind hochzufrieden, die Krankenkassen freuen sich über gute Resultate – und über die Einsparung von Kosten durch vermiedene Operationen und stationäre Aufenthalte. Das Institut ist als Kompetenzzentrum das bewährte Modell für die Zukunft der sektorübergreifenden Medizin (ambulant-stationär). Es war zwei Jahrzehnte lang auch die universitäre Ambulanz meines Lehrstuhls für Radiologie und Mikrotherapie an der Universität Witten/Herdecke, an der ich die bereits in den 80er Jahren in Kiel begonnene ganzheitliche, weltmedizinische Ärzte- und Krankenschwesternausbildung zwischen Hightech und Naturheilkunde weiterentwickelte. Mein Motto dazu: »Weniger ist mehr, *micro is more*.«

Meine wichtigsten Säulen der Medizin

- Medizin auf Augenhöhe, im fürsorglichen Dialog mit den Menschen
- Empathie und Zuhören schaffen Vertrauen
- Zeit nehmen für den Menschen, seinen Körper und die Seele
- Der Individualmedizin gehört die Zukunft
- Sterben gehört zum Leben dazu
- Von den Krankenschwestern lernen
- Den Kompetenz-Teams gehört die Zukunft
- Ob gesund oder krank, auf Haltung kommt es an
- Selbstheilen kann jeder
- Weniger ist mehr – micro is more
- Zuhören ist heilsam, vertrauensvoll sprechen auch
- Der Mensch ist ein wundervolles Lebewesen, keine Maschine

1. Kapitel

Wann ist der Mensch gesund?

Spätestens seit Anfang meines Medizinstudiums grüble ich darüber nach, ob Gesundheit überhaupt klar und eindeutig definierbar ist, ob der Begriff Gesundheit – oder Health, wie er sich neudeutsch aus dem englischen Wortschatz eingebürgert hat – überhaupt stimmig ist. Was meint die Medizin, was die Politik, was die Öffentlichkeit, was meinen die Menschen, wenn sie über »die« Gesundheit sprechen? »Gesundheit ist das höchste Gut.« Wirklich?

Mein Vater war bis zu seinem 86. Lebensjahr körperlich und mental altersgemäß topfit – bis die Demenz sozusagen wie ein Blitz einschlug. Ein großer Schock. Ich werde diese dramatische Situation zu Weihnachten, in der sich die rasant fortschreitende Demenz zum ersten Mal zeigte, nie wieder vergessen. Ein Jahr später verstarb mein Vater, ohne dass wir uns noch bewusst von ihm verabschieden konnten. Was für ein Leid für unsere ganze Familie, besonders für meine Mutter, die ihn in dieser Zeit aufopfernd mit Unterstützung von uns und liebevollen Pflegerinnen zu Hause gepflegt hatte! Dass sie seine geliebte Frau war, selbst das hatte mein Vater an seinem Lebensende vergessen. Meine Mutter ertrug das stoisch, aber mit großer Traurigkeit. Bis zu seinem Tod nahm mein Vater keine Medikamente ein, war weder an Diabetes, Bluthochdruck oder noch sonst wie erkrankt. Als Arzt hatte ich eine solche Dramatik vorher nie erlebt. Er starb friedlich in meinen Armen.

Mein Vater war eindeutig nur mental erkrankt. Sein Körper und dessen Funktionen waren bis zu den letzten Monaten seines Lebens ohne Gebrechen intakt. Nur am Ende wurde er zunehmend hinfällig – wie jeder Mensch, der sich langsam von dieser Welt verabschiedet. Weder das Alter noch die damit verbundenen Einschränkungen sind eine Krankheit. Auch Vergesslichkeit erst einmal nicht. Aber wie lange ist Vergesslichkeit gesund? Wann ist man krank? Die Schwierigkeit der Begriffsdefinition hat mich schon immer beschäftigt und irritiert. Besonders in Anbetracht von fröhlich fitten Menschen, die ich zum Beispiel nach einem Herzinfarkt, nach einer Herztransplantation oder mit einem geistigen oder körperlichen Handicap erlebt oder behandelt habe. Ist ein Mensch mit erhöhtem Blutdruck, mit Schilddrüsenunter- oder -überfunktion oder mit einer Hüftgelenksarthrose *krank*? Wirklich?

Eine schwierige Frage. Meine einfache Antwort: Entscheidend ist das Wohlbefinden. Und dazu hat jeder Mensch seine ganz eigene Vorstellung. Die Gefühle von Lebensqualität, Gesundheit und Krankheit sind in ihrer Ausprägung zutiefst individuelle Zustände und keineswegs nach einer DIN-Norm zu bestimmen. Die Behauptung, der sogenannte gesunde Zustand sei der normale, war in dieser Form noch niemals stimmig, und in unserer modernen Welt mit ihren immer neuen, unnatürlichen Bedrohungen stimmt sie gleich gar nicht mehr. Man denke nur an die psychischen Belastungen der vielfach vernetzten Arbeitswelt, an das plötzliche Auftauchen bisher unbekannter Epidemien (wie Corona) oder an die bedrohliche Zunahme von Allergien. Immer weiter dehnt sich das Feld. Wie ist es überhaupt abzustecken? Ist jemand, der eine Kniegelenksarthrose hat und deshalb hinkt, krank oder nur körperlich »angeschlagen«?

Während wir ziemlich genau sagen können, worin diese oder jene Krankheit besteht, verfügen wir über keine für alle Menschen gleichermaßen verbindliche Bestimmung des »Gesunden«. Dafür sind wir Menschen ganz einfach zu verschieden. Ob und wie weit sich jemand gesund fühlt, ist immer auch eine Frage seines Selbstverständnisses. Natürlich gibt es Krankheiten, leichte und schwere, unter denen jeder leiden kann – mehr oder weniger. Deshalb muss er sich aber noch nicht aus der Gemeinschaft der Gesunden ausgeschlossen fühlen. Dazu geben ihm oft erst die anderen Anlass, indem sie ihn als Kranken oder »Behinderten« behandeln. Das geschieht meist aus Befangenheit gegenüber einem Menschen, der einfach nur anders ist als man selbst. Und das Mitleid, das wir uns dann gern zugutehalten, kränkt oft mehr, als es guttut. Denn Gesundheit resultiert eben nicht allein aus der Unversehrtheit des Körpers.

Bei meinem medizinischen Handeln gehe ich immer eine persönliche Beziehung ein. Schon bei meinem ersten Patienten war das so, und es ist aus meiner Sicht das, was der Medizin heute mehr und mehr fehlt. Der Patient ist für mich immer »jemand« und nicht »etwas«! So muss es sein! Jeder Patient ist eine Person, ein Ich. Er oder sie ist nicht ein krankes Organ, nicht der Rücken, das Herz von Zimmer 33 oder der Krebs, die Hüfte. Ein Kind, das sein Ich erst im Verlauf seiner Entwicklung entdeckt, ist nicht erst von dem Moment an eine Person, in dem es wirklich »ich« sagen kann. Leider reden wir in der Medizin häufig über nur über einen Befund, eine Sache und berauben damit, ohne es zu wollen, den Menschen seiner Seele, seines denkenden und fühlenden Geistes. Wir sprechen von »Heilung«, wenn eine Bandscheibe operiert oder ein Hüftgelenk eingebaut wurde. Es hat sich damit jedoch eine falsche Definition, eine dem Menschen gegenüber falsche Haltung etabliert. Denn ich, Dietrich Grönemeyer, trage erst dann zu einem Heilungsprozess bei, wenn ich die Patienten auf einer persönlichen, emotionalen und beziehungsreichen Ebene begleite. Vom Beginn meines Berufslebens an stehe ich Patienten als individuellen Menschen mit Empathie zur Seite. Konsequent beziehungsvoll und nah bei der Integration ihrer Empfindungen, ihres Ich-Seins – bei ihrem Schmerz genauso wie bei ihren Gebrechen und ihren körperlichen und mentalen Unzulänglichkeiten. Ein Mensch, der dement ist, besitzt genauso Menschenwürde wie ein Mensch mit nur einem Bein, wie du und ich. Ein Mensch, der seine Sinne verliert oder dessen Sinne sich nicht entwickeln konnten, oder ein

Mensch, der im Koma liegt, besitzt Menschenwürde bis zuletzt. Selbst Tiere verfügen über eine Würde, die nicht selten eher geachtet wird als die des Menschen.

Gesund sein – auch eine Frage des individuellen Empfindens

Die Begriffe Gesundheit und Krankheit sind aus meiner Sicht Endpunkte einer Skala. Sie werden aus unterschiedlichen Perspektiven und in verschiedenen Medizinschulen unterschiedlich definiert. Grundsätzlich befindet sich jeder Mensch ständig irgendwo dazwischen. »Gesundheit«, sagt die Weltgesundheitsorganisation, sei »der Zustand des völligen körperlichen, geistigen und sozialen Wohlbefindens und nicht nur das Freisein von Krankheit und Gebrechen.« Anders gesagt, wenn es um die Gesundheit geht, ist nicht alles mit gleichem Maß zu messen. Das Wort ist kein normativer Begriff. Was den einen krank macht, mit dem kann ein anderer ganz gut leben. »Völlig gesund« gibt es nicht! Auf die individuelle Einstellung kommt es an, nicht darauf, worunter der Patient nach Meinung des Arztes leidet und wovon er oder sie befreit werden muss.

Wenn wir erkranken, wenn nichts mehr funktioniert, wie es soll, dann wünschen wir uns alle den besten Arzt, die fürsorglichste Krankenschwester, die liebevollste Behandlung und die effektivste Medizin. Doch dafür gibt es weder Universalrezepte noch Superhelden! Der Mensch ist keine Maschine, denn er fühlt und denkt. Heilen ist etwas anderes als Reparieren. Jedem steht seine eigene Gesundheit zu. Das müssen wir Ärzte, aber auch die Politik, die Krankenkassen und das System einschließlich der Medien respektieren. Gesundheit ist eine Sache persönlicher Haltung und des individuellen Empfindens. Auch wer in seiner körperlichen oder geistigen Funktionsfähigkeit eingeschränkt ist, kann sich durchaus den anderen gegenüber als ebenbürtig und gesund empfinden – eine Tatsache, die wir uns viel zu selten bewusst machen, wenn wir von »den Behinderten« sprechen. Im Grunde ist das eine begriffliche Stigmatisierung, die der Ausgrenzung Vorschub leistet. Um zu erkennen, wie diese Wortwahl an der Realität vorbeigeht, muss man nur an die großartigen Leistungen der Athletinnen und Athleten bei den Paralympics denken. Oder an den Sportjournalisten Marcel Bergmann, der im Rollstuhl China durchquerte, bis hinauf auf die Große Mauer.

Überall stieß er zunächst auf Skepsis, die jedoch beim Erleben seiner Person und seiner Leistung in Begeisterung umschlug. Deshalb wurde er von hilfsbereiten Chinesen auf die Große Mauer getragen. Wer einmal selbst auf diesem über tausend Kilometer langen und sehr hohen, atemberaubenden »Weltwunder« gestanden hat wie ich, einem Bauwerk, das selbst vom Mond aus zu sehen ist, der wird verstehen, was das für Marcel und die Chinesen für eine Anstrengung gewesen sein muss. Für Marcel war es ein bedeutsamer, beglückender Moment. Und für die Welt ein wichtiges Symbol zur Entstigmatisierung von gehandicapten Menschen.

Ich habe ihn damals persönlich kennengelernt. Was für ein beeindruckender, hochsympathischer und bescheidener Mensch. Ich habe mich gefragt, wie er es mental überhaupt schaffte, eine so gigantische Herausforderung anzugehen und sich ein solches an Wahnsinn grenzendes Abenteuer zuzumuten. Würde ich so etwas auch wagen, wenn ich an seiner Stelle wäre? Ohne Beinkraft und mit reduziertem Stoffwechsel des Unterleibs, gepaart mit der Angst, zu versagen oder sich noch weiter schwer zu verletzen? War ich doch selbst einmal zehn Meter in den Bergen abgestürzt. Das hätte anstatt zweier angebrochener Wirbel und eines ausgekugelten Hüftgelenks auch den Tod oder eine Querschnittslähmung bedeuten können. Ich weiß es nicht. Aber ich freue mich sehr, ohne große Malaisen noch leben zu dürfen. Ein großes Geschenk, für das ich unendlich dankbar bin. Im Rollstuhl das ganze Leben zu verbringen, immer von oben herab behandelt zu werden, sich kleingemacht zu fühlen – im wahrsten Sinne des Wortes ... ich bin mir da nicht so sicher, ob und wie ich das ertragen hätte. Marcel indes hat mich, aber auch andere Gelähmte, besonders auch die Kinder, die damals von meiner Stiftung betreut wurden und die ihn kennenlernten, sehr motiviert, das Leben, so schwer es auch sein mochte, anzunehmen und jede Niederlage als Chance zu begreifen. Marcel konnte das, weil er sich nicht behindert, sondern gesund fühlte, trotz seines »Handicaps«, wie die Engländer sagen. Ein Begriff, der mir sehr viel angemessener erscheint, da er nicht gleich die ganze Persönlichkeit infrage stellt.

Es gibt in der Medizin keinen Status quo, auf dem wir fortdauernd verharren könnten. Generelle Denkverbote, religiös oder sonst irgendwie begründet, sind mit dem hippokratischen Eid ebenso unvereinbar wie ein Ehrgeiz, der den Menschen zum Objekt wissenschaftlicher Experimente degradiert. Das ist meine klare persönliche Haltung. Auch befürworte ich Impfungen, denn aus meiner Sicht ist das Impfen eine der besten Schutzmöglichkeiten, um Krankheiten zu verhindern. Impfen hat der Menschheit geholfen, Pocken auszurotten, Kinderlähmung zu reduzieren und Grippe oder Hepatitis vorsorgend begegnen zu können. Impfen ist meist einfacher, weniger aufwendig und billiger als Heilen. Aber jeder hat das Recht, sich selbst für oder gegen eine Impfung zu entscheiden. Um diese Entscheidung klug zu treffen, sind allerdings gutes Wissen und umfassende Aufklärung nötig. Die ist jedoch bis heute zu Covid-19 in der Corona-Pandemie-Periode ebenso ausgeblieben wie früher schon bei Grippeepidemien oder zu multiresistenten Krankenhauskeimen und den großen Volkskrankheiten.

Um Wohlbefinden sollte es gehen – auch in der Medizin

Ich bin Arzt geworden, um mitzuhelfen, dass Medizin vorsichtiger und umsichtiger wird, dass sie sich vorsorgend und therapierend um das Wohlbefinden jedes einzelnen Menschen kümmert – egal mit welchen Behandlungsmethoden zwischen Hightech und Naturheilkunde und Psychosomatik. Wer heilt, hat recht. Das habe ich schon als Kind gelernt. Es gilt für Therapeuten und Therapeutinnen genauso wie für jeden Menschen selbst. »Ärzte sind nur deine Gehilfen, der wahre Arzt bist du selbst«, formulierte schon Paracelsus, der berühmte Schweizer Arzt aus dem 16. Jahrhundert. Davon abgeleitet sage ich: *Jeder Mensch ist ein Kleiner Medicus oder eine Kleine Medica*, die meist viel mehr über sich selbst wissen als wir Ärzte. Wir müssten nur einmal genauer hinhören. Voraussetzung dafür ist nicht zuletzt die Abkehr von jeglichem Dogmatismus.

Der deutsche Medizinhistoriker Heinrich Schipperges (1918–2003) hat einmal gesagt: »Gesund kann eigentlich nur der sein, der dem Leben insgesamt zustimmt.« Dieses Entspanntsein aufgrund der Einsicht, dass wir Teil eines Ganzen sind, führt auch zu medizinisch messbaren und gesundheitlich wirksamen Ergebnissen. Und wenn die alten Chinesen Gesundsein als Ausgeglichenheit von Yin und Yang, von Anspannung und Entspannung, definiert haben, als körperliche und seelische Harmonie, dann steckt dahinter ebenfalls ein Konzept der Balance und Verbundenheit. Denke ich über Gesundheit nach, ist deshalb auch für mich – unabhängig von philosophischen und theologischen Systemen – der Begriff des ausgewogenen individuellen Wohlbefindens zentral.

Dazu ein weiteres Beispiel aus der Praxis einer Logopädin, das ich schon häufiger herangezogen habe. Sie hat mit der Rehabilitation schwerer Sprachbehinderungen nach einem Schlaganfall zu tun. Um zu beurteilen, ob jemand »rehabilitiert« ist, kann sie bestimmte Werte messen, die Zahl verwendeter Verben oder syntaktischer Muster zum Beispiel. Das ist ›objektiv‹ – aber was besagt es über das Empfinden der Betroffenen? Der eine Patient kann nach einem Hirnaneurysma nur noch ein paar Worte sagen, geht aber auf die Menschen zu, ist integriert und fühlt sich wohl dabei. Eine andere Patientin, die wieder nahezu perfekt spricht, fühlt sich dagegen krank, weil sie sich erst dann wieder völlig gesund fühlen würde, wenn der einstige Zustand vor der Erkrankung wiederhergestellt wäre. Sie geht nicht mehr unter Menschen.

Der Mann ist froh, leben zu dürfen. Die Frau aber, die wieder sprechen kann, hadert bis zur Verzweiflung mit dem Schicksal. Beide empfinden und erleben anders und benötigen eine jeweils ganz andere Zuwendung und unterschiedliche Therapien. Der »normale« Zustand wird von jedem Menschen individuell anders empfunden. Dies zeigt doch, dass Gesundheit und Krankheit bei jedem von uns nicht über angeblich objektive Werte beurteilt werden kann, ebenso wenig wie das Bestreben zu gesunden. Oder wie sehen Sie das, liebe Leserinnen und Leser?

Eigenverantwortung – DER Schlüssel für mehr Gesundheit

Eigenverantwortung ist das Schlüsselwort für eine individuelle Lebensgestaltung, für individuelles Wohlbefinden mit langer körperlicher und/oder psychischer Kraft, in einem prosperierenden Wirtschaftsland. Dazu bedarf es freilich auch einer Bereitschaft zur Selbstverantwortung, die wiederum zweierlei voraussetzt: Willen und Wissen. An der Bereitschaft, sich dieses Wissen anzueignen, mangelt es unterdessen immer weniger als an Angeboten ärztlicher Aufklärung. Meine Erfahrung ist: Die Menschen, auch die jungen, sind begierig zu hören, was sie selbst tun können, beispielsweise um ihren Rücken oder – nach einem Infarkt – das Herz zu stärken. Sie wollen erfahren, was die Medizin wirklich leisten kann, wenn eine Behandlung erforderlich wird. Sie sind interessiert, aber sie erhalten zu wenig Informationen, mit denen sie etwas anfangen können, Informationen, die es ihnen erlauben, die ausgetretenen Pfade weniger gesunder Lebensführung zu verlassen.

Stattdessen werden sie mit Werbung überschwemmt, auf allen Kanälen des Fernsehens und Internets. Da erfährt man zwar auch, was sich gegen Kopfschmerzen tun lässt. Angepriesen wird aber nur, was verkäuflich ist: die Tablette. Erschreckend hierbei: Kinder und Jugendliche verbringen zwar viel Zeit im Internet, dennoch fehlt ihnen das Verständnis für Hintergründe der Online-Inhalte, die sie konsumieren. So glaubt beispielsweise ein Fünftel der Zwölfbis 15-Jährigen, dass Informationen wahr sind, weil Google sie anzeigt. Nur rund die Hälfte der Jugendlichen, so eine britische Studie aus dem Jahr 2015, hinterfragt den Wahrheitsgehalt der Google-Suchergebnisse.[5] Niemand sagt ihnen: Hast du Kopfschmerzen, dann denk mal dran, welche Last dir auf den Schultern liegt, und versuch, deine Situation zu ändern. Erforderlich sind deshalb ganz neue Formate von Gesundheitserziehung in den Schulen und öffentliche Werbeaktionen für Gesundheit und Gesunderhaltung. Warum eigentlich sollten nicht Anzeigen dieser Art von der Bundeszentrale für gesundheitliche Aufklärung geschaltet werden? Wenn bestimmte Formen des Lebensstils in unserer Welt durch Werbung vermittelt werden, dann brauchen wir auch Werbung zur Propagierung von Alternativen. Darauf sollte die Politik ein Auge haben. Allein mit ekelerregenden Bildchen auf den Zigarettenverpackungen ist es nicht getan. Aufklärung muss sachlich-informierend, nicht angsterzeugend betrieben werden.

Wer heute Fernseh- und Kinofilme sieht, dem wird natürlich gezeigt, dass man bei jedem Wehwehchen in den Kernspin geht. In Soaps ebenso wie in Anzeigen wird das Medikament verabreicht, das sofort wirkt. Den Arzt umgibt die Aura des technologischen Zauberers und Geheimgelehrten. Alles verschleiernder Mumpitz. Ehrlicher wäre es, wir erführen, was in den Pillen steckt, die wir einnehmen. Auch sollten wir uns selbst bemühen zu verstehen, ob das, was uns verschrieben wird, das individuell Richtige ist. Und wenn wir es nicht verstehen, müssen wir lernen, mit der Ärztin oder dem Apotheker zu reden, ihn zu fragen: Stimmt das denn überhaupt? Trifft es denn für mich zu?

Es geht um einen neuen, veränderten Lebensstil, um Selbstverantwortung – um die *Kunst des gesunden Lebens*. Und das eben setzt Wissen voraus, die Kenntnis, was in diesem oder jenem Fall zu tun ist, bevor man zum Arzt geht. Man muss nicht erst zwölf Semester Medizin gepaukt haben, um sich mit seinem Körper auszukennen, ihn schon prophylaktisch zu schützen, vor schädlichen Einflüssen zu bewahren. Wie kann ich mir selbst helfen, welche wenig belastenden Medikamente gibt es, welche naturheilkundlichen

Verfahren? Wenn eine Operation nicht zu vermeiden ist – was genau passiert da, und was kann ich danach tun? Was muss ich tun, wenn ich Bauchschmerzen oder Rückenschmerzen habe? Wie muss ich das interpretieren, wenn Blut im Urin ist? Ein solches gesundheitliches Grundwissen kann sich jeder aneignen, vorausgesetzt, ihm werden die nötigen Bildungsangebote überhaupt gemacht. Tatsächlich geschieht in dieser Hinsicht wenig, zu wenig noch immer, und vor allem ohne den nötigen Nachdruck. Männer, Frauen und Kinder, Jüngere wie Ältere, müssen tatsächlich herausgefordert werden, sich schlauerzumachen. Denn nur durch eine so verstandene Eigenverantwortung aus Wissen und Selbstverpflichtung lassen sich nachhaltige Erfolge bei der persönlichen Gestaltung eines gesunden Lebens erzielen. Auf diese Weise würden auch Kosten für die Solidargemeinschaft eingespart. Die Konsequenz versteht sich von selbst: Es muss in Gesundheitsbildung und Gesundheitsförderung investiert werden.

Wir Ärzte sind für die Gesundheit der Kinder verantwortlich

Wir Ärzte sind als »Volksaufklärer« gefordert. Wir sollten den Menschen auch außerhalb der Kliniken und Praxen Rede und Antwort stehen, sie zum ungenierten Fragen ermuntern. Persönlich bemühe ich mich schon seit Jahrzehnten darum, seit ich praktiziere. Dass viele Kollegen über diese populäre Arbeit die Nase rümpften, mich am liebsten aus den Gefilden ihrer »ernsten« Schulmedizin verbannt hätten, hat mich eher ermutigt, als dass es mich hätte zweifeln lassen. Wer glaubt, es vertrage sich nicht mit dem Anspruch schulmedizinischer Hoheit, ein Kinderbuch zu schreiben, Jungen und Mädchen spannende Geschichten zum Thema Gesundheit zu erzählen, dem mangelt es in Wahrheit an der nötigen Fantasie. Er oder sie ist auch sprachlich eingeschnürt in das Korsett der Facharztlichkeit. Man muss den Nachwuchs ernst nehmen, wenn er uns als Alte später auch ernst nehmen, behandeln, pflegen und bis zum Ende begleiten soll. Deshalb habe ich schon früh begonnen, aufklärende Kinderbücher zu schreiben, Schüler zu Gesundheitsbotschaftern auszubilden oder Vorträge an Kinderuniversitäten zu halten. Ich könnte viel von der Begeisterung erzählen, mit der die Jugend da bei der Sache ist. Ein Beispiel:

Wie gebannt saßen die Kinder und Jugendlichen 2018 in der Mannheimer SAP-Arena. Etwa 10 000 Mädchen und Jungen aus drei Bundesländern – Hessen, Rheinland-Pfalz und Baden-Württemberg – waren gekommen, um eine Stunde Gesundheitsunterricht zu erleben.[6] Gemeinsam mit meinem Freund Malte Arkona, dem langjährigen Moderator des Tigerenten-Clubs, und zusammen mit dem Darsteller des Kleinen Medicus aus meinem gleichnamigen Musical sowie mit meiner Tochter Friederike und ihrem Ehemann, die mit Liedern aus dem Musical begeisterten, unternahm ich auf der Bühne eine Reise durch den menschlichen Körper. Die damaligen Breakdance-Weltmeister »Flying Steps« und Jimi Blue Ochsenknecht sorgten für die Showeinlagen. Das junge Publikum wurde von den Sesseln gerissen und staunte im wahrsten Sinne des Wortes »Bauklötze«, als es auf unterhaltsame Weise erfuhr, was alles in unsrem Körper vorgeht. Viele kannten, wie sie mir nachher erzählten, die Geschichte bereits aus dem vorher erschienenen Buch. Für mich zählt das Erlebnis zu den schönsten und heitersten Erinnerungen meiner ärztlichen Laufbahn. Die Wissbegier, mit der die Kinder der Veranstaltung folgten, bewies, was nur allzu oft vergessen oder verdrängt wird: Wir schulden der Jugend die gesundheitliche Aufklärung, einen ebenso fachkundigen wie leidenschaftlichen Unterricht.

Von daher ist es mir völlig unverständlich, wie wir einerseits über die sicher notwendige Einführung des Faches Wirtschaftskunde an den Schulen debattieren, aber niemand auf den Gedanken kommt, einen regelmäßigen Gesundheitsunterricht und Kochkurse von der ersten Klasse an in allen Schulen anzubieten oder eine Stunde Bewegung und Sport an jeder Schule täglich. Das würde viele Erkrankungen verhindern. In Corona-Zeiten hätte ein solcher gesamtschulischer Ansatz sicherlich sehr dabei geholfen, den medizinischen Wissensstand zu verbessern und Angst zu nehmen.

Die Gesundheitsaufklärung für junge Menschen muss neu ansetzen. Sie muss zeigen: *Bewegung und Ernährung sind Heilmittel.* Bewegung und Sport sind Medizin! Dies außer Acht zu lassen, ist ein Vergehen an der Zukunft unserer Nachkommen.

Lernen, auf Körpersignale zu hören

»Von leicht nach schwer« – das dauert bisweilen länger. Allein der Körper hat sein eignes Zeitmaß. Um der Krankheit vorzubeugen, müssen wir ihm mit Verständnis begegnen, ihm die nötige Zeit geben, gesund zu bleiben oder wieder gesund zu werden. Was allein aber wenig nützt, wenn wir ihn, wie es die Schulmedizin nahelegt, immer nur als organische Masse behandeln, ihn – ich sage das ganz bewusst – auf Grundlage von Laborwerten, gewonnen etwa aus der Blut- oder Urinanalyse, mit Pharmazeutika traktieren. Diese gleichsam technische Fixierung geht allemal zulasten einer umfassenden ärztlichen Wahrnehmung des Patienten und seiner Beschwerden. Auf eine solche Sichtweise wurden wir Ärzte in der universitären Ausbildung nicht vorbereitet, nicht auf die sprechende Medizin und nicht auf die Wahrnehmung psychischer Regungen oder gar des sozialen und familiären Umfelds. Ich erinnere mich sehr genau, dass das mich und viele andere Studenten damals immer wieder traurig gemacht hat. All diese Aspekte spielen aber eine gewichtige Rolle, wenn es um den Verlauf einer Krankheit geht. Es macht eben einen Unterschied, ob jemand in eher geborgenen oder in gestörten Verhältnissen von einer Lungenentzündung befallen wird; ob ein Übergewichtiger oder ein durchtrainierter schlanker Mensch einen Kreislaufkollaps erleidet.

Bereits im Studium sollten angehende Ärzte also lernen, sich den Menschen anzuschauen und aus seiner jeweils besonderen Situation nicht bloß organbezogen zu diagnostizieren, sondern zu verstehen, was es bringt, dem Menschen – etwas pathetisch ausgedrückt – hinter die Stirn und ins Herz und in sein Haus zu schauen. So lernte ich während meines Studiums bei dem schon erwähnten

Landarzt, dass ängstliche Charaktere eine viel stärkere Schmerzsensibilität und eine größere körperliche oder mentale Immunschwäche entwickeln als die sogenannten Macher, die von ihrem Ehrgeiz oder Pflichtbewusstsein gern verführt werden auszublenden, was sie auf ihrem Weg nach oben aufhalten könnte – auch wenn es ihr eigener Körper ist, der da nicht mitmachen will.

Aus eigner Erfahrung weiß ich, wovon ich spreche, wenn es um Nichtbeachtung körperlicher Signale geht. 1995 hatte man mich als Redner und Podiumsteilnehmer mit renommierten Radiologen aus aller Welt zu Ehren des 150. Geburtstags von Conrad Wilhelm Röntgen, dem Entdecker der nach ihm benannten radioaktiven Röntgenstrahlen, zum internationalen Radiologie-Kongress nach Chicago eingeladen. Eine Chance, die mir, dem aufmüpfigen Jungspund der Medizin, niemand sonst geboten hätte – damals in Deutschland. Um mir diese Gelegenheit nicht entgehen zu lassen, stieg ich, obwohl schon durch eine nahende Angina angegriffen, ins Flugzeug. Ein paar fieberunterdrückende Tabletten, meinte ich, würden es schon richten. Tatsächlich ging dann auch alles gut. Mein Vortrag und die Statements in der Podiumsdiskussion wurden mit großem Beifall aufgenommen. Ich war glücklich – bis ich, wieder zu Hause, nach der Landung in Düsseldorf zusammenbrach. Die vermeintlich harmlose, medikamentös unterdrückte, aber nicht kurierte Angina hatte das Herz angegriffen. Ein Vorhofflimmern mit einer sich anschließenden Herzmuskelentzündung brachte mich in ernste Lebensgefahr. Es dauerte viele Wochen, bis ich wieder auf den Beinen stand, und Monate, ehe ich in der Lage war, meinen Dienst im Institut wieder aufzunehmen. Auch Ärzte verhalten sich bisweilen so, wie es kein vernünftiger Mensch tun sollte.

Ich weiß wirklich nicht mehr im Detail, was mich damals »geritten« hat, was mich die Gefahr hat vergessen lassen, mich leichtsinnig werden ließ. Es war aber wohl die einmalige Chance, die Bedeutung der Mikrotherapie, die damals noch in den Anfängen stand, international zu zementieren – aus Anlass des Geburtstages von Conrad Wilhelm Röntgen, dem von mir bewunderten Urvater der radiologischen Wissenschaft. Ohne ihn hätte ich die Mikrotherapie nicht entwickeln können. Auch ein anderer Konrad, Konrad Zuse, der Erfinder des Computers, soll hier nicht unerwähnt bleiben; er war mir freundschaftlich verbunden und mehrere Jahre Ehrenvorsitzender meines Forschungszentrums. Dazu an anderer Stelle mehr.

Wenn Sie mich jedoch heute fragen, ob ich eine so anstrengende Reise mit Fieber noch einmal antreten würde, dann wäre die Antwort ein klares Nein, schon gar nicht in Zeiten von Corona und den Bedrohungen durch Covid-19. Ich warne die Patienten vor solcher Unvernunft. Leider wird inzwischen an Flughäfen kein Fieber mehr gemessen.

Gesundheitsaufklärung – nötiger denn je!

In meiner Laufbahn als Arzt saßen immer wieder Menschen in meiner Sprechstunde, die sich ganz ähnlich in Gefahr gebracht hatten wie ich damals, viele aber auch, die zu einseitig diagnostiziert und vorschnell behandelt worden waren. Es ist höchste Zeit, dass wir Ärzte wieder mehr von dem tun, was sich für unsere Vorfahren – nicht zuletzt mangels der technischen und medikamentösen Mittel, über die wir heute glücklicherweise verfügen – von selbst verstand. Kurzum, wir müssen erneut lernen, uns wieder menschlicher auf unsere Patienten einzulassen, geduldiger zuzuhören und ausführlicher mit ihnen zu sprechen. Woran es der modernen Schulmedizin inzwischen am meisten fehlt, ist die – auch finanzielle – Wertschätzung der redenden Medizin. Denn nur im Gespräch lässt sich herausfinden, wie sich der oder die Kranke fühlt, was er oder sie hinter sich hat, womöglich fürchtet. Welche Haltung zum Leben er einnimmt, über welche mentalen Kräfte sie verfügt. Was darf man zumuten? Was ist er bereit, selbst zu tragen und in seinem Leben zu ändern, ohne dass er gleich medikamentös eingestellt werden muss? Wie kann ich sie dazu bewegen, sportlich aktiv zu werden? All das will herausgefunden sein, bevor man im ernstesten aller Fälle die Tür zum OP aufstößt.

So wie wir den Fortschritt der Forschung, die Erklärung bislang unerklärlicher Phänomene brauchen – denken Sie nur an die Krebsforschung oder, ganz aktuell, an die Analyse mutierender Corona-Viren –, so brauchen wir auch die verständliche Vermittlung gesundheitlichen Wissens in breiteren Schichten der Gesellschaft. Ebenso wie auf den immer höher qualifizierten Facharzt sind wir auf den medizinisch beschlagenen Patienten angewiesen – auf Menschen, die sich von Fall zu Fall noch selbst zu helfen wissen, genauso wie unsere Vorfahren ehedem, nur dass sie das heute wissender tun könnten, weil sie ihren Körper kennen, Vorstellungen davon haben, warum sie von dieser oder jener Krankheit befallen wurden, und in der Lage sind, manchem Leiden selbst vorzubeugen, indem sie sich für eine gesundheitsbewusste Lebensweise entscheiden: mit viel Bewegung, Entspannung und einer Ernährung, die dem Organismus gibt, was er braucht, ohne ihm zu schaffen zu machen, etwa mit ungünstigem Fett oder Alkohol. Und da hier wie überall im Leben gilt: »Was Hänschen nicht lernt, lernt Hans nimmermehr«, werde ich nicht müde, zweierlei zu fordern. Erstens die Aufnahme eines integrativen Faches »Gesundheitsunterricht« in die Lehrpläne der Schulen und zweitens eine Stunde Sport täglich für alle von der ersten Klasse an.

Gesundheit lernen – von klein auf

Die Grundlagen für das spätere Leben werden entscheidend im Kindesalter gelegt. Das ist keine überraschende Erkenntnis, auch keine besonders neue. Dennoch ärgert es mich, dass wir bei einem der größten Themen der Zukunft diese doch so simple Botschaft kaum, im besten Fall halbherzig befolgen. Deshalb präzisiere ich den Satz noch etwas: Die entscheidenden Grundlagen für ein gesundes (!) Leben werden in der Kindheit gelegt. Deshalb lautet meine Forderung: Führt den Gesundheitsunterricht an Schulen ein, nicht als Wahlmöglichkeit, nicht als Inselthema, versteckt im Lehrplan oder aufgeteilt auf verschiedene Fächer, sondern obligatorisch und schon ab der Grundschule.

Die Zahl der Kinder und Jugendlichen, die übergewichtig sind, die über Rückenschmerzen klagen, an Herz-Kreislauf-Problemen oder Diabetes leiden, nimmt zu. Eine groß angelegte Langzeitstudie des Robert Koch-Instituts zur gesundheitlichen Lage von Kindern und Jugendlichen in Deutschland (KiGGS) aus dem Jahr 2019 zeigt: Wiederholt auftretende Kopf-, Bauch- und Rückenschmerzen sind ein häufiges Gesundheitsproblem bei Kindern und Jugendlichen (bis 17 Jahren) in Deutschland. Internationalen Studien zufolge haben Rückenschmerzen bei Kindern und Jugendlichen zugenommen und nähern sich am Ende des Jugendalters der Häufigkeit von Erwachsenen an.[7] Und Fälle von Diabetes Typ 2, besser bekannt als »Altersdiabetes«, betreffen mittlerweile selbst Kinder und Jugendliche. Bundesweite Schätzungen zeigen, dass die Inzidenz des Typ-2-Diabetes bei Kindern und Jugendlichen in Deutschland durchschnittlich ansteigt. Jährlich erkranken im Durchschnitt 200 Kinder und Jugendliche neu an Diabetes Typ 2, dokumentiert das Robert Koch-Institut.[8]

Kinder und Jugendliche leiden zunehmend an vermeidbaren Zivilisationskrankheiten. Das hat die unterschiedlichsten Gründe. Einer von ihnen ist, dass sie – unhinterfragt – eine ungesunde Lebensweise ihrer Eltern schlicht übernehmen. Ungesunde Ernährung, zu wenig Bewegung, zu viel Hektik, Stress und Druck. Die Bequemlichkeit spielt ebenso eine Rolle, die Unbeweglichkeit. Das können, ja müssen wir ändern. Eigentlich haben wir alle Voraussetzungen dazu auch schon in der Hand: Wir wissen, dass Kinder sich gern bewegen und dass sie eine ziemlich genaue Vorstellung davon haben, was gesund ist und was nicht. Der Spaß der Kinder an Bewegung und ihr Interesse an Gesundheitsthemen bieten eine einmalige Chance, die wir als Gesellschaft nutzen sollten.

Der Weg zu einem gesunden Lebensstil beginnt im Grundschulalter. Deshalb müssen wir früh ansetzen, um das natürliche Gesundheitsbewusstsein der Kinder zu fördern. Es ist also unsere Aufgabe, ein gutes Vorbild zu sein und das Interesse wachzuhalten. Kinder und Jugendliche brauchen Ansprechpartner, die sich mit den Themen Gesundheit und Ernährung sachlich und objektiv auseinandersetzen.

Als Arzt möchte ich nicht nur heilen, ich möchte auch anderen helfen, sich selbst zu helfen. Jeder Mensch ist einzigartig und besonders. Jeder hat die Chance, sein Leben und das anderer zum Positiven zu verändern. Dafür muss es einem aber gut gehen, man muss sich akzeptieren, seinen Körper und sich selbst lieben lernen. Mir ist wichtig, dass schon Kinder über ihren Körper Bescheid wissen. Dass sie zudem nicht nur physisch, sondern auch psychisch gestärkt ins Leben gehen. Dass sie wissen, was sie tun können, wenn sie krank sind. Und, noch wichtiger: was sie tun können, um gar nicht erst krank zu werden.

So wie wir eine bessere Pflege nach dem Eintritt dieser oder jener Krankheit brauchen, so brauchen wir auch eine Pflege davor – eine präventive Gesundheitspflege. Dazu gehört neben einer kontinuierlichen und altersgerechten vor allem eine fundierte Gesundheitserziehung von Kindesbeinen an.

Die Weichen dafür hat die Politik zu stellen, indem sie das zentrale Thema unseres Lebens, die Gesundheit, auch zu einem zentralen Bildungsziel erklärt und in den Lehrplänen verankert. Von daher ist es mir völlig unverständlich, warum es an entscheidender Stelle so wenig Engagement gibt. Es würde viele Erkrankungen verhindern.

Viele Milliarden wären zu sparen. Wenn unser Gesundheitswesen bezahlbar bleiben soll, brauchen wir den mündigen Patienten, denjenigen also, der medizinisch so aufgeklärt ist, dass er Verantwortung für die eigene Gesundheit übernehmen kann. Für diese Aufklärung zu sorgen, ist eine zentrale Aufgabe der Gesundheits- und der Bildungspolitik.

Wir wissen, dass man Grundsätzliches nur ändern kann, wenn wir über den eigenen Tellerrand hinausschauen. Gesundheit ist eben auch Bildungssache. Nötig ist ein ganzheitliches Bildungsverständnis, das Körper und Seele als eine Einheit betrachtet. Dafür müssen die Voraussetzungen schon in der Lehrer- und Lehrerinnenbildung geschaffen werden. Es genügt nicht, dass man in den höheren Klassen mehr Fächerkompetenz von den Pädagogen und Pädagoginnen erwartet, während in den unteren Jahrgängen eher die pädagogische Befähigung gefragt ist. Beides muss sich immer ergänzen, wenn wir die Kinder zu Persönlichkeiten erziehen wollen, die mit sich und den anderen – und auch mit ihrer Gesundheit – verantwortlich umgehen.

Mehr denn je sollten Eltern und Lehrer also darauf achten, dass unsere Nachkommen keine Sofahocker (neudeutsch »Couch-Potatos«) werden. Gebraucht werden überdies medizinische »Lotsen«, Therapeuten, die ihr Wissen weitergeben, bevor es zur Erkrankung kommt, und die ihre Patienten auf dem Weg zur Erhaltung der Gesundheit begleiten. Wir brauchen Schulkrankenschwestern und/ oder Schulärzte als Gesundheitslehrer und kompetente medizinische Instanz für Schüler wie Lehrer.

Am deutlichsten wird der Mangel an medizinischem Bewusstsein bei der Adipositas, einer krankhaften Fettleibigkeit, von der in den westlichen Wohlstandsgesellschaften unterdessen schon die Kinder in erschreckendem Ausmaß betroffen sind, obwohl dem mit mehr Bewegung und einer gesünderen Ernährung leicht entgegenzuwirken wäre: mehr Leben und Sport im Freien als das stundenlange Hocken vor dem Fernsehapparat oder dem Smartphone. Statt überzuckerter Getränke wie Cola mehr Wasser oder Kräutertees, statt Fast Food Obst und Gemüse.

Aber wie sollen Kinder denn einer Werbung widerstehen, die ihnen einhämmert, wie schmackhaft Nutella-Produkte oder Burger sind? Sicher, das alles wird inzwischen auch »kalorienreduziert« angeboten. Aber das ist insofern ein Schwindel, als das Ungesunde daraufhin nur in umso größeren Mengen genossen und am Ende eher mehr als weniger davon getrunken und gegessen wird. Das kennen wir als Prinzip ja schon von allen *Light*-Produkten. Mit einer Gegenwerbung ist dagegen wenig auszurichten, wie die steigenden Umsatzzahlen der Produzenten zeigen. Nur wer weiß, was er sich mit diesem oder jenem Nahrungsmittel antut, mag schließlich zu der Erkenntnis gelangen, dass eine gesunde Ernährung entscheidend für ein gesundes Leben ist, dass sie uns Krankheiten vom Hals zu halten vermag

Wenn wir die »Aufklärung« über »gesunde Ernährung« der

Süßwarenindustrie überlassen, müssen wir uns über die Folgen auch nicht wundern. Bitte schauen auch Sie doch einmal genau hin. Diese Industrie hat es geschafft, weltweit die Kinder – und uns alle – mit »Abteilungen der süßen Verführung« zu überschwemmen. Mir fällt das in jedem Supermarkt unangenehm auf. Was für Massenangebote an Verlockungen des süßen Unverstandes sind dort zu finden. Wo aber sind die gesunden Verführungen? Ich schäme mich über diese Absurdität unserer Gesellschaft, die sich nicht wirklich um das Wohlergehen unserer Kinder kümmert. Das wird mir in diesen Momenten immer wieder sehr deutlich, und es macht mich traurig und wütend zugleich. 15 Prozent der Grundschulkinder verlassen sich auf das, was ihnen zum Kauf angeboten wird. Hier fehlt es ganz offensichtlich an einem Korrektiv – ebenso an einem Aufklärungsangebot, bei dem auf kommerzielle Interessen keine Rücksicht genommen werden muss. Hier ist die Schule gefordert.

Was ich mir vorstelle, ist eine gleichsam spielerische Vermittlung des Gesundheitswissens vom ersten Schultag an. Mit meinen Büchern und dem Unterrichtsmaterial zum *Kleinen Medicus* habe ich versucht, hier anzusetzen.[9] Gerade weil an Schulen immer wieder Sportunterricht ausfällt, Bewegung für die kognitive Entwicklung aber unverzichtbar ist, freue ich mich über jede Aktion, die Schwung in die Schule bringt – wie zum Beispiel »Die bewegte Schulpause«, die ich zusammen mit Heinrich Otto Deichmann, Unternehmensoberhaupt der gleichnamigen internationalen Schuhhauskette, initiiert habe. Dabei geht es mir nicht um den »klassischen« Schulsport, der Leistungen mit Noten belohnt, sondern eher um einen motivierenden Sport, gerade auch für die Nicht-Sportlichen, die Bewegung und sportliche Erfolgserlebnisse nötiger haben als die ohnehin Aktiven. Auch hielte ich es für einen guten Anfang, wenn neben dem Gesundheitsunterricht »Gesundheitsbotschafter«, also geschulte Schüler quasi als Schüler-Lehrer ihr Wissen an andere Kinder weitergeben würden. Das kann etwa im Bereich der Ersten Hilfe – mit Schulsanitätern – passieren. Ansätze dazu gibt es in Kooperation mit Rettungsdiensten, die die

Schüler fit machen. Gemeinsam mit der Techniker Krankenkasse (TK) sowie mit Unterstützung der Hessischen Landesregierung haben wir ein solches Projekt zu Beginn der 2000er-Jahre gestartet. In ganz Deutschland haben wir damit und mit dem Mitmachtheater »Kleiner Medicus« mehrere 10 000 Kinder erreicht, davor auch schon mit meinem gleichnamigen Familien-Musical, das in Deutschlands Musicalhäusern aufgeführt wurde. Die großen Augen der Kinder, diese gespannte Aufmerksamkeit der Kids, mit der sie das Wissen rund um Gesundheit aufsogen, und ihr befreiendes Lachen haben jedes Mal aufs Neue mein Herz berührt. Als Arzt möchte ich eben nicht nur heilen, ich möchte auch anderen helfen, sich selbst zu helfen.

Körperliche Fitness ist das eine, aber nicht alles

Zum Glück ist trotz vieler negativer Tendenzen festzustellen, dass die Gesundheit im Wertekanon unserer Gesellschaft – gerade durch Corona – ganz weit nach vorne gerückt ist, einer neuesten Studie zufolge bei Jugendlichen zwischen 15 und 24 Jahren sogar auf Platz eins.[10] Manchem bedeutet sie schon mehr als Freiheit, Erfolg und Familie. Das mag man bewerten, wie man will. Klar scheint mir aber: Zu dieser Bewusstseinsverschiebung haben auch die neuen Möglichkeiten des Internets beigetragen. Das Thema hat durch dieses Medium breitere Aufmerksamkeit gewonnen, was ich gut finde. Wenn ich freilich das Internet zugleich als Indikator dafür nehme, was unter Gesundheit verstanden wird, dann stelle ich fest, dass ein bestimmtes Gesundheitsverständnis sich immer mehr in den Vordergrund schiebt: die große Bedeutung von Fitness. Aber ist denn Gesundheit wirklich mit Fitness gleichzusetzen? Natürlich nicht. Gleichwohl leisten viele Internet-Foren tatsächlich einem grundsätzlichen Missverständnis Vorschub, indem sie allein den intakten Körper als »gesund« betrachten. Die Psyche, das allgemeine Wohlbefinden und die mentale Gesundheit bleiben dabei nicht selten außen vor. Deswegen dreht sich auch ein immer größer werdender Anteil der Gesundheitsthemen im Internet um Fitness,

Körperkultur oder Ernährung – vegan, vegetarisch, Diäten mit oder ohne Kohlehydrate, eiweißreich oder, oder, oder. Was für ein Stress für Körper und Seele. Nicht wenige habe ich als Arzt kennengelernt, die danach, egal ob superschlank oder muskelstrotzend, nicht nur traurig aussahen, sondern es auch waren – weil sie keinen Ausweg aus dem Teufelskreis fanden.

Aber wie dem auch sei: Dass Menschen sportlich aktiv sind und etwas für sich tun, ist super, auch wenn da noch vieles zu tun bleibt und eine ganzheitliche Vorgehensweise mitunter wünschenswerter wäre als die Fixierung auf den muskulösen »Body«. Ich persönlich bin kein so großer Freund der Fitnessmaschinen – viel besser fände ich es, wenn man seinen Körper selbst als »Trainingsgerät« mit Kniebeugen, Liegestützen etc. nutzen würde. Trotzdem finde ich es gut, wenn Menschen sich an solchen Geräten trainieren. 2019 waren noch rund 12 Millionen Kunden in circa 10 000 Fitnesseinrichtungen eingeschrieben. Unter Corona-Bedingungen sank die Mitgliederzahl nicht unerheblich, auf circa 10 Millionen im Jahr 2020.[11] Das ist in etwa die Hälfte der Mitgliederzahl deutscher Sportvereine, deren Mitgliederzahlen zunehmend steigen. An Geräten zu trainieren, ist erst einmal vernünftig und richtig. Dennoch finde ich es aus ärztlicher Sicht vernünftiger, sich stärker an einem Breitensport zu orientieren, der zum Mitmachen verlockt. »Turne bis zur Urne« ist mein Motto, mit dem ich bewegungsabstinente Sofahocker zu Bewegung und Sport motivieren möchte. Für einen Anfang ist es nie zu spät!

WELTMEDIZIN und PRÄVENTION – der Weg zu Gesundheit und Wohlgefühl

Wenn die Überlieferung stimmt, dann war es früher die oberste Pflicht von Ärzten im Reich der Mitte, ihren Patienten die Gesundheit zu erhalten. Dazu waren im Sinne der Vorsorge regelmäßige wöchentliche oder monatliche Konsultationen vorgeschrieben. Allein dafür wurden die chinesischen Ärzte honoriert. Die Behandlung von Krankheiten, die dennoch eintraten, mussten sie nachher mehr oder weniger unentgeltlich übernehmen. Es gab sozusagen einen Garantieanspruch der Patienten auf den Erhalt ihrer Gesundheit – eine weltmedizinische Reminiszenz, die uns zu denken geben sollte. Zum einem würde die Rückbesinnung auf derartige Vorsorgesysteme helfen, Behandlungskosten in schier unüberschaubarem Ausmaß einzusparen und den irgendwann drohenden finanziellen Kollaps des Gesundheitswesens abzuwenden. Zum anderen trüge es dazu bei, unserem geschäftlich durchrationalisierten Medizinbetrieb wieder humanere Züge zu verleihen. Das persönliche Verhältnis zwischen Arzt und Patient würde an Bedeutung gewinnen.

Über Generationen hin war dies ein selbstverständlicher Denkansatz für jeden Hausarzt, nur war dieser Ansatz eben nicht so attraktiv wie der Ausweis fachärztlicher Exzellenz. Das Streben nach Spezialisierung befeuert den beruflichen Ehrgeiz indes so stark, dass statt von Ärzten immer öfter von »Medizinern« die Rede ist. Dieser sachlich abgekühlte Begriff entspricht unserem technisch dominierten Zeitalter, wogegen nichts zu sagen wäre, folgte dem nicht die menschliche Entfremdung auf dem Fuß – praktisch gesprochen der Bedeutungsverlust des ärztlichen Gesprächs. Glauben wir der Statistik, reden Arzt und Patient pro Konsultation im ambulanten Bereich gerade noch zwei Minuten miteinander. Nach weiteren fünf Minuten technischer Untersuchung ist der Arztbesuch beendet, ausgenommen die oftmals stundenlange Wartezeit davor.[12] Rund 80 Prozent aller Patienten wissen nach dieser Turbo-Behandlung nicht wirklich, woran sie erkrankt sind oder ob die Medikamente, die sie verordnet bekommen, wirklich nötig sind und wie sie wirken – und welche Nebenwirkungen sie nach sich ziehen könnten. Ein solches Gesundheitsverständnis ist Ausdruck menschlicher Verarmung auf höchstem technischem Niveau.

Wenn wir uns aus dieser Verengung befreien wollen, hilft auf jeden Fall ein Blick in die Weiten der Weltmedizin. Sie werden den Begriff in keinem Lexikon finden, weder in einem älteren noch in einem jüngeren. Nicht einmal bei Wikipedia ist er erläuternd verzeichnet. Im Unterschied etwa zur Naturheilkunde, der Schulmedizin oder der Homöopathie zählt das Wort nicht zu den definierten Termini. Wie andere unterdessen geläufige Bezeichnungen, etwa »Mikrotherapie« und »Gesundheitswirtschaft«, habe ich »Weltmedizin« als einen verständlichen, sich nahezu selbsterklärenden Begriff geprägt. Jede medizinische Schule hat natürlich ihre Berechtigung, sofern ihre Methoden heilsam sind. Aber wie viel hilfreicher wäre es, die unvorstellbare Vielfalt der Heilsysteme auch als eine gewisse Einheit zu begreifen, zumindest medizinhistorisch – als das Ursprungsbecken, aus dem sich der heutige Stand der Medizin entwickelt hat und sich weiter entwickeln wird? Dies ist mir im Laufe meines Lebens als praktizierender Arzt immer klarer geworden, weswegen mir der Begriff »Weltmedizin« so wichtig ist. Es handelt sich um einen integrativen Ansatz zur Weiterentwicklung der Schulmedizin.

Was ich zum Beispiel bei einem hawaiianischen Medizinmann erlebte, was dieser mir wohltuend übertrug, war Empathie in Vollendung, eine nicht sprechende Form des Heilens, die uns fehlt. Dass bestimmte Menschen allein durch ihre Anwesenheit, durch mentale und körperliche Berührung ohne Worte, heilsam wirken können, habe ich selbst erlebt. Ich habe erlebt, wie ich von einem Moment auf den anderen entspannt wurde und sich für kurze Zeit eine Art »Glücksgefühl« in mir breitmachte. Anders kann ich dieses Gefühl in Worten nicht ausdrücken. Er fasste nur meine Hand an, und plötzlich entstand in mir Stille. Keine Gedanken, keine Emotionen, nur unendliche Stille. Die Kraft der Heilung, die durch innere Stille ausgelöst werden kann, ob durch Berührung, Meditation oder andere Formen, ist für mich seit dieser Zeit ein wesentliches Element zukünftiger (Welt-)Medizin.

Weitere sehr positive Erfahrungen mit »wunderlicher« Therapie, mit solch heilsamen Formen der Stille, machte ich mehrfach bei Ayurveda-Kuren. Durch die speziellen Massagen, die Meditations-, Entspannungs- und Yoga-Übungen sowie durch die Nahrungsumstellung haben sich unter anderem meine bedenklich erhöhten Cholesterin-Werte wieder normalisiert. Das Fazit: Man kann auf die Regenerationskraft des Körpers vertrauen und braucht nicht immer Medikamente, um sich zu stabilisieren.

Aber das gilt natürlich längst nicht immer und für jeden. Wer anderes behauptet, ist ein gefährlicher Scharlatan. An selbst ernannten Wunderheilern besteht, um nochmals vor billiger Täuschung zu warnen, in zivilisatorisch ermüdeten Wohlstandsgesellschaften wahrlich kein Mangel. Aber auf haltlose esoterische Versprechen ist nichts zu geben. Schlimmstenfalls verhindern sie gebotene fachärztliche Behandlungen.

Trotzdem gibt es Menschen, die dank ihrer besonderen Emotionalität heilend einwirken können. Nichts ist, wie es auf den ersten Blick erscheint: schwarz oder weiß. In einem Pressegespräch fragte mich ein Journalist: »Wie viel Schamane steckt in einem Schulmediziner? Inwieweit hilft auch ihm der Zauber seiner Zunft, sein weißer Kittel und sein Blutdruckmessgerät?« Über die Antwort musste ich nicht lange nachdenken. »Sicher«, entgegnete ich, »spielen die Aura der Umgebung und die persönliche Ausstrahlung des Therapeuten eine Rolle. Wirkt beides vertrauenerweckend, so befördert es den Heilungsprozess.« ›Wunderheiler‹ verdanken ihre fiktive Existenz entweder dem Mythos, religiösem Denken oder schlichtweg den Wunschträumen vieler Menschen, der Kranken in höchster Not. Und dennoch gibt es sie, die ungelösten Rätsel wundersamer Heilung, die Geheimnisse einer »Weltmedizin«, die vielfältiger nicht sein könnte. Weckt doch nicht zuletzt jede therapeutische Zuwendung Selbstheilungskräfte in uns, ohne dass wir einen Arzt brauchen. Dafür sind wir selbst bestens gerüstet, aber auch unsere Vorfahren haben jedem von uns dazu viel mitgegeben.

Die Macht der Gene für ein gesundes, langes Leben

Muss ich denn jetzt Angst haben, dement zu werden, nur weil meine Eltern, meine Großmutter und meine Tante an Demenz erkrankt waren, oder Angst vor Krebs, weil mein Bruder und die

Schwester meiner Mutter daran verstorben sind? Ja klar, ich mache mir dazu schon manchmal so meine Gedanken, vor allem wenn mir Namen oder Begriffe mal wieder nicht oder nicht mehr so schnell einfallen. Namen konnte ich mir schon als Kind nicht wirklich merken, ich verwechselte sie gerne. Vermutlich Zeichen einer frühkindlichen Demenz... Nein! Spaß beiseite, es ist eine individuelle Eigenschaft von mir. Und wenn der Schlüssel wieder mal verloren gegangen oder ein Wort verdreht ist, dann kann das mit Ermüdung oder Konzentrationsstörung oder mit Nicht-wichtig-Nehmen zu tun haben. Also: Ich habe ich keine Angst davor, dement zu werden, aber ich kümmere mich um mein Wohlergehen – je älter ich werde, umso mehr.

Unser genetisches Programm manifestiert sich in einer linearen Sequenz der DNA-Bausteine in den Chromosomen. Die Molekulargenetik und -medizin untersucht die Prozesse auf dieser Ebene, um genetische Ursachen für Krankheiten aufzufinden, aber auch, um langfristig Gendefekte reparieren zu können, um also bis heute noch therapieresistente Krankheiten heilen zu können. Diese Erkenntnisse sind ein Menschheitsfortschritt, den man gar nicht genug einschätzen kann. Allerdings sollten wir uns nicht gleich zu dem Fatalismus verführen lassen, alles sei ohnehin vorbestimmt, wir selbst bloß die Sklaven unserer Gene.

Schon in den Fünfzigern des vorigen Jahrhunderts, weit vor der Entschlüsselung des menschlichen Genoms, ging die molekulare Genetik davon aus, dass all unsere Lebensvorgänge, insbesondere die Disposition für Gesundheit und Krankheit, in den Erbinformationen festgeschrieben seien, die uns bei der Geburt mitgegeben wurden. Entsprechend besteht die Hoffnung der Molekulargenetik und -medizin, einer vergleichsweise jungen Wissenschaft, vorerst noch darin, genetisch bedingte Erkrankungen vorhersehen, womöglich präventiv behandeln und Gendefekte »reparieren« zu können.

Solche Reparaturen leisten jedoch bis zu einem gewissen Umfang auch die natürlichen Reparaturmechanismen in jedem von uns, je nachdem wie wir leben und uns verhalten. Wären unsere Körper nicht selbst dazu in der Lage, wie könnten wir dann überhaupt (bis heute) überleben, gerade bei all den Belastungen chemischer, biologischer oder physikalischer Art, denen wir tagtäglich ausgesetzt sind, zunehmend sogar angesichts des engeren Zusammenrückens der Welt im Zeitalter der Globalisierung?

Auch müssen ererbte Voraussetzungen ja nicht in der gleichen Weise krank machend in Erscheinung treten wie in den Generationen zuvor. Zudem kann das eigene Verhalten negative oder positive Veränderungen der Erbanlagen negativ oder positiv beeinflussen. In allen Organen des Menschen werden ständig alternde Zellen ausgewechselt (im Gehirn sowie in Herz und Niere ist die Regenerationskraft allerdings gering). Bei diesem Prozess kommt es bisweilen zu Fehlern, die zumeist erkannt und vom Körper kompensiert werden. Es gibt in der Forschung eine Diskussion darüber, ob der Prozess des Alterns möglicherweise mit einem zunehmenden Versagen dieser genetischen Reparaturmechanismen zusammenhängt.

Erst recht kann man die Gene nicht für eine falsche Ernährung verantwortlich machen. Dicke Eltern müssen keine dicken Kinder haben. Nicht einmal den Einzelnen trifft da die Schuld allein. Denn wir hängen ja auch immer mehr von industriellen, also gesellschaftlichen Produktionsprozessen ab. Man denke nur an die Milch, die von Kühen stammt, die mit Antibiotika und Wachstumshormonen hochgezüchtet werden, oder an Milch, die ultrahoch erhitzt wird, was Eiweiße und andere Bestandteile beeinträchtigt. All dies ist dem Körper nicht sonderlich zuträglich. Über die Hälfte der Menschheit hat eine Laktose/Milchzucker-Unverträglichkeit. Jeder ist eigenverantwortlich und kann sich entscheiden, was er isst oder trinkt. Andererseits ist es eine gesellschaftliche Aufgabe, eine Pflicht des Staates und der Regierungen, sich um »gesunde« Produktionsprozesse, um die Naturbelassenheit und artgerechte Erzeugung von Lebensmitteln und um die Sicherstellung von gesunden Nahrungsinhalten und Artenvielfalt zu kümmern. Die Gene sind wahrhaftig nicht alles.

Auf jeden Fall bleibt abzuwarten, ob die gentechnische Rechnung zu einer individuell verordneten Therapie aufgehen wird. So ist zum Beispiel nur eine recht geringe Zahl der Organ-Krebserkrankungen erblich bedingt. Jedenfalls verfiele man einer Illusion, würde man annehmen, der molekulargenetischen Medizin könne es dereinst gelingen, uns den Traum von der ewigen Gesundheit zu erfüllen. Viele Erkrankungen wie etwa Bluthochdruck (Hypertonie), der Diabetes mellitus, die Arteriosklerose, die Epilepsie, Allergien oder Störungen der seelisch-geistigen Verfassung können eben durch drei Faktoren oder nur einen davon ausgelöst werden: durch einen Gendefekt, durch den persönlichen Lebensstil oder durch Umweltfaktoren, etwa durch Pestizide, die Folgen problematischer Tierhaltung, Meeres- und Luftverschmutzung, Chemie, Viren, Bakterien.

Hier bedarf es nicht bloß einer medizinischen, sondern auch einer moralischen und auch ökologischen Abwägung, die den Arzt schnell an die Grenzen des Verantwortbaren führt. Wie soll er sich zum Beispiel gegenüber Patienten verhalten, von denen er weiß, dass sie genetisch für eine bestimmte, womöglich lebensbedrohliche Krankheit disponiert sind, obwohl sie sich noch bester Gesundheit erfreuen und das Leiden unter Umständen nie erleben werden, weil es die Wechselfälle des Lebens mit sich bringen können, dass er oder sie vor Ausbruch der Krankheit stirbt? Soll der Arzt Menschen in Angst und Schrecken versetzen, zu einem Leben veranlassen, das in Erwartung der Krankheit fortan eingeschränkt und freudlos verläuft? Ich weiß es nicht und gelange da wieder an einen Punkt, wo mir die Konzentration auf eine ausschließlich naturwissenschaftlich denkende und agierende Medizin unheimlich wird. Hier droht sicherlich Gefahr, wenn Menschen zu Einwilligungen zu Therapien verführt werden, die aufgrund ökonomischer Interessen veranlasst werden. Und die noch verschlimmert werden, wenn persönliche Eitelkeit oder sogar Unwissenheit des Arztes dazukommen.

Zukunft Gesundheit: Mensch-Maschine gepaart mit Körperdesign?

Ungeachtet meiner Überzeugung von Notwendigkeit und Segen medizinischer Forschung hege ich größte Bedenken, wenn ich sehe, wozu sich manche Kollegen von ihrem wissenschaftlichen Ehrgeiz verführen lassen. Wozu, frage ich mich, brauchen wir einen »Cyborg«, eine Verschmelzung von Mensch und Maschine, wie sie dem amerikanischen Wissenschaftler Raymond Kurzweil, einem Pionier der KI-Forschung und Entwicklungschef bei Google, vorschwebt? Ginge es uns besser, wenn dem Gehirn ein Chip eingepflanzt würde, mit dessen Unterstützung wir zwar über einen Wissensfundus verfügen würden, der alles übersteigt, was man sich selbst anzueignen vermöchte, der dann aber auch in der Lage wäre, die Persönlichkeit zu manipulieren und uns zu willenlosen, fremdgesteuerten Objekten zu machen? Wer wäre dann noch Herr seiner selbst? Hätten wir noch ein moralisches Gewissen, das uns abhalten würde, im wörtlichen Sinne »unmenschlich« zu handeln? Mir machen solche heute noch utopischen, doch irgendwann realisierbaren Vorstellungen Angst.

Training fürs Gehirn

Das Gehirn kann sich das ganze Leben lang funktional und strukturell an neue Gegebenheiten oder Anforderungen anpassen. Das Gehirn lernt zu jeder Zeit und in jedem Alter. Was es lernt, entscheiden wir. Das Gehirn gezielt mit Lernaufgaben zu stimulieren, zahlt sich in vielerlei Hinsicht aus. Eine neue Sprache zu lernen, kann beispielsweise zu Verbesserungen des Gedächtnisses, der Fähigkeit, Probleme zu lösen, oder auch des kreativen Denkens führen. Ältere Menschen werden dadurch geistig leistungsfähiger und flexibler. Ähnliches gilt für das Erlernen eines neuen Instrumentes. Für die Entwicklung musikalischer Fähigkeiten ist es nie zu spät.

Eine Sprache oder ein Instrument zu lernen, bringt nicht nur Vorteile für die mentale Fitness. Nicht selten versetzt uns das Üben aus freien Stücken auch in einen Flow-Zustand. Dabei tauchen wir so in eine Aufgabe ein, dass wir die Zeit vergessen. Wir sind voll fokussiert und emotional ausgeglichen, erfüllt und glücklich. Darüber hinaus gibt uns das Lernen automatisch das Gefühl, unsere Zeit sinnvoll zu nutzen.

Gleiches gilt für die Mode, den Körper chirurgisch zu modellieren oder Gelenke noch vor ihrem Verschleiß auszutauschen, als ob dem Metall mehr als Knochen und Knorpeln zu trauen wäre. In manchen Ländern bekommen junge Mädchen um die vierzehn zum Geburtstag bereits einen Termin beim Schönheitschirurgen für Lippenauffüllungen, neue Nasen, Brust, Hintern, Fettabsaugung oder Tattoos geschenkt. Körperdesign ist »in«, der Leib droht zum Objekt ästhetischer Gestaltung mit medizinischen Mitteln zu werden. Fraglos gibt es Situationen, in denen die kosmetische Chirurgie medizinisch indiziert ist, etwa bei einer anatomischen Fehlbildung, bei durch Krankheit bedingten Traumen oder nach schweren Unfällen. Gerade wenn wir Körper, Seele und Geist als eine Einheit betrachten, können Eingriffe geboten sein, die es dem Patienten erlauben, im Einklang mit seinem Äußeren zu leben.

Wie aber verhält es sich mit einer Schönheitschirurgie, die den Menschen nach wechselnden Moden formt? Wird da aus dem Arzt, der heilen sollte, nicht ein Handwerker mit chirurgischen Fähigkeiten? Mutiert da die Heilkunst nicht unversehens zum Modedesign? Und muss man sich nicht weiter fragen, was das noch zu tun hat mit dem »Kunstwerk Leben«, dem die Ärzte epochenübergreifend tätigen Respekt erwiesen haben?

Lassen wir uns doch nicht vormachen, dass Glück und Zufriedenheit von einem modisch gestylten Körper abhängen. Diese normierte Schönheit kann sich niemand auf Dauer erhalten. Jeder ist dem Alterungsprozess unterworfen, von Geburt an. Jeder hat aber auch das Recht, dies in Würde zu erleben, weil er eben mehr ist als sein Körper. Was wirklich zählt, ist allein die Individualität. Natürlich macht es Spaß, mit der Mode zu gehen. Jeder will sich gefallen. Und sicher wünschen sich viele Frauen, so auszusehen wie Heidi Klum; viele Männer würden gern wirken wie George Clooney. Aber kommt es darauf an? Ist nicht die Bewahrung der eigenen Persönlichkeit viel entscheidender für ein rundum erfüllendes Leben? Und gehört nicht auch das unterschiedliche Aussehen zu unserem Charakter, zur Individualität eines jeden? Aus ihrer Unterschiedlichkeit, nicht aus der Gleichförmigkeit ergibt sich das Interesse der Menschen aneinander. Gegensätze ziehen sich an. Würden wir uns alle chirurgisch dasselbe Design verpassen lassen – ganz zu schweigen vom Klonen –, wäre es am Ende sogar um die Liebe geschehen.

Allerdings ist es nicht Sache der Ärzte, den Menschen als Moralapostel den Weg zu weisen. Diese müssen selbst wissen, was sie wollen, während wir Ärzte gehalten sind, im Rahmen dessen zu behandeln, was sich medizinisch verantworten lässt. Wo ethische Bedenken dagegenstehen, bleibt es uns durchaus überlassen, dies oder jenes nicht zu tun

Das gilt auch für medizinische Apps, für und gegen alles sozusagen: Stress, Fitness, Ernährung bis hin zu Burn-out und Depression – von der Prävention gegen Herzrhythmusstörungen bis zur Unterstützung von Medikamenteneinnahmen. Beinahe täglich werden neue Anwendungsmöglichkeiten erschlossen. Auch die amerikanischen Großkonzerne wie Facebook und Google haben Gesundheit als Wachstumsmarkt für sich entdeckt. Amazon mischt mit einer digitalen Gesundheitsplattform mit, Apple mit iPhone und der Watch. Digitale Innovationen verbessern meist den Komfort und die Vereinfachung von medizinischen Prozessen. Die Nachfrage steigt mit dem Angebot. Laut Statista nutzten bereits 2015 60 Prozent der Freizeitsportler in Deutschland (circa 34 Millionen Menschen) Hightech-Geräte wie Smartphones, Pulsmessgeräte sowie Schritt- und Kalorienzähler während des Trainings oder Wettkampfs.[13]

Das zeugt von einem erfreulich wachsenden Gesundheitsbewusstsein, birgt freilich auch Gefahren in sich. Wie bei allem kommt es auf das rechte Maß an. Man kann die Digitaltechnik sinnvoll anwenden, kann sich ihr aber auch bedenkenlos ausliefern, wenn etwa Gewicht, Kalorienverbrauch, Puls und Blutdruck ständig gemessen werden; wenn unter dem Bett Sensoren die Schlafbewegungen aufzeichnen und man dauernd nachschauen muss, ob man nun wirklich geschlafen hat, »ob man wirklich noch lebt«. Oder ob die Kalorien in den Nahrungsmitteln zu hoch, zu niedrig sind oder ob auch wirklich alles laktosefrei ist.

Erholsamer Schlaf – so geht's

Ohne Schlaf geht es nicht. Warum das so ist, das kann die Wissenschaft immer noch nicht eindeutig beantworten. Fest steht aber, dass während des Schlafs im Körper und besonders im Gehirn viele Anpassungs-, Reparatur- und Aufräumarbeiten stattfinden. Das Immunsystem läuft auf Hochtouren, und das Gehirn hat Zeit, tagsüber gesammelte Informationen zu sortieren, neu zu verknüpfen und Wichtiges zu speichern, Unwichtiges zu vergessen.

Wer gut schläft, fühlt sich morgens fitter, ist gesünder, weniger gestresst und nimmt das Leben insgesamt positiver wahr. Gerade in unserer hektischen Zeit schlafen viele Menschen nicht ausreichend. Laut eines Berichts des Robert Koch-Instituts aus dem Jahr 2022 haben 22 Prozent der Jugendlichen Schlafschwierigkeiten. Bei jungen Erwachsenen (18–31 Jahre) klagen knapp 20 Prozent über Ein- und Durchschlafstörungen, Frauen häufiger als Männer. Und bei den erwerbstätigen Menschen über 35 sollen nach einem DAK-Bericht aus dem Jahr 2017 sogar 80 Prozent Probleme mit dem Schlafen haben.

Fünf Tipps für einen besseren Schlaf:

- Bewegung am Tag. Sie fördert die Bildung von Adenosin, einem Hormon, das uns abends müde macht und gut einschlafen lässt.
- Zur Ruhe kommen. Das gibt unserem Körper und Geist das Signal, dass es okay ist, jetzt an Schlaf zu denken. Hilfreich hierfür sind Entspannungsübungen, Tees mit Lavendel, Hopfen oder Baldrian sowie das Meiden von aufwühlenden Filmen, Gesprächen oder auch einfach nur Lärmquellen.
- Keine schweren Mahlzeiten, Koffein oder Alkohol vor dem Zubettgehen. Denn sie halten den Körper auf Trab und hindern ihn daran, einen Gang runterzuschalten.
- Dunkle Schlafumgebung und Nachtmodus auf digitalen Geräten. Tageslicht und blaues Licht hemmen die Bildung von Melatonin (dem Taktgeber für unseren Schlaf).

Schönheit künstlich basteln – oder sich schön fühlen?

Unsere Hausärzte alter Schule wussten es noch: Wir brauchen unseren Körper nicht als Diener zur Befriedigung ehrgeiziger Ziele, sondern als verlässlichen Partner. Wir sollten ihn nicht bedenkenlos ausbeuten, ihn zum Spaß oder aus Eitelkeit überfordern. Die Achtung vor unserem Körper ist die Achtung vor uns selbst sowie vor dem Leben. Diese Achtung indes kann ich nicht erkennen, wenn sich Männer wie Frauen – auch operativ – normieren lassen. Gleicher Haarschnitt, gleicher Kleidungsstil oder Tattoos oder, oder, oder. Ich will das wirklich nicht schlechtreden, denn jeder Mensch möchte ja von der Gemeinschaft akzeptiert und beachtet werden und passt sich deshalb eher an, statt seinen eigenen Stil zu entwickeln. Aber jeder ist (s)eine eigene Marke, ein ganz besonderer Mensch, der sich für die Entwicklung seines Stils engagieren sollte. Denn Vielfalt macht für mich das Leben aus. Natürlich kann man seine Nase, seine Haare oder andere Körperteile renovieren oder optimieren lassen. Aber bitte mit Augenmaß und in Achtsamkeit. Es sind Eingriffe in das Ökosystem Körper, und nicht selten werden Bedürfnisse geweckt und Menschen verführt, weil reine Geldgeilheit von Dritten dahintersteckt. Längst hat der medizinische Fortschritt die Ärzte in den Stand versetzt, modellierend Hand an den Körper zu legen, mit ästhetischen, aber auch mit anderen, weniger humanen Absichten. Immer wieder verkehrt sich dann das Humane in sein Gegenteil.

Die Allgemeinheit hat sich über ein bestimmtes Bild von Schönheit verständigt, dem viele nacheifern. Doch ist das, was dem Common Sense entspricht, denn wirklich schön? Schönheit ist etwas Individuelles. Sie ist lebendig und verändert sich. Wenn wir selbst in diesen Prozess eingreifen, dieses und jenes verändern oder austauschen, dann sind wir mehr Maschine als Mensch. Deshalb sollte man sich, bevor man irgendeine Veränderung an sich vornehmen lässt, fragen: Was sind eigentlich die Hintergründe? Ist das wirklich mein Wunsch, oder lasse ich mir etwas einreden?

Will ich genauso sein wie andere, oder will ich lieber meine eigene ganz persönliche Schönheit entdecken? Ich muss Ja sagen können zu mir, auch zu all meinen Eigenheiten, und mich selbst lieben (lernen). Wenn jemand mit sich und der Welt im Reinen ist, dann ist jeder Mensch schön. Er strahlt aus sich heraus.

Als ich für meine Kinder einen Kindergartenplatz suchte, bin ich einer Frau begegnet, die verkürzte Arme hatte, eine Contergan-Geschädigte. Ihr Lachen aber hat mich so angezogen, dass mir erst Stunden später bewusst wurde, dass diese schöne Frau anders war – »anders« und eben nicht »entstellt«. Auch während meiner ärztlichen Tätigkeit auf der Frauenkrebsstation an der Universität Kiel gab es Frauen, die ganz mit sich im Reinen waren, obwohl sie nur noch eine Brust hatten. Eine Frau sagte damals zu mir: »Ich habe diese eine schöne Brust, und die liebe ich.«

Wir leben in einer der besten aller möglichen Welten

Nicht allein Medizin und Technik haben sich rasant weiterentwickelt, sondern dank des Internets auch das weltweite medizinische Informationssystem. Viel umfassender als unsere Eltern oder gar die Großeltern können wir uns über Wirkungsweisen alter und traditioneller Heilverfahren informieren, die großartigen Erfolge modernster Schul- und Hightech-Medizin verstehen. Im Grunde leben wir, um ein berühmtes Wort von Gottfried Wilhelm Leibniz (1646–1716), dem letzten Universalgelehrten der Menschheit, aufzugreifen, in »der besten aller möglichen Welten«, wenigstens medizinisch gesehen. Wir müssen uns das nur bewusst machen und die Chancen nutzen, indem wir, Schulmediziner wie Naturheilkundler, Ärzte und Psychologen wie Krankenschwestern, Hebammen und Angehörige anderer medizinischer Disziplinen, einander respektvoll anerkennen und eng zusammenarbeiten. Ärzte indes, die sich im Besitz der allein heilenden Wahrheit wähnen, mögen gute Mechaniker sein, Reparateure wie die Mechatroniker im

Maschinenbau, fürsorgliche Heiler sind sie selten. Keiner sollte sich allmächtig fühlen, geht es um die Gesundheit oder gar um Leben und Tod. Demut hilft allemal mehr als Dünkel.

Da der Mensch ein fühlendes Wesen ist, sind seine komplexen Körperreaktionen in jeder Sekunde anders. Jeder Mensch reagiert anders, jeder ist in seinem Tun und Handeln individuell motiviert. Der denkende und fühlende Geist ist über die Nerven mit den Organen, mit Stoffwechsel und Muskeln verbunden, unbewusst, nicht willentlich gesteuert. Freude, Ärger, Wut, Angst, Aggression, liebevolle Zuwendung, aber auch Bewegung, Musik, Tanz oder Meditation beeinflussen den ganzen Körper, Sekunde für Sekunde. Der Blutdruck steigt bei Ärger, bei negativem Stress wird massenhaft Zucker ausgeschüttet, das Immunsystem gebremst. Ruhe beim Singen, Beten oder Meditieren senkt die Herzfrequenz. Das unterscheidet den Menschen von einer Maschine. Der Glaube, dass der Mensch nach maschinellen Gesichtspunkten organisiert sei, gewartet und repariert werden müsse, ist trügerisch und ein Grund zahlloser Fehldiagnosen.

Krankheiten belasten uns nicht bloß physisch, sie stellen uns auch psychisch auf die Probe. Vom Erkrankten sowie vom Therapeuten verlangen sie die Bewältigung einer Gefahrensituation, vielleicht sogar einer existenziellen Bedrohung. Unversehens stellt sich die Frage: »Warum?« Das meint aber nicht die Frage nach der Kausalität von Krankheit im Sinne einer Schuldzuweisung. Gegen Theorien, die behaupten: »Du bekommst die Krankheit, die du verdient hast«, verwahre ich mich entschieden. Trotzdem kann Krankheit ein segensreicher Wink sein, meinen Lebensstil zu ändern, den Druck aus dem Alltag zu nehmen, mich auf das Wesentliche zu konzentrieren.

Powernap – der Turboschlaf fürs Wohlbefinden

Man muss sich immer wieder fragen: Bin ich noch leistungsfähig, oder würde eine kleine Auszeit mich hinterher nicht viel schneller, konzentrierter und ausgeglichener machen? Mit einem kühlen Kopf und etwas Abstand sehen viele Probleme auch plötzlich gar nicht mehr so dramatisch aus, Lösungen fallen einem leichter ein, und man arbeitet effizienter.

Forschungen der Raumfahrtbehörde NASA kamen zu dem Ergebnis, dass unsere kognitive Leistungsfähigkeit nach einem zehn- bis zwanzigminütigen Nickerchen für ein paar Stunden wieder so gut ist wie nach einer ganzen Nacht Schlaf. Wir sind weniger reizbar, können besser Entscheidungen treffen und sind konzentrierter.

Wer regelmäßig einen Powernap macht, hat nach Studien zudem weitere Vorteile, denn dieser
- senkt das Risiko für Herz-Kreislauf-Erkrankungen,
- stärkt das Immunsystem,
- fördert Gedächtnis und Lernprozesse.

Selbst wer nicht schläft, sondern nur ruht, erlaubt seinem Körper eine Pause, die den Herzschlag beruhigt und die Verdauung und das Immunsystem verbessert (Körperfunktionen, die unter Stress und Anspannung kaum aktiv sind).

Ein Mittagsschlaf sollte bei Erwachsenen aber nicht länger als zwanzig Minuten dauern, da man sonst in tiefere Schlafphasen übergeht. Und dann kommt man anschließend nur langsam wieder in die Gänge.

Ich habe das nach meiner dramatischen Herzmuskelentzündung vor vielen Jahren geschafft. Mir ist klar geworden, dass ich mehr Pausen im Alltag brauche. Das habe ich umgesetzt und sowohl das bewusste Mittagessen kultiviert als auch mir kurze Schlafphasen im Büro (englisch: Powernaps) genehmigt. Kleiner Tipp am Rande: vor dem zehn- bis zwanzigminütigen Kurzschlaf einen Espresso trinken. Der wirkt erst dreißig Minuten später. Man kann also in Ruhe schlafen und ist danach wieder »fit wie ein Turnschuh«. Seit dieser Zeit habe ich das Beantworten von E-Mails auf den späten Nachmittag oder nächsten Tag verschoben – es sei denn, es ist wirklich dringend –, und Telefonate nehme ich im Berufsalltag selten an. Ich antworte später oder habe das Handy umgeleitet oder stumm gestellt.

Es muss nicht alles sofort beantwortet werden, nur weil Dritte es wollen. Das ist wirklich eine große Untugend geworden! Jedenfalls ist das meine generelle Meinung dazu. Jede Mail, jedes Telefongespräch, ja selbst jeder Klingelton stört unsere innere Ruhe. Durch jede Fremdstörung werden wir aus unserem Tun und unseren Gedanken gerissen. Es braucht einige Minuten, bis das Gehirn sich wieder beruhigt und in den vorherigen Zustand zurückversetzt hat. Das haben moderne wissenschaftliche Studien herausgefunden. Alles hat seine Zeit!

Alle Menschen haben ein Recht auf Lebensfreude und Lebensqualität

Ich bin wiederholt in Kulturkreisen gewesen, in denen die Menschen wahrlich nicht im Überfluss schwelgen, nicht in Asien und nicht in Südamerika oder in Afrika. Überall habe ich eine ganz andere Lebensfreude als bei uns, im reichen Westen, erlebt. Im Grunde aber brauchen wir gar nicht so weit zu reisen. Schauen wir doch nur auf die Kinder, die morgens aufwachen und strahlen: Hurra, ich bin da! Und dass selbst die Kinder das heute seltener tun, weil sie bereits unter negativem Stress leiden oder sich vor einem Schulalltag fürchten, in dem sie die ehrgeizigen Erwartungen ihrer Eltern, Lehrer und der erziehungspolitischen Rahmenbedingungen erfüllen müssen, sollte uns aufschrecken. Kinder können nicht stellvertretend für die Erwachsenen leben. Aber sie tragen die Zukunft in sich. Sie machen Hoffnung und schenken uns ein Lächeln – das Lächeln, das die Welt so dringend braucht.

Die Natur bleibt unberechenbar. Wir können nur alles tun, damit unsere Nachkommen die Freiheit haben, glückliche Menschen zu werden, indem wir dem menschlichen Sosein, der Einheit von Körper und Seele, wieder mit dem staunenden Respekt beggenen, den wir dem Wunderwerk des Lebens heute nur allzu oft egoistisch oder gedankenlos versagen. Albert Schweitzer hat im Rückblick auf die eigene Kindheit und Jugend einmal gesagt. »Das große Geheimnis ist, als unverbrauchter Mensch durchs Leben zu gehen.«

Fit bis 100 – sei deine eigene Marke

- Liebe dich selbst
- Jeder Mensch ist einzigartig
- Wohlfühlen ist mehr als Gesundheit
- Gesund sein – jeder Mensch hat eine andere Normalität
- Denkverbote machen krank
- Ärzte sind Gehilfen der Patienten
- Eigenverantwortung ist der Schlüssel zum Wohlbefinden
- Auf die Signale des Körpers hören – die Gene werden durch den Lebensstil beeinflusst
- Medizinische Aufklärung verträgt keinen weiteren Aufschub
- Gesundheit lernen von klein auf: Gesundheitsunterricht und eine Stunde Sport täglich an allen Schulen
- Vorsorgen ist besser und billiger als Behandeln
- Bewegung und Ernährung sind Heilmittel
- Die Zukunft der Gesundheit: Prävention und Weltmedizin

2. Kapitel

Menschenwürdig heilen – wie geht das?

Leben zu dürfen, ist ein wunderbares Geschenk! Das vergessen wir leider immer wieder. Die Dankbarkeit, leben zu dürfen, auch im Angesicht von Corona, aktuellen Kriegen und Umweltkatastrophen, müsste uns eigentlich motivieren, unsere Haltung zum Leben, zu uns Menschen und damit auch zur Medizin zu ändern. Sie müsste uns motivieren, endlich gemeinsam das *Leben von morgen* liebevoll und über alle Kulturen hinweg zu verändern. Auch die Medizin! Sie ist ein wesentliches Kulturgut und hat über die Jahrmillionen dazu geführt, dass wir Menschen heute noch leben. Nur… unser Gesundheitssystem von heute, seine Inhalte und Abläufe, der sogenannte Workflow, müssten dringend geändert werden, wenn wir wirklich alle ein erfülltes und wohlbefindliches Leben leben wollen – vom ersten bis zum letzten Moment des Lebens.

Für mich ist das alternativlos! Genauso wie Menschenwürde, Menschenrechte, Freiheit und Demokratie. Ich habe keine Angst davor, weiter mitzuhelfen, das System zu renovieren, es vom Kopf auf die Füße zu stellen. Lassen Sie mich doch dazu etwas ausholen und begleiten Sie mich ein wenig zurück in die Vergangenheit.

Als Kind litt ich, wie schon in der Einleitung erwähnt, neben immer wiederkehrender Bronchitis häufig auch an sehr unangenehmen Mandel- und Mittelohrentzündungen. Häufig habe ich kaum noch etwas hören können. Ich erinnere mich noch sehr genau an die schmerzhaft in Erinnerung gebliebenen Besuche beim Hals-

Nasen-Ohren-Arzt, genauso wie an die Blutabnahmen mit zu dicken oder stumpfen Kanülen in den 1950/60er-Jahren. Freundliche, beruhigende oder tröstliche Worte – meist Mangelware. Die Luft blieb mir schon das ein oder andere Mal weg. Und dann noch diese wahnsinnige Angst dabei. Warum das alles?

Ich bin in einer Arztfamilie der fünften Generation aufgewachsen. Mein Großvater – den ich nie kennengelernt habe – war HNO-Arzt und ist im Krieg verstorben. Auch vier seiner Kinder wurden Ärzte: einer meiner Onkel HNO-Arzt, der andere Lungenfacharzt, meine Mutter Krankenschwester. Auch meine beiden Tanten wurden Ärztinnen. Die ältere, meine Patentante, war eine klassische schulmedizinische Internistin – sie kam schon zu Beginn der Einleitung vor. Die jüngere war als niedergelassene, naturheilkundlich orientierte Kinderärztin tätig. Bereits beim kleinsten Schnupfen stritten sich vor allem diese beiden Tanten über die richtigen medizinischen Maßnahmen für das »arme« Kind.

Bei der Kinderärztin, die sehr liebevoll und fürsorglich mit ihren kleinen Patienten und deren Eltern umging, absolvierte ich später mehrfach medizinische Praktika. Ich begleitete sie auch bei Hausbesuchen, nicht selten nachts. Dann setzte sie sich ans Bett der kranken Kinder und flößte ihnen löffelweise Heilsäfte oder Medikamente ein, etwa um Fieber oder Keuchhustenanfälle zu lindern oder Wadenwickel anzulegen. Allein durch ihre Anwesenheit wirkte sie beruhigend und heilsam, nicht nur auf das Kind, sondern auch auf die Familie. Bei meiner internistischen Tante, einer engagierten Klinikärztin, lernte ich nicht nur, wie wichtig Antibiotika oder Röntgen und andere technische Hilfsmittel sind, sondern auch die aufmerksame individuelle Behandlung von Patienten. Ich habe beide sehr geliebt, auch wegen ihrer Art und Weise, Patienten zu behandeln. Ich habe bei ihnen sehr viel über eine zugewandte vertrauensvolle Individualmedizin gelernt. Erst viel, viel später habe ich begriffen, dass unbewusst viel von ihnen auf mich übergegangen ist. Schon als Kind habe ich sie öfter interessiert in der Klinik oder in der Praxis begleitet. Zu Hause habe ich dann meine Teddys und Puppen medizinisch behandelt, symbolisch mit einem klitzekleinen Spielzeugthermometer Fieber gemessen und bereits kleine Rezepte geschrieben. Einige dieser Rezepte besitze ich noch heute; meine Mutter hatte sie aufbewahrt. Sie war eine Sammlerin. Sie hortete Mengen von Arzneimitteln in ihrem Medizinschrank, um »für alle Fälle gerüstet zu sein«, wie sie meinte. Auch sie fühlte sich wie eine Ärztin, wie eine »Kleine Medica«. Gut und übersichtlich geordnet war ihre Mini-Apotheke im weißen Schrank auf dem Flur. Ich sehe ihn noch genau vor mir. Links die Naturheilmittel, rechts die schulmedizinischen Medikamente. Hustenlöser, Fiebersenker, Salben gegen alles bis zum Fußpilz, auch Antibiotika auf der einen Seite. Auf der anderen: Vitamine, Thymianpräparate als natürliches Antibiotikum bei Husten, Efeuextrakte zur innerlichen Bronchienerweiterung, Salbei zur Mundspülung, Aloe vera gegen Sonnenbrand oder Hautentzündungen sowie Pflanzensäfte für verschiedene innere Anwendungen und vieles mehr. Sie besaß gefühlt alles! Für jede Eventualität war sie gerüstet.

War ich nun mehr oder weniger erkrankt, so kämpften die verschiedensten Disziplinen im Haus gegeneinander – inklusive meines Vaters, der als Bergbauingenieur vergeblich versuchte, sich mit einem Machtwort gegen die geballte medizinische Kompetenz durchzusetzen. Letztendlich sollten dann der HNO-, Lungen-, Röntgen- oder Hausarzt entscheiden. Doch keiner konnte es recht machen. Auch nicht meine energische Großmutter mütterlicherseits. Letzten Endes entschied meine Mutter, meine »Kleine Medica« – allein gegen alle. Und immer begann sie zunächst mit Hausmitteln wie den gewöhnungsbedürftigen, aber wohltuenden Wadenwickeln bei Fieber. Erst wenn die versagten, öffnete sie ihren sagenhaften Medizinschrank. »Von leicht nach schwer« war ihre Devise, die sie mir mitgegeben hat.

Doch der Streit zu Hause um die richtige Behandlungsmethode hat mich immer total genervt. Als kleiner Patient fühlte ich mich in diesem Gerangel sozusagen noch kleiner und ohnmächtig gegen diese Urgewalt dogmatischer Ideologie auf beiden Seiten der medizinischen (Un-)Vernunft. Entscheidungen konnte ich selbst nicht treffen. Dazu fehlten mir das Wissen und die damit verbundene

Klarheit für den richtigen Weg – so, wie es auch heutzutage noch den meisten Patienten geht. Und so, wie es sich auch im weltweiten Desaster beim Umgang mit der Corona-Pandemie (Covid-19) zeigt: keine differenzierte Aufklärung der Menschen über die Erkrankung, ihre Ursachen und den möglichen Verlauf; keine Ratschläge für die individuelle körperliche und mentale Abwehrstärkung oder für sonstige notwendige Maßnahmen zur Diagnose und Behandlung. Informationsdesaster bezüglich Pro und Kontra einer notwendigen Therapie oder Impfung, katastrophale Strategien zur medizinischen Versorgung, keine Beruhigung der Bevölkerung. Ich selbst habe mich dabei in die Zeiten meiner Kindheit zurückversetzt gefühlt, als ich mich in meiner Krankheit unverstanden fühlte und nicht selten vor Angst zitterte. »Angst essen Seele auf« – wie zutreffend dieser Filmtitel von Rainer Werner Fassbinder doch ist! Im Zeichen der Pandemie befinden wir uns als Einzelpersonen wie als ganze Menschheit in einem gefährlichen Burn-out-Zustand, der besonders durch den Ukraine-Krieg, aber auch durch die vielen anderen Kriegsherde und durch ständige ökologische Katastrophen noch dramatisch verstärkt wird. Eine globale Depression mit zunehmender Handlungsunfähigkeit der Menschheit, und damit auch der Medizin, schwebt drohend über uns.

Mir war das Informationsdesaster – besonders in allen Bereichen, die mit Bildung, Medizin und Gesundheit zu tun hatten – schon als Jugendlicher ein Gräuel. Langweiliger Unterricht mit sturem Auswendiglernen von Fakten, mathematischen Formeln, alten Geschichtsdaten und Lateinvokabeln, ohne Diskussion, geschweige denn kritische Reflexion – das nervte mich schon in der Schule. Stundenlang still auf einem Fleck sitzend den dozierenden Lehrern zuzuhören war nicht meins. Ich wollte mitdiskutieren, aktiv lernen und verstehen. Und ich vermisste sehr die Auseinandersetzung mit meinen tagtäglichen Lebensinhalten. In Deutsch genauso wie in Geschichte, Philosophie oder Politik. Aber auch in Biologie und Chemie, denn meine Wissbegierde bezüglich der menschlichen Existenz entwickelte sich damals schon. Das Gymnasium war mir hierzu kaum eine Hilfe.

Von »Jugend forscht« bis zur Schülerzeitung – meine Motivatoren für Wissenschaft und Medizin

Ich wollte mein eigenes Ding machen, vor allem anders, und meinen Entdeckerdrang und Veränderungswillen befriedigen. So begann ich auf eigene Faust zu »forschen«. 1968/69 beteiligte ich mich am Wettbewerb »Jugend forscht«. Ich bemühte mich, mit verschiedenen Labormethoden Carotin, die Vorstufe von Vitamin A, in unterschiedlichen Pflanzen wie Petersilie zu finden und den Carotingehalt zu bestimmen. Mein Vater unterstützte mich dabei, Labors zu finden, die mit hochmodernen Geräten und Analyseverfahren arbeiteten. Als leitender Angestellter bei der Veba-Chemie hatte er Zugang dazu. Umstürzendes ist dabei nicht herausgekommen, abgesehen von meiner seit dieser Zeit zunehmenden Begeisterung für die Pflanzenheilkunde und Hightech-Analysen. Aber ich konnte damit die für mich lähmende Eintönigkeit des Schulalltags durchbrechen. Unterstützung von der Schule bekam ich nicht, die Noten wurden dadurch auch nicht besser, das Eigenengagement wurde eher kritisch beäugt denn gefördert. Aber ich lernte viel. Die verschiedensten Analyseverfahren in Laboratorien ebneten unbewusst meinen zukünftigen wissenschaftlichen und medizinischen Weg. Auch bekam ich eine Ahnung von den industriellen Möglichkeiten, nützliche, verwertbare Produkte aus den Ergebnissen wissenschaftlichen Bemühens zu entwickeln.

Weil wir auf so vieles neugierig waren, worauf es im Unterricht keine Antworten gab, und weil wir uns austauschen wollten – vor allem über all das, was die Lehrer peinlich bis verklemmt aussparten, als handle es sich um Tabus –, übernahm ich mit Schulfreunden die bislang eher dröge und langweilige Schülerzeitschrift an unserem Gymnasium in Bochum. Wir empfanden uns als aufklärende Journalisten, mit Stolz versah ich den Posten des »Chefredakteurs«. Worum die anderen einen Bogen machten, das sollte bei uns zur Sprache kommen. Wir galten an diesem extrem konservativen Jungen-Gymnasium als Revolutionäre. Es ging unter anderem um sexuelle Aufklärung; wir verlangten, dass dafür mindestens eine Stunde wöchentlich im Lehrplan stehen sollte. Es war, wenn man so will, mein erster Ansatz, den bis heute überfälligen Gesundheitsunterricht einzufordern.

Auch wollte ich der Wissenschaft ein menschliches Gesicht geben. Darum interviewte ich 1969 den ehemaligen Schüler meines Gymnasiums, den Nobelpreisträger für Chemie Manfred Eigen. Er motivierte uns Schüler, »viel mehr selbstständig zu arbeiten und frei den Unterricht zu gestalten. Lehrer sollten aufhören zu dozieren, sondern den Schülern die *Methoden des Lernens* und des *selbstständigen Denkens* beibringen.« Zukünftigen Forschern schrieb er ins Logbuch, neben dem sachlichen Inhalt und dem Forschungsergebnis ethisch und moralisch jede wissenschaftliche Aktivität zu reflektieren und diesbezüglich persönlich einzuschätzen sowie Stellung zu beziehen. Nur so sei auch in Zukunft eine humane Wissenschaft zum Wohle der Menschen möglich. Forschung zu verbieten, sei keine Lösung, da sich nur wenige an solche Verbote halten würden. Aus den Gesprächen vor und nach dem Interview habe ich sehr viel von ihm gelernt und bin bis heute unendlich dankbar dafür.

Mich motivierten die Gespräche so sehr, dass wir anfingen, uns mit den Plänen für eine Universität in meiner Heimatstadt Bochum, der ersten im Ruhrgebiet, und mit ihrem baulichen und inhaltlichen Konzept zu beschäftigen. In unserer kleinen, kritischen, experimentell in Kleinschrift publizierten Schülerzeitung im für damalige Zeiten ungewöhnlichen, dadaistisch anmutenden Design wurden sogar die Pläne der Architekten für den modernen Campus der Ruhr-Universität frühzeitig bekannt gemacht. Zu sehen war dabei auch das Gebäude, in das ich rund zwanzig Jahre später mit meinem eigenen Grönemeyer Institut einziehen sollte. Blättere ich gelegentlich in diesen alten Seiten, so scheint mir, dass die Diskussionen, die uns heute umtreiben, ganz so neu nicht sind. Und die Erwachsenen begannen damals sogar, uns aufmüpfige Jugendliche ernster zu nehmen.

Mit Mut lassen sich Berge versetzen

Spätestens nach dem GAU von Tschernobyl im Jahre 1986 – mein drittes Kind sollte einige Tage später zur Welt kommen – lag auf der Hand, woran es uns vor allem fehlt, wenn wir die »sauberste aller möglichen Energiequellen« guten Gewissens nutzen wollen: nicht an immer weiter verbesserten Sicherheitssystemen, sondern an Verfahren, die es ermöglichen, den Atommüll zu recyceln, Strahlung ungefährlich zu machen, Atommüll »bombensicher« zu lagern oder verunfallte und abgebaute Reaktoren bzw. deren Reste – wie damals in Tschernobyl, heute in Fukushima und morgen irgendwo anders – für Tausende von Jahren abzusichern, auch unterirdisch.

Mich und meine junge Familie betrafen die Folgen des GAUs in der Ukraine, die damals noch zur Sowjetunion gehörte, unverhofft existenziell. Die Angst war groß. Mit einem Geigerzähler aus der radiologischen Abteilung des Gemeinschaftskrankenhauses in Herdecke, in der ich damals arbeitete, war ich aufgebrochen, um die Strahlenbelastung in den Wäldern vor der Haustür zu messen. Um herauszufinden, wie hoch die Bedrohung durch Tschernobyl bei uns sein könnte. Dabei zeigte sich, dass sie umso mehr anstieg, je näher ich dem Reaktor von Hamm-Uentrop kam. Um meinen Verdacht zu beweisen, dass da etwas nicht ganz so in Ordnung war, wie wir glauben sollten, begann ich, den Meiler zu umkreisen. Als ich dann anschließend mit den Ergebnissen an die Öffentlichkeit trat und anhand meiner Messungen darlegen konnte, dass die erhöhte Strahlung nicht mit der radioaktiven Wolke von Tschernobyl zu erklären war, brach es über mich herein – umso mehr, als die Betreiber gerade erst ganz andere, offensichtlich schöngefärbte Ergebnisse publiziert hatten, um der verängstigten Bevölkerung Sand in die Augen zu streuen. Anders als diese Daten wurden meine »größtenteils von der Düsseldorfer Zentralstelle für Sicherheitstechnik bestätigt«, wie nachher in Presseberichten zu lesen war.[14]

Mit den traurigen Resultaten meiner Nachforschungen erlangte ich über Nacht bescheidene Berühmtheit. Aber es kostete mich schließlich die Stelle als Assistenzarzt. Die Höhe meiner Messwerte ließ nämlich neben den Störfällen auch auf die Gefahr eines GAUs des Kugelhaufenreaktors rückschließen. An die Männer vor unserem Haus in Dortmund, an die Überwachung durch wen auch immer, hatten wir uns gewöhnt. Auch an wilde Verfolgungsjagden quer durch das Ruhrgebiet. Um mir meine Bodenproben abzujagen, war mein Wagen aufgebrochen worden. Nicht zu reden von zerstochenen Reifen und anderem Unsinn mehr. Die Entwicklung drohte wirklich gefährlich zu werden. Weshalb? Ganz einfach und durchaus menschlich: Der Vorstandsvorsitzende des Reaktor-Betreibers war zugleich Aufsichtsratsvorsitzender der Universität Witten/Herdecke, zu der das Krankenhaus gehörte, an dem ich arbeitete.

»Was ich glaubte, herausgefunden zu haben«, hieß es, gefährde den Ruf des Krankenhauses. Mit Blick auf die Familie und die Kinder stellte ich meine Recherchen ein. Und um einer Entlassung zuvorzukommen, kündigte ich von mir aus. Von heute auf morgen. Ich war arbeitslos und eben erst Vater eines dritten Kindes geworden. Bei den Radiologen, die sich sozusagen von Berufs wegen genötigt fühlten, die Gefahr radioaktiver Strahlung eher zu verharmlosen, stand ich schnell im Ruf eines Nestbeschmutzers. Die Zunft hielt zusammen und zeigte mir die kalte Schulter, wo immer ich anklopfte, bis ich endlich eine Stelle als Oberarzt für Strahlentherapie in der Lungenklinik der sauerländischen Stadt Hemer bekam. Erst 1988 konnte ich, unterdessen 36 Jahre alt und Facharzt für Radiologie, ins heimische Ruhrgebiet zurückkehren, auf den Posten des Chefarztes des Evangelischen und später auch Katholischen Krankenhauses, zusammen mit meinem Kollegen Dr. Rainer Seibel in Mühlheim.

So stolz ich einerseits auf mein »Robin-Hood-Image« war, so sehr bestärkte ebendies das Establishment in der Überzeugung, es mit einem Outlaw zu tun zu haben. Andererseits hatte ich aber einen Stein ins Rollen gebracht, der später zur Abschaltung des Kernkraftwerkes führte.[15] Außerdem machte ich eine Erfahrung, die sich in meinem weiteren Leben noch öfter wiederholen sollte: Wer etwas bewegen will, muss den Mut aufbringen, öffentlich aufzufallen, auch anzuecken. So war der Schrecken von Tschernobyl keineswegs ohne positive Folgen geblieben, nicht für mich und erst recht nicht für die Ausprägung eines starken ökologischen Bewusstseins in Deutschland.

Umweltmedizin – eine bisher sträflich vernachlässigte Disziplin in der Medizin

Mein Engagement für die Umweltmedizin reicht zurück in meine Schulzeit. Damals organisierte mir mein Vater einen Ferienjob bei betriebseigenen Gärtnern, die die Grünanlagen um die großen Tanklager eines Mineralkonzerns in Gelsenkirchen pflegten. Er war dort als leitender Angestellter tätig. Der unangenehme, mich bisweilen auch belastende Geruch der chemischen Produkte motivierte mich zu einem Austausch mit dem Betriebsarzt über die Frage, ob und wie sich starke chemische Gerüche schädlich auf das menschliche Gewebe auswirken könnten. Er gab mir damals viel zu lesen mit, unter anderem eine Studie über die schädigende Wirkung von Benzol, einem Bestandteil des Benzins. Wir waren uns schnell einig, dass hier noch viel zu tun sei, da Benzol krebserregend sei. Es bereitete ihm Kopfschmerzen, dass aus den damaligen Kraftstofftanks der Autos Benzolgerüche in die Innenräume der Autos austraten. Um dies zu ändern, würde er sich in nationalen Arbeitsgruppen engagieren. Seine Studie bewahre ich seitdem auf.

»Dietrich, wir dürfen in Zukunft die umweltmedizinischen und betriebsärztlichen Themen nicht mehr aus den Augen verlieren! Du nicht und bitte auch andere nicht, denn das, was die Industrie im letzten Jahrhundert aufgebaut hat, ist beeindruckend und wichtig, aber es ist erst der Anfang. Vieles wird kommen, dessen Auswirkungen häufig im Voraus nicht erkennbar sind.« Ich war beeindruckt von seiner vorausschauenden Art – als Angestellter in einem profitorientierten Industrieunternehmen! Ich war damals gerade mal sechzehn und demonstrierte gern – gegen den Vietnamkrieg, gegen Atomwaffen oder Fahrpreiserhöhungen und gegen den »Muff der alten Talare«, dessen wir etwas grobschlächtig die Generation unserer Eltern pauschal verdächtigten. Aber hier war ich ziemlich verblüfft und sehr positiv überrascht. »Auch die umwelttechnischen Maßnahmen, um Schäden vorsorglich zu verhindern oder zu beheben, dürfen wir nicht mehr aus den Augen zu verlieren.« Das saß! Und ich habe das Thema seitdem fest im Blick.

Mein erster öffentlicher Auftritt datiert aus der Zeit, als ich mein Abitur machte. Damals war ich – noch nicht volljährig – schon zu Hause ausgezogen und wohnte in einer WG im Bochumer Norden, im direkten Umfeld einer gerade geschlossenen Zeche. Dort sollte eine Müllverbrennungsanlage aufgebaut werden. In der öffentlichen Bürgeranhörung sprach ich mich vehement dagegen aus, weil ich die Gefährdung der Bevölkerung durch Rußpartikel als extrem bedrohlich empfand. Vielsagend sahen sich die Verantwortlichen des planenden Unternehmens an und reagierten heftig und unangenehm, besonders als mein Name in Gegenwart vieler empörter Teilnehmer bekannt wurde. Sie waren Kollegen meines Vaters. Meinen Widerspruchsgeist hat das jedoch eher noch befeuert.

Nicht viel später war es dann während des Studiums mein Engagement gegen den Bau der Atomkraftwerke Brokdorf und Brunsbüttel. Mir war schon damals die Bedrohung der Menschheit durch Radioaktivität über Millionen, teilweise Milliarden Jahre hin sehr klar bewusst. Dieses Engagement gegen die Gefahren der Radioaktivität, an dem ich mich immer wieder öffentlich mit persönlichen Recherchen, Analysen und Vorträgen beteiligt habe (zum Beispiel mit den Radioaktivitätsmessungen am Kernkraftwerk Hamm-Uentrop, von denen schon die Rede war), dauerte bis zur Stilllegung des Kugelreaktors in Brokdorf Ende 2021 an. Lange Zeit realisierte ich Bodenproben und Pflanzenanalysen, um radioaktive Schadstoffe zu identifizieren. Ich gründete eine Initiative in Herdecke, die sich ein Bohrloch-Messgerät zur Analyse von Gammastrahlen in Bodenproben und Lebensmitteln anschaffte. Die gemessenen Werte propagierten wir öffentlich. Ich wurde zu dieser Zeit in ganz Deutschland zu Vorträgen eingeladen und war Mitgründer der BUND-Strahlenkommission, die sich 1986 direkt nach dem Reaktorunfall in der Ukraine bildete.

Tagtäglich untersuchten wir Nahrungsmittel, Spielplätze, Schulen, Bauernhöfe und Gelände und entdeckten allein dadurch eine bedrohliche radioaktive Leckage auf einem Gelände nahe einer Militäranlage in Wetter an der Ruhr. Dort lagerten Fässer mit radioaktivem Material in der Nähe des Flusses und rosteten durch. Die Flüssigkeit drohte in die Ruhr zu fließen. Hierzu habe ich in einer öffentlichen Anhörung Rede und Antwort stehen müssen und die von uns gemessenen Werte und unsere Sorgen vorgetragen.

Umweltambulanzen werden dringend gebraucht

In meinem Buch *Med. in Deutschland* habe ich dann 1999 sehr konsequent meine Gedanken zur Umweltmedizin, Umwelt-Medizintechnik und Ökologie niedergelegt und 2001 für das Land Nordrhein-Westfalen im Auftrag von Health Care NRW ein Positionspapier erstellt, das auch dieses Thema mit einschloss.[16]

Für mich ist die Umweltmedizin eine wesentliche Komponente im medizinischen Netzwerk der Zukunft. Am liebsten verbunden mit internistischen Hausärzten, die als zukünftige Präventologen – wie ich sie sehe – am ehesten mit den Patienten, ihren Familien und ihrem sozialen Umfeld verbunden sind. Sie können am besten beurteilen, wann und in welcher Art im Falle von Krankheiten oder zur Verhinderung von Krankheiten umweltanalytische Untersuchungen sinnvoll wären.

Menschen, Tiere und Pflanzen sind einer zunehmenden Belastung durch Umweltschadstoffe ausgesetzt und durch chemische Stoffe oder physikalische Belastungen bedroht – nicht nur durch Strahlen, sondern auch durch Lärm, Vibrationen, Elektrizität und mehr, in Boden, Wasser und Luft. In allen Bevölkerungsgruppen, aber auch im Tier- und Pflanzenbereich treten immer mehr Krankheitsbilder auf, deren Ursachen auf Umweltbelastungen zurückzuführen sind. Mehr denn je reichern sich Schadstoffe im Gewebe an. Heute sind es auch Nano- oder Mikropartikel: Plastik neben Feinstaub oder Ruß und anderen Schadstoffen. Sie führen bei Erreichen eines bestimmten Schwellenwerts bei Lebewesen zu Funktionsstörungen. Nicht nur körperlich bis in unsere Zellen sind Schäden auszumachen, sondern auch die Denk- und Gefühlswelt kann sich verändern.

Laboranalytik und Bildgebung sind die Stützpfeiler der Grundlagenforschung und Analytik – auch um medizinische Schädigungen in menschlichen Organen zu identifizieren. Unter dem Oberbegriff »Klinische Ökologie« befassen sich zunehmend Wissenschaftler, Ingenieure, Mediziner und Psychologen mit diesem Thema. Umwelttragödien wie vor Jahrzehnten der Dioxin-Skandal, dann Tschernobyl, Fukushima oder der Dammbruch des vergifteten Sees im brasilianischen Brumadinho sollten darüber hinaus bei uns allen die Sinne geschärft haben.

Was fehlt, sind geeignete Institutionen, die nicht nur das Schädigungspotenzial chemischer oder physikalischer Gifte analysieren, sondern auch ein umfassendes Angebot an Beratungen, Vorsorge- und therapeutischen Maßnahmen offerieren können. Eine zukünftige Umweltambulanz sollte sich daher neben der Bereitstellung eines allgemeinen Leistungsspektrums an den regionalen Besonderheiten der heimischen Industrie und anderen Schädigungspotenzialen ausrichten. Die umweltmedizinischen Leistungen sollten in Kooperation mit anderen spezialisierten Arztpraxen und Klinikabteilungen sowie mit Laboratorien, Forschungseinrichtungen und den Behörden realisiert werden.

Uns jungen Aktivisten hätten damals solche Umweltambulanzen sehr geholfen. Dann hätten wir Unterstützung bei den Analysen und Interpretationen unserer Rechercheergebnisse und bei der Aufbereitung von Aufklärungsmaterial erhalten können. Es wäre wunderbar gewesen, wenn ich mich damals als junger Familienvater für die Analysesysteme privat nicht so hoch hätte verschulden müssen.

Unser Gesundheitssystem muss neu gedacht werden

Defizite bei der Umweltmedizin machen allerdings nur einen kleinen Teil der Probleme unseres Gesundheitssystems aus, das immer weiter in eine Schieflage gerät. Um es daraus zu befreien, um es vom Kopf wieder auf die Füße zu stellen, haben wir alle erhebliche Anstrengungen vor uns. Denn angesichts der grundsätzlichen Geburtsfehler unseres Gesundheitswesens und seiner Finanzierung wird es letztlich auf einen echten Systemwechsel hinauslaufen – auf einen Neubau anstelle der schon wiederholt misslungenen Umbauversuche. Eine Unzahl von Widerständen wird es da zu überwinden geben, und es wird entsprechend lange dauern. Wir dürfen jedoch nicht allein auf den großen Wurf setzen und dabei die kleineren systemimmanenten Reformen unterlassen, die schon heute möglich sind. Lassen Sie mich skizzieren, was mir vorschwebt. Auf zwei Formeln gebracht heißt es: »Teurer ist oft billiger« und »Es schlummern Potenziale im Gesundheitsmarkt, von denen sich Schul- und Funktionärsweisheit nie hätten träumen lassen«. Womit ich schon mitten im Thema bin:

Wer eine gesunde Reform will, muss begreifen: Das Tempo des Wissenszuwachses ist enorm und wird weiter an Fahrt gewinnen. Die Zeit für niedergelassene »Einzelkämpfer« läuft ab, und die Zeit für »Teamplayer«, die im fachärztlichen Verbund arbeiten, bricht unwiderruflich an. Das ist schon deswegen so, weil nur auf diese Weise eine wirksame Bekämpfung der großen Volkskrankheiten glücken kann: Herz-Kreislauf-Erkrankungen, Tumore, Steinleiden, Rücken- und Gelenkserkrankungen, Diabetes, Rheuma, Allergien, Depressionen, Kopfschmerzen und nicht zuletzt das Burn-out-Syndrom mit seinen fatalen (und teuren!) Folgen für Arbeitsfähigkeit und Leistungsbereitschaft. Und nicht zu vergessen das neueste Leiden mit noch unabsehbaren Folgen – Long Covid. Diese Erkrankungen verursachen den Löwenanteil der Gesundheitskosten. Darum muss hier der Hebel angesetzt werden. Allerdings wird das nur gelingen, wenn die verwaltungs-, sprich: gebührenrechtlichen Blockaden für interdisziplinäre, fachübergreifende Arbeit vieler Disziplinen und für Innovationen fallen.

Prävention ist der Schlüssel

Ein weiterer Kernpunkt ist die Prävention. Doch was gehört dazu? Raucherentwöhnung ja, medizinische Ernährungsberatung nein? Kuren ja, Diäten nein? Krebsvorsorge ja, Infarkt-Prophylaxe nein? Letzteres ein erschreckendes Apropos: 338 000 Menschen starben bei uns in Deutschland 2020 an einer Herz-Kreislauf-Erkrankung (Krebs: 239 600, Atemwege: 61 300) – Todesursache No. 1, auch und in wachsender Zahl bei Patienten in den besten Jahren. An raucherspezifischen Erkrankungen verstarben im gleichen Zeitraum 75 500 Menschen.[17] Weltweit starben fast 8 Millionen Menschen an dieser Sucht, bei einer steigenden Anzahl von Rauchern auf 1,1 Milliarden im Jahr 2019. Erschreckend, dass bei Frauen dieser Anteil durch Lungen-, Kehlkopf- und Luftröhrenkrebs und verengende Lungenerkrankungen in den letzten zwanzig Jahren bei uns in Deutschland um 73 Prozent gestiegen ist und dass es keine Verbesserung des Rauchverhaltens bei den 15- bis 25-Jährigen gibt. Die körperlichen Schädigungen beider Erkrankungsgruppen bedingen sich in nicht unerheblichem Maße. Es ist ein beschämendes Armutszeugnis für ein so hoch entwickeltes Gemeinwesen wie das unsere, und ein unnötiges zudem.

Seit weit über einem Jahrzehnt stehen effektive Frühwarnsysteme bereit. Doch eine Gebührenziffer, die vor allem den menschlichen und technischen Aufwand angemessen berücksichtigen würde – zumal für eine präventive Untersuchung –, sucht man in der ärztlichen Gebührenordnung vergeblich. Untersuchungen in ultraschnellen Computertomografen (CT), die im Bruchteil einer Sekunde Herz und Lunge genauestens untersuchen können, sind teuer. Aber: Sie spüren zum Beispiel zuverlässig und früh kleinste Veränderungen in der Lunge auf – etwa durch Covid-19 verursachte Schäden. Oder sie machen winzigste Ablagerungen in den Herzkranzgefäßen ambulant und ohne Katheter sichtbar. Weiterhin können in einem Kernspintomografen bei Verdacht oder zur Verhinderung eines Herzinfarktes Durchblutungsstörungen im Herzmuskel diagnostiziert werden, sodass gezielte Präventionsmaßnahmen ergriffen werden könnten, die allemal weniger kosten als der Aufwand bei einem Ernstfall und danach. Auch zur Nachsorge nach Dilatation oder Bypass-Operation wäre das Einsatzgebiet groß. Diese Geräte sind – oder genauer: wären – bei breitem ambulantem Einsatz ein Segen für die Patienten, für das System und mithin für uns alle.

Solche Beispiele lassen sich beliebig vermehren. Mit einem besonders absurden habe ich es als Mikrotherapeut tagtäglich zu tun: Viele Milliarden Euro geben die Kassen alljährlich für die Behandlung von Rückenleiden aus, ein Mehrfaches kostet die Wirtschaft der damit verbundene Arbeitsausfall. Mit dem Einsatz moderner Diagnoseverfahren und miniaturisierter Operationsverfahren ließen sich Milliarden an beiden Fronten sparen. Die herkömmliche Röntgendiagnostik zum Beispiel liefert überhaupt keine aussagefähigen Ergebnisse bei Bandscheibenvorfällen, da die Bandscheibe überhaupt nicht sichtbar wird, auch nicht die Nerven. Sie ist einfach die falsche Diagnosemethode. Dennoch wird fleißig weitergeröntgt, und die Kassen übernehmen brav die Kosten. Um mit der richtigen Methode, der Kernspintomografie (MRT), zügig untersucht zu werden, müssen Patienten nicht selten sehr nachhaltig ihren Wunsch bei Ärzten bzw. ihren Kassen einfordern.

Ein anderes Beispiel aus meiner täglichen Praxis: Seit fast zwanzig Jahren operiere und behandle ich unter Sichthilfe von Tomografen mit kleinsten Instrumenten Schmerzen, Bandscheiben, Gelenke und Tumore – zum Großteil unter Lokalanästhesie. Fünfzehn Jahre habe ich den weltweit ersten universitären Lehrstuhl für Mikrotherapie (& Radiologie) geleitet, und zunehmend behandeln weltweit Kollegen in interdisziplinären Teams nach meiner Methode – heute zunehmend an vielen CTs oder MRTs der Welt. Viele neue Verfahren und Medizinprodukte entstanden hierzu in den letzten zwei Jahrzehnten. Viele mikrotherapeutische Eingriffe sind Routineeingriffe und verkürzen Liegezeiten oder können ambulant durchgeführt werden. Ein Segen für die Patienten und eine Entlastung für die Krankenkassen. Doch bis heute gibt es dafür im Leistungskatalog der Kassen keine adäquaten Abrechnungsziffern.

Hightech für High Quality

Die angeblich so teuren Hightech-Methoden erweisen sich nach meiner jahrzehntelangen Erfahrung als die weitaus preiswerteren. Da drängt sich die Frage förmlich auf: Haben hier womöglich die falschen Leute die Definitionshoheit? Ärzte müssen sich weiterbilden, wollen sie medizinisch auf der Höhe bleiben. Funktionäre nehmen natürlich auch an Schulungen teil – nur eben an juristischen, verwaltungstechnischen oder betriebswirtschaftlichen. Auf dem medizinischen Auge sind sie blind oder erblinden nach kurzer Amtszeit. Ich fordere daher die nachhaltige Einbindung praktizierender Fachärzte bei der Definition dessen, was wir uns an Vorbeugung, Therapie und Nachsorgen, aber auch Schulung von Laien leisten wollen.

Das ist auch deswegen dringend geboten, weil sonst Innovationen, deren Potenzial nur der Fachmann zu erkennen vermag, keine Chance haben oder viel zu schleppend greifen. Auf Abrechnungsmodi fixierte Funktionäre nämlich werden angesichts der Kosten erblassen und schon von daher eher bürokratische Hürden aufbauen, als dass sie die letztlich preiswerteren modernen Diagnoseverfahren und Therapien fördern. Der langfristige Gewinn liegt jenseits ihres Horizonts.

Um den aber geht es gerade, medizinisch, gesundheitspolitisch und menschlich. Das Abrechnungssystem bremst die Modernisierung, stellenweise verhindert es diese ganz. Wir brauchen aber *Hightech für High Quality*. In dieser Perspektive heißt Hightech zugleich Low-Budget, weil damit Nachhaltigkeit und optimale Prävention gewährleistet sind. Ein gutes Beispiel hierfür ist neben der Mikrotherapie die Endoskopie, die jahrzehntelang in Deutschland unterbewertet und leider auch be- oder verhindert wurde.

Bei Einsatz neuester Technik, bei Kooperation über die Facharztgrenzen hinweg und bei konsequentem Ausbau auch der Möglichkeiten ambulanter Rehabilitation ergäbe sich ein volkswirtschaftlicher Milliardengewinn im Jahr. Allein durch die Behandlung chronischer Rückenschmerzen! Dieser käme zustande durch Verminderung von Behandlungen in Akutkrankenhäusern, durch Wegfall von Fehlversorgung bei niedergelassenen Ärzten und von Mehrfachuntersuchungen, durch Reduzierung von Krankengeld und Lohnfortzahlung sowie durch das Hinausschieben des Rentenbeginns. Und: Rehabilitation ist immer auch Prävention, verhütet Rückfälle und erneute Erkrankungen.

Der Blick über den Tellerrand

Je umfassender und moderner der Therapiemix sich gestaltet – ein auf den jeweiligen Patienten zugeschnittener Mix aus Schulmedizin, Naturmedizin und Hightech, aus psychotherapeutischen, psychosozialen, ernährungs- und pflanzenheilkundlichen Methoden –, desto größer sind die Aussichten auf völlige Wiederherstellung. Die Behandlung wird insgesamt effizienter – und, langfristig gesehen, auch kostengünstiger. Bis jetzt aber kommen in den umfassenden Genuss der ganzen Palette nur Patienten, die sich auch jene Therapien leisten können, die von den Kassen nicht bezahlt werden. Das Groteske daran ist, dass sich darunter auch viele Behandlungen finden, deren Wirksamkeit zweifelsfrei belegt ist und die zudem weitaus billiger sind als manche herkömmlichen Verfahren oder Medikamente. Vieles, sogar Operationen, ließe sich zudem preiswerter ambulant statt teuer stationär durchführen. Indes, unzureichende Honorare in der Gebührenordnung verhindern das. Hier ist dringlichster Handlungsbedarf gefordert. Ein Handwerker kann seine Preise selbst festlegen, ein Operateur nicht!

Krankenversicherung für alle – die »Priva-Setzliche«

Am Anfang meiner Selbstständigkeit als Arzt erhielt ich keine kassenärztliche Zulassung zur Niederlassung, weil Kollegen vor Ort dieses vereitelten. Wofür denn einen teuren Tomografen einsetzen, wenn es auch ohne geht? Mit dieser Haltung nahmen sie Einfluss auf Politik und Krankenkassen. Händeringend suchte ich mit meinem tollen Team nach einem anderen Weg. Zur mikrotherapeutischen Behandlung sollten doch alle Menschen Zugang haben, gesetzlich Versicherte wie Privatversicherte. Wir wollten allen zu gleichen Bedingungen die Möglichkeit einer innovativen und schonenden Medizin bieten. Daher beschlossen wir, die Behandlungen privat abzurechnen. Jeder Patient bekam je nach seinem Versicherungs-Status eine Abrechnung in unterschiedlicher Höhe, der Privatversicherte eine andere als die Rentnerin, oder wir halfen mit individuellen Sonderanträgen bei den Krankenkassen, um die Leistung für die Patienten bezahlt zu bekommen. Von den Kollegen, die die Zulassung verhindert hatten, wurde ich mit dem Argument verunglimpft, nur »Luxusmedizin für Reiche« anzubieten. Doch das Gegenteil war der Fall, und so gelang es nach einiger Zeit, grundsätzliche Sonderverträge zunächst mit der TK (Techniker Krankenkasse) für ihre Versicherten und später ähnliche mit der Bundesknappschaft und bis heute mit weiteren Krankenkassen abzuschließen. Der Grundstein für neue Versicherungsmodelle war gelegt.

»60 Prozent der Ärzte und fast ebenso viele Bürger sehen das Gesundheitssystem auf dem Weg zur Zweiklassenmedizin«, ist im Gesundheitsreport 2022 des Finanzdienstleisters MLP nachzulesen. Ja, über eine Zweiklassenmedizin wird hierzulande schon lange diskutiert. Jeder kann Beispiele aus seinem täglichen Leben nennen, um eine Ungleichbehandlung zu beschreiben: längere Wartezeiten auf einen Termin beim Facharzt, schlechtere medizinische Versorgung und anderes mehr. Die zwei Klassen, von denen da gesprochen wird, beziehen sich in erster Linie auf den

Gegensatz von gesetzlicher Krankenkasse zu privater Krankenversicherung. Es gibt in diesem Zusammenhang aber noch weitere Unterschiede zu kritisieren: unterschiedliche Behandlungen für ärmere und reichere Patienten, für Frauen und Männer oder eine ungleiche medizinische Versorgung in städtischen und ländlichen Regionen. Und spätestens mit Beginn der Corona-Zeit zeigte sich: In Bezug auf digitale Versorgung hat sich in den letzten Jahren ebenfalls eine Zweiklassenmedizin entwickelt: Menschen, die auch digitale Angebote wie Online-Sprechstunden nutzen können, und andere, die von diesen Möglichkeiten keinen Gebrauch machen wollen oder können.

Zweiklassenmedizin – der Begriff wird oft zu plakativ benutzt und verhindert auf diese Weise eine Auseinandersetzung mit den wahren Hintergründen. Ich halte nicht das Vorhandensein zweier »Klassen«, also der gesetzlichen und der privaten Krankenversicherung, für das größte Problem: Nicht das System müssen wir ändern, sondern das Beste aus ihm machen und neue Möglichkeiten schaffen. In diesem Sinn plädiere ich – wie ich sie vor einigen Jahren bereits genannt habe – für die »Priva-Setzliche« Versicherung. Das heißt: gesetzlich grundversichert und privat zusatzversichert.

Die Idee hinter diesem Modell ist eigentlich simpel und uns von anderen Versicherungsmodellen aus dem täglichen Leben schon bestens bekannt. Basis des Modells ist eine Versicherung, die die Grundrisiken durch notwendige, effiziente und bezahlbare Leistungen abdeckt. Zusätzlich wird jedem grundversicherten Menschen die Möglichkeit geboten, weitere Versicherungen für zusätzliche Leistungen im Krankenhaus oder im ambulanten Bereich abzuschließen. Die Zusatzversicherung dient dazu, den Mindestschutz je nach den individuellen Wünschen und Notwendigkeiten nach oben anzupassen.

Wir kennen dieses Prinzip von anderen Versicherungen. Als Autofahrer nutzen wir die Verbindung von gesetzlich vorgeschriebener Haftpflichtversicherung und zusätzlicher privater Risikoabsicherung durch Teil- oder Vollkaskotarife. Auch sind wir es gewohnt, uns gegen Pannen zu versichern, etwa beim ADAC. Das Prinzip stimmt: Du kaufst dir die Grundleistung und kannst Zusatzpakete erwerben. Im Bereich der Gesundheit gibt es diese Flexibilität bislang nicht. Dabei schätzen die Menschen die Auswahlmöglichkeit. In Zeiten, in denen Lebensentwürfe und Lebensläufe individualisierter sind als je zuvor, erwarten sie passgenaue, genau auf sie zugeschnittene Leistungen und Preise statt hoher Standardtarife. Die Möglichkeiten, sich über Angebote zu informieren und sie zu vergleichen, sind in unserem heutigen Informationszeitalter groß. Transparenz sollte also gegeben sein.

Kasko-Beteiligungen beim Auto sind breit akzeptiert. Auch der TÜV wird anstandslos bezahlt, oder die Tierarztrechnung. Nur wenn es um uns selbst geht, werden wir skeptisch. Ja, es geht ans eigene Geld, obwohl wir doch schon monatlich so viel an die Krankenkasse zahlen. Ja, auch Ärzte rechnen immer mehr Nebenleistungen (IGeL-Leistungen) privat ab, seit die Krankenkassen medizinische Leistungen wie die Glaukom-Untersuchung beim Augenarzt (nur noch in wenigen bestimmten Fällen eine Kassenleistung) oder den Ultraschall bei der gynäkologischen Krebsvorsorge aus den allgemeinen Erstattungsleistungen herausgenommen haben. Warum dann nicht auch hier ein Kasko-System einführen? Dann müssten individuelle Spezialbehandlungen nicht mehr aus eigener Tasche bezahlt werden. Der Versicherte würde die Rechnung für die Spezialleistungen des Arztes bei seiner Versicherung einreichen und bekäme unbürokratisch sein Geld zurück.

Wenn wir mit den (inzwischen wieder abgeschafften) 10 Euro Praxisgebühr pro Quartal – also 40 Euro pro Jahr – eine medizinische Kasko-Versicherung geschaffen hätten, anstatt die Gebühr ersatzlos wieder abzuschaffen, wären wir heute auf diesem Wege schon weiter. Denn die 10 Euro waren nach einer gewissen Umgewöhnungszeit allgemein akzeptiert. Jeder hätte auf diese Weise also die Möglichkeit gehabt, sich für wenig Geld zusätzlich versichern zu lassen, etwa für natürliche Heilverfahren oder technisch innovative Möglichkeiten.

Laut der bereits im Jahre 2017 erschienenen repräsentativen Studie »Zukunft der Gesundheitsversorgung«, die im Auftrag der

Krankenkasse pronova durchgeführt wurde, würden es sich 61 Prozent der Versicherten in Deutschland wünschen, wenn sie ihre Krankenkassentarife und -leistungen freier wählen könnten. Eine Mehrheit – 53 Prozent – wäre sogar bereit, auf Leistungen der Krankenkasse zu verzichten, wenn sie dafür geringere Beiträge zahlen müssten. Bislang haben die Krankenkassen nur die Möglichkeit, ihren Versicherten kleinere Beträge zurückzuerstatten, beispielsweise für die Teilnahme an Bonusprogrammen. Die Studie zeigt jedoch, dass die Bereitschaft, auf Leistungen zu verzichten, deutlich höher ist.

Von entscheidender Bedeutung sind in diesem Modell die Qualität der Versicherungsleistung und die der angebotenen Zusatzpakete. Voraussetzung ist, dass alle Versicherten auf ein gutes Niveau medizinischer Versorgung zurückgreifen können, und zwar zu einem Zeitpunkt, zu dem sie es auch benötigen. Dass Kassenpatienten noch immer (zum Teil deutlich) länger auf einen Termin beim Facharzt, ungebührlich lange auf eine Computertomografie oder Kernspin-Diagnose oder einen Operationstermin warten müssen, ist nicht in Ordnung. Jeder hat einen Anspruch darauf, in der Grundversorgung gleich und nach dem Grad der Dringlichkeit behandelt zu werden. Jedem sollte das für seine Gesundheit Notwendige zur Verfügung gestellt werden, unabhängig von Einkommen, Herkunft, Stand oder Versicherungsstatus.

Die Frage nach der angemessenen medizinischen Grundversorgung würde eine breite und sicher auch kontroverse gesellschaftliche Diskussion mit sich bringen. Ich sage: endlich! Wir hätten endlich die Chance, darüber zu streiten, was uns in der Medizin wichtig ist. Wir könnten die Tätigkeiten, die den direkten Kontakt zu Menschen beinhaltet, die »sprechende Medizin« neu und besser bewerten. Wir würden bei dieser Diskussion auch sehen, wie groß der Unterschied zwischen einer Grundversorgung für jeden und dem – deutlich teureren – medizinisch Machbaren ist. Und ja, wir würden erkennen, dass auch dieses Modell nicht verhindert, dass größere Investitionen in die eigene Gesundheit ein Mehr an Leistung versprechen. Es wäre aber eine deutlich ehrlichere Diskussion als die,

die wir derzeit führen. Es wäre ein Ansatz, um den Weg zu gehen, den ich in diesem Buch beschreibe – Medizin verändern.

Mir ist jedoch wichtig zu betonen: Ich möchte dieses Modell nicht als weiteren Anreiz zur Ökonomisierung des Gesundheitssystems verstanden wissen. Eine reine Ausrichtung an wirtschaftlichen Faktoren – als Stichwort sei die Fallpauschale im Krankenhaus genannt – ist weder im Sinne der Patienten und Patientinnen noch der Beschäftigten im Gesundheitswesen. Mir geht es vielmehr darum, ein transparentes Modell ins Leben zu rufen, das getragen ist von einem solidarischen Grundprinzip. Versicherte hätten den gleichen Zugang zu Gesundheitsleistungen, Unterschiede in der Versorgung würden nicht mehr bestehen. Zugleich würden auch die Eigenverantwortung und die Sicht auf die individuellen Bedürfnisse nicht außer Acht gelassen. Zwischen diesen beiden Eckpfeilern sollten wir ein transparentes Versicherungswesen für die Gesundheit aufbauen. Gleiches gilt für die Pflegeversicherung. Mehr dazu im nächsten Kapitel (im Abschnitt »Jeder kann jederzeit zum Pflegefall werden«).

Fehlsteuerungen in der ärztlichen Versorgung

Insgesamt fördert unser gegenwärtiges Kassen- und Abrechnungssystem einen schlimmen Trend: Relativ gut bezahlt werden vor allem technische Maßnahmen, vom Blutdruckmessen bis zum Elektrokardiogramm (EKG). Weit unterbewertet wird dagegen die »hörende und sprechende Medizin«, also die Leistung, die erst das für eine erfolgreiche Behandlung wichtige Vertrauen zwischen Arzt und Patient aufbaut. Und damit leidet auch die Leistung, die vornehmlich der Hausarzt erbringt, der sie wegen der guten Kenntnis über das soziale Umfeld und die persönliche Situation des Hilfesuchenden auch am besten erbringen kann. Nicht zuletzt Trost und Fürsorge gehören dazu. Er bekommt dafür aber wenig bis nichts und bleibt darauf angewiesen, dass das technische Fließband läuft und dass der Patientenumschlag ein gewisses Maß nicht unterschreitet. Es wird höchste Zeit, dass gerade der Hausarzt eine Aufwertung dahingehend erfährt, dass er seine Stärken als Vertrauter, ja Freund der Patienten zu deren Wohl ausspielen kann.

Professor Dr. Karl-Heinz Rudorff, ein Internist, mit dem ich von 1984 bis 1986 am Gemeinschaftskrankenhaus in Herdecke eng zusammengearbeitet habe – auch später noch, als er sich als Dialyse-Spezialist in Wuppertal niedergelassen hatte –, schärfte mir schon damals Folgendes ein: »Dietrich, hoher Blutdruck ist das eine, aber es ist nur ein Wert. Die Ursachen sind vielfältig: negativer Stress, kein Sport, ungesunde Ernährung oder soziales Umfeld, Naschen, Nicht-Lachen oder sogar falsche Medikamente, Diabetes mellitus, der die Gefäße schädigt, oder gar eine verengte Nierenarterie. Und dafür gibt es uns Ärzte, besonders die Internisten, Allgemeinmediziner und Hausärzte, um dies in ausführlichen Gesprächen herauszufinden.« Ich hörte ihm andächtig zu, denn schon damals ärgerte ich mich nicht nur darüber, dass ich so viele Katheter-Untersuchungen der Arterien und Röntgenuntersuchungen der Venen wegen »offener Beine« machen musste, von denen viele auf falsche Lebensweise zurückzuführen waren. Ich zweifelte auch an der Medizin und an unserer Ausbildung. Sehenden Auges lief man in die Medikamenten-Falle; man wusste ja um die gefährdenden Einflüsse und Tendenzen.

Weltweit werden seit Jahrzehnten zunehmend Milliardenumsätze mit Blutdrucksenkern, Antidiabetika und Cholesterinsenkern gemacht. Obendrein werden in regelmäßigen Abständen die Normalwerte nach unten definiert. War ich bislang mit 130/80 mmHg immer definiert hochgesund gewesen, so befinde ich mich jetzt mit denselben Werten an der Grenze zum krankhaften Zustand. Soll ich jetzt auch Tabletten nehmen? Auf keinen Fall. »Wir Ärzte sind doch Co-Piloten der Patienten. Wir können doch an den vielen ›Stellschrauben‹ drehen, die ich gerade genannt habe«, fuhr Karl-Heinz damals fort. »Ich bin wirklich verzweifelt, wenn ich hier die vielen Menschen an der Dialyse erlebe und sehe, was vorher alles falsch gelaufen ist. Sowohl bei den Ärzten als auch bei den Patienten, die sich viel zu wenig um ihr eigenes Wohl kümmern!« Die fehlende Zusammenarbeit besonders in der Verhinderung von Krankheiten – man definiert dies als Primär-Prävention – oder zur Verhinderung einer Folgekrankheit (Sekundär-Prävention) ist einer der großen Mängel im System, die schnell behoben werden müssen. Das war meine Haltung dazu schon vor vierzig Jahren.

Schon längst hätte auch die flächendeckende Vernetzung und Versorgung via Telemedizin durch eine digitale Vernetzung der Hausärzte mit Spezialisten und Krankenhäusern stattfinden können, ja müssen. Doch die ist teuer. Und vor dieser Finanzierungs-Durststrecke haben die meisten Politiker ebenso Angst wie die vielen Funktionäre in medizinischen Institutionen mit ihrer »Kostenmentalität«, seit gefühlt ewigen Zeiten. Sie gefährden damit aber nicht zuletzt den Medizin- und Gesundheitswirtschaftsstandort Deutschland, der dabei ist, seinen guten Ruf zu verlieren – bezogen auf die Qualität der medizinischen Versorgung wie auch auf die Produkte »made in Germany«.

Gilt es doch auch zusätzlich, die Chancen in den Blick zu nehmen, die in der Steigerung der Ausfuhr von Behandlungsverfahren, Innovationen und Produkten der deutschen Medizinindustrie bestehen. »Med. in Germany«, wie ich den Markenartikel deutsches Gesundheits-Know-how gern nenne, kann zum Modell für die Vision von »Med. in Europe« werden.

Weltmarktchancen hat in der Regel nur, was auch vor Ort mit Erfolg eingesetzt und genutzt wird. Die Spitzenprodukte der deutschen Medizin- und Mikrosystemtechnik, der hiesigen Biotechnologie und der deutschen Pharmazie brauchen ihren heimischen Markt, wenn sie den Exportgewinn bringen sollen, der in ihnen steckt. Der Transrapid führe längst in vielen Ländern, wenn er hierzulande in Betrieb gegangen wäre und seine Stärken hätte demonstrieren können. Sparen im Gesundheitswesen muss auch aus dieser Perspektive gesehen werden, sonst verpassen wir globale Chancen aus purer Provinzialität.

Gerade wir Ärzte könnten Brücken bauen

Medizinische Errungenschaften sind nicht nur wie andere technische Einrichtungen auf Sozial- und Umweltverträglichkeit zu prüfen, sondern auch, so nenne ich das seit Langem, auf Menschenverträglichkeit. Dieser Begriff hat eine Gesundheit im Auge, die mehr ist als störungsarmes organisches Funktionieren. Es geht mir um Lebensqualität im ganzheitlichen Sinn von seelisch-leiblich-sozialer Geborgenheit. All dies wird letztlich nur bei einem völligen Systemwechsel gelingen. Bürokratisierung und Verrechtlichung bis in die Kapillaren hinein haben inzwischen zu existenzbedrohlichen Lähmungen im Gesundheitswesen geführt. Ärzte wären – wie wenige sonst – in der Lage, Brücken zu bauen zwischen den Fakultäten, indem sie Mediziner aller Couleur und Geisteswissenschaftler an einen Tisch bringen. Ohne die Stimmen der anderen lassen sich menschenverträgliche Lösungen für viele Probleme nicht finden, egal, ob es um Abtreibung geht oder um Sterbehilfe, um Genmanipulation oder Schmerztherapie. So, wie der Seelsorger auch die Leiblichkeit des Ratsuchenden sehen muss, gehört zur ärztlichen Fürsorge die Berücksichtigung von sozialen und ökologischen Faktoren.

Statt nur in den engen Grenzen meiner fachärztlichen Disziplin eine technisch untermauerte radiologische Diagnose zu stellen, habe ich versucht, Vertrauen zu gewinnen, um herauszufinden, wo den Patienten der sprichwörtliche Schuh drückte, ob die Beschwerden womöglich auch daher rühren könnten, dass ihnen etwas auf der Seele lag. Denn nicht jedes Herz, das schmerzt, braucht gleich eine Katheter-Untersuchung; und nicht jeder, der »Rücken hat«, hat einen Bandscheibenvorfall. Beruflich bedingte Fehlhaltungen, Stress und seelische Probleme können ebenso körperliche Symptome verursachen. Nur wird das seltener herausgefunden, weil den Fachärzten die Zeit fehlt, sich eingehender mit den Menschen zu beschäftigen, mit ihnen zu reden, bevor sie die schnelle Diagnose stellen und auf das verfallen, was – rein anatomisch betrachtet – naheliegen könnte. Bis heute geht die Zahl unnötiger Bandscheiben-

OPs in die Tausende. Viel zu oft wird in der Hektik des Praxisalltags, angesichts überfüllter Wartezimmer, übersehen, dass z. B. Rückenschmerzen überwiegend (zu mehr als 80 Prozent) auf eine Verspannung der Muskulatur zurückzuführen sind, auf Probleme, die der Physiotherapeut lösen könnte.

Dass die Fehldiagnosen aus der »Geldgier« von Ärzten resultierten, die auf lukrative Operationen und Behandlungen aus seien, wird gern behauptet, trifft aber nur in Ausnahmefällen zu. Eher sind es die Umstände unseres Gesundheitswesens, die dazu führen, gilt doch die exzellente fachärztliche Spezialisierung, der organbezogene Reparaturbetrieb, nach wie vor als das Nonplusultra verantwortungsvoller Behandlung. Nicht selten sind es sogar die Patienten selbst, die auf der schnellen operativen Lösung bestehen. Bei vielen wächst das Vertrauen in die Therapie mit der dramatischen Inszenierung und der Größe des technischen Aufwands.

Aber davon, dass der Kranke vor allem eines braucht, nämlich menschliche Ansprache durch den Arzt, war ich von Anfang an überzeugt. Als Schulmediziner können wir uns in dieser Hinsicht nach wie vor eine Scheibe von den alternativ behandelnden Kollegen abschneiden, nicht zuletzt im Kontext der traditionellen chinesischen Medizin (TCM). Im alten Reich der Mitte wurden die Ärzte vor allem dann großzügig entlohnt, wenn die Menschen, die sie betreuten, gesund blieben, weniger indes für die Heilung von Krankheiten. Sie galten eher als ein Beweis für das Versagen der praktizierten Heilkunst. Die Ärzte hatten dafür geradezustehen.

In unseren Breiten, in unserem Kulturkreis füllten diese Rolle die mit den Familien über Generationen hin vertrauten Hausärzte aus. Deren gesundheitspolitische Geringschätzung, wie wir sie eben erst wieder während der Corona-Epidemie erlebt haben, und nicht selten ihre Abwertung als »Feld-Wald-und-Wiesen-Ärzte«, ihre Zurücksetzung hinter die Organ-Spezialisten, ist eine wahrhaft fatale, eine verantwortungslose Fehlsteuerung im Gesundheitswesen.

Für mich war die fachlich exzellente, aber menschlich distanzierte Medizin in unserer vornehmlich naturwissenschaftlich fixierten Epoche von vornherein fragwürdig, unvereinbar mit einem humanistischen Ethos, das den Arzt zu mitfühlender Anteilnahme verpflichten sollte – so, wie es der hippokratische Eid verlangt. Schon in meinen frühen Jahren auf der Frauen-Krebsstation der Radiologie in der Universitätsklinik Kiel, wo ich meine Facharztausbildung begann, konnte ich spüren, wie dankbar die Patientinnen waren, sobald sie auf einen Arzt trafen, der sie nicht bloß als Kranke ansah, sondern als Menschen ernst nahm: »ganzheitlich«. Sich Zeit nahm, sie kennenzulernen, um mit ihnen über ihr Leiden, ihre Krankheit, ihre Ängste und Sorgen zu reden. Dazu hatte ich mein Büro gemütlich eingerichtet, mit Bildern und Blumen geschmückt. Ein Fauxpas, ungehörig in damaligen Zeiten, in den 1980er-Jahren, in denen Krankenhäuser eine Angst machend weiße, nüchtern sterile Atmosphäre verbreiteten. Ich musste mein Einrichtungs-Design gegen massivste Widerstände der Krankenhausleitung durchsetzen. Dass weiße Wände und Mobiliar nicht gleichzusetzen sind mit steril – also keimfrei –, waren meine letztendlich überzeugenden Argumente. Dies weiß die breite Öffentlichkeit spätestens, seit durch Covid-19 Millionen von Menschen weltweit in Krankenhäusern gestorben sind. Aber auch schon vorher war bekannt, dass zwanzig- bis dreißigtausend Menschen jährlich an multiresistenten Keimen, allein in deutschen Krankenhäusern, sterben.

Diesem Duo gehört die Zukunft: menschliche Zuwendung und Hightech

So datieren aus meinen Kieler Jahren erste Behandlungen, bei denen wir chirurgische und andere körperlich belastende Therapien durch minimalinvasives Vorgehen bei der Krebsbehandlung überflüssig machten. Statt die Tumore chirurgisch zu entfernen oder mit einem chemotherapeutischen Vorgehen zu bekämpfen oder mit Bestrahlungen, die den Körper in Mitleidenschaft zogen, begann ich, klitzekleine radioaktive Teilchen – sogenannte Seeds – mit Sichthilfe des Ultraschalls durch kleine Kanülen in den Körper einzuführen, und zwar direkt in den Tumor, sodass die Strahlen unmittelbar auf ihn einwirken und den Krebs gleichsam von innen bestrahlen und zerstören konnten. Und das bereits 1982/83. Zwar war ich mir stets der Gefahr unkontrolliert strahlenden Materials bewusst gewesen, zwar habe ich mir später bei der Aufdeckung eines Fast-GAUs am Rande des Ruhrgebietes, wie schon berichtet, selbst eine blutige Nase geholt, doch faszinierten mich als Radiologen zugleich die Möglichkeiten einer therapeutischen Nutzung der Radioaktivität. Das war ein wichtiges Forschungsgebiet, nicht das einzige, aber ein wichtiges. Ich sah mich dabei als Wissenschaftler, nicht als Anti-Atomkraft-Ideologen, der das Kind mit dem Bade ausschüttet. Schließlich befand ich mich in der Ausbildung zum diagnostischen Radiologen sowie zum Strahlentherapeuten und Nuklearmediziner.

Erste Behandlungserfolge ermunterten mich und mein Team, auf dem eingeschlagenen Weg weiterzugehen. Gut erinnere ich mich aus der Zeit als Assistenzarzt auf der Krebsstation noch an den Fall einer älteren Dame. Sie war eine wunderbare Frau, sie machte mit ihrer Zuversicht und ihrem Lächeln, selbst in schweren Situationen, andere Patienten und mich glücklich. Welch schöne Momente, welche Wonne für mich, wenn sie mich an ihrem erfüllten Leben und an dem Nachdenken über die Bedeutung von Musik für sie teilhaben ließ. Sie war eine Künstlerin am Klavier, wie wir alle auf der Station erfahren durften, da das Schwärmen mich bewog, ihr ein kleines Keyboard zu besorgen, mit dem sie im Bett spielen konnte. Wohlige Gänsehaut überlief mich, wenn sich aus ihrem Zimmer auf der Krebsstation wundervolle Klänge verbreiteten. Die Schwestern, Patientinnen und ich, wir alle wurden verzückt. Die Krankheit und die Arbeit traten in den Hintergrund, und uns einte ein inniges gemeinsames Lebensgefühl. Egal ob krank oder gesund, jung oder alt. Und so bat ich sie, zu Weihnachten für alle zu spielen. Dafür öffnete ich alle Zimmer der Station und veranlasste, dass alle bettlägerigen Patientinnen mit ihren Betten auf den Flur zu den Gehfähigen gefahren wurden. Welch bis heute unvergessener heiliger Weihnachtszauber!

Diese Patientin hatte einen Zungengrundtumor. Um ihn zu zerstören, spickten wir das Areal rund um die Geschwulst mit den genannten radioaktiven Mikropartikeln. Der Krebs verschwand. Als sie zu einer Nachuntersuchung in die Klinik kam, war die Frau überglücklich. Allerdings musste sie ein paar Tage zur Beobachtung bleiben, gerade in der Zeit über Neujahr. Im Überschwang ihrer Freude fragte sie, ob ich nicht zum Jahreswechsel bei ihr bleiben könne, damit wir das neue, bessere Jahr gemeinsam begrüßen könnten. Sie würde sich darüber »wahnsinnig freuen«. Verblüfft und gerührt zugleich, sagte ich zu. Als wir dann um Mitternacht aus dem Fenster auf die feuerwerkserhellte Stadt sahen, leuchtete ihr Gesicht glücklich erlöst. »Es ist so schön, mit Ihnen zusammen hier das neue Jahr zu begrüßen. Mein Herz ist so voller Glück, dass ich dieses Glück gerne ewig bewahren würde!« Doch fast gleichzeitig, kaum dass wir auf das Leben angestoßen hatten, fiel sie tot um.

Eine ähnliche Erfahrung bescherte mir bald darauf der Fall eines allerdings hoffnungslos krebskranken Mannes, der auch immer wieder in Abständen stationär in der Uniklinik behandelt wurde. Wann immer er wieder einmal irgendwo, daheim, im Kaufhaus oder auf der Straße, zusammenbrach, ließ er mich privat anrufen, damit ich ihm persönlich zu Hilfe kam. Weil er es nicht ertrug, in der Klinik »eingesperrt« zu sein, weil er Angst vor der Einsamkeit und der Chemotherapie hatte, mehrfach davonlief, habe ich ihm schließlich ein Asyl im Untergeschoss unseres Hauses in Kiel eingerichtet. Gern spielte er mit unseren beiden kleinen Kindern, die ihn kameradschaftlich »Ernie« nannten. Wie schön war es anzusehen, wie sie sich verstanden, miteinander lachten und gemeinsam spielten. Das alles tat ihm gut, obwohl er wusste, dass er medizinisch nicht mehr zu retten war.

Ich erinnere mich noch genau daran, dass er mich, als wir zu Weihnachten in den Urlaub fuhren, bat, mit seiner Freundin bei uns im Haus bleiben zu dürfen. Wie ich im Nachhinein feststellte, bereitete er sich so auf sein Sterben vor. Wir hatten sehr viel über das Leben und den Tod, über die für alle – egal wie alt man würde – zu kurze Zeit auf dieser Erde gesprochen. Am Tag unserer Rückkehr fiel er mir vor Freude in die Arme, erschöpft und glücklich zugleich, mich wiederzusehen. So wie ich ihn. Er bat mich, sich in meiner Nähe hinlegen zu dürfen. Aus lauter Angst vor der Atemlosigkeit, die ihn immer wieder begleitete, und dem »Nicht-mehr-weiterleben-Können« befragte er mich intensiv, ob ich wüsste, wie denn die Existenz danach aussehe. Ob er beschützt würde und sich gut fühlen würde im Übergang? Ich konnte ihm diese Fragen nicht beantworten, machte ihm aber Hoffnung insofern, als ich ihn damit beruhigen konnte, dass auch ich natürlich Angst vor dem Sterben hätte. Auf der anderen Seite aber würde ich glauben, dass wir geborgen in die neue Welt von morgen, in die Ewigkeit getragen würden. Das hätten schon Milliarden Menschen, Tiere und Pflanzen vor uns erlebt. Er möge keine Angst haben. Außerdem würde ich bis zu seinem letzten Atemzug bei ihm bleiben. Er starb friedlich.

Leben ist mehr

Trauer und Freude mischten sich. Dass Ernie so ruhig einschlafen konnte, hat mich demütig und schon als jungen Mann nachdenklich gemacht. Ebenso der wundersame Blitztod der Krebspatientin. Es hat mich dreierlei gelehrt. Wir wissen nicht, wann wir kommen und gehen, und als Ärzte entscheiden wir weder, wann das sein wird, noch, wie lange und in welchem Ausmaß eine Krankheit sich entwickelt. Das entscheidet, zweitens, eine andere Kraft, egal ob wir sie Gott, Allah, Großer Manitu oder Natur nennen. Eigentlich ist diese Kraft namenlos, aber wir alle fühlen das Gleiche, wenn wir darüber nachdenken. Das habe ich immer wieder im Augenblick des Todes gefühlt und immer wieder von Todgeweihten gehört. Aber wir alle als Menschen, auch wir Ärzte, können, drittens, anderen das Leben bis zum Ende wohlbefindlich gestalten. Die Lebenskunst und die Kunst zu sterben sind wesentliche Bestandteile des Lebens.

Beide, die ältere Dame und der junge Mann, waren natürlich Einzelfälle, die keineswegs beanspruchen, beispielhaft für eine humane Reform des Gesundheitswesens zu stehen. Natürlich nicht! Von keinem Arzt ist zu erwarten, dass er seinen Patienten in der Not Familienanschluss gewährt. Bestenfalls durfte man mich damals als einen Idealisten belächeln, schlimmstenfalls als einen Verführer ansehen, der bei anderen Kranken unerfüllbare Hoffnungen weckte. Allein – für mich waren beide Schicksale eine wichtige Erfahrung ärztlicher praktizierter Nächstenliebe. Sie zeigten mir, wie beruhigend die über eine unmittelbare Behandlung hinausgehende Zuwendung wirken kann, und sei es auch nur für Stunden, Tage, Wochen oder Monate.

Würde mir jemand die Geschichte der alten Dame erzählen, wäre ich sicher versucht, ungläubig den Kopf zu schütteln. Aber so etwas kann man sich nicht ausdenken, man muss es erlebt haben. Es gibt eben Begebenheiten, für deren Wahrheit allein ihre fantastische Anmutung spricht. Viele werden das in der eigenen Biografie erfahren haben. Für mich waren die letzten Stunden dieser alten Dame an meiner Seite der Beweis dafür, dass der Weg, den ich gehen wollte, so falsch nicht sein konnte: kein Irrweg. Vielmehr zeigte sich, dass beides, worauf es mir ankam, durchaus zusammenpasste, dass mehr menschliche Zuwendung seitens der Ärzte und die Nutzung neuester Techniken der Schulmedizin zusammen die Grundlage einer humanen Humanmedizin der Zukunft sein würden.

Unsterblichkeit und Langlebigkeit – alte Themen neu verpackt

Schnell und mit großem Einfallsreichtum haben wir gelernt, die Erfüllung des Menschheitstraums von einem langen Leben anzunehmen. Langlebigkeit (Longevity) und Unsterblichkeit (Immortality) sind zunehmend ein großes weltweites Thema geworden – von Doktor Google aus den USA importiert. Sie schaffen es seit geraumer Zeit, nicht nur mediale Aufmerksamkeit zu erwecken, sondern stimulieren auch die Träume von Forschern und Industrie mit unendlicher Themenvielfalt. Zu Recht?

»Unser Leben«, heißt es im 90. Psalm der Bibel, »währet siebzig Jahre, und wenn's hochkommt, so sind's achtzig Jahre.« Dass man gar noch älter werden könnte, war in früheren Zeiten kaum vorstellbar. Zu meiner Zeit als Jugendlicher waren für uns Menschen über dreißig schon »Gruftis«. Nur in den Mythen oder in der Dichtung fanden wir Helden, die manchmal hundert Jahre und älter waren, so alt wie Methusalem. Und ein Unsterblicher wie Apoll, der Gott des Lichts, der Heilung und der Musik, fasziniert mich schon, solange ich denken kann. Heute erregen die Hundertjährigen immer weniger Aufsehen. Über 20 000 Menschen in diesem Alter leben in Deutschland, über 600 000 weltweit. So viele wie nie zuvor. Eine Lebenserwartung von achtzig und mehr Jahren will uns, wenigstens in Europa, durchaus selbstverständlich erscheinen. Das »gefühlte Alter« liegt inzwischen durchschnittlich zehn bis zwanzig Jahre unter dem realen. »Mit 66 Jahren«, verspricht uns ein Schlager, »da fängt das Leben an.« Früher, noch vor achtzig Jahren, war es da für die meisten schon vorbei. Ich werde in diesem Jahr siebzig.

Unterdessen haben sich ganze Industrien auf den Wandel eingestellt, von der Kosmetik über die Textilbranche bis zum Baugewerbe. Nicht zu reden vom Tourismus und der expandierenden Wellnessindustrie, die immerhin in Deutschland schon 2016 laut des deutschen Wellness-Verbandes einen Jahresumsatz von über 100 Milliarden Euro aufwies – 2021 lagen die Ausgaben der Gesetzlichen Krankenversicherungen (GKV) bei 285 Milliarden. Schnell und mit großem Einfallsreichtum haben wir gelernt, die Erfüllung des Menschheitstraums von einem langen Leben anzunehmen.

Mit den anderen, den problematischen Folgen steigender Lebenserwartung tun wir uns wesentlich schwerer. Hier reagieren wir noch immer überwiegend mit Verdrängung, wo wir uns doch um Zuwendung bemühen sollten. Weil wir zwar immer älter werden wollen, uns aber scheuen, alt zu sein, und weil wir das rüstige

Alter gern mit konservierter Jugend verwechseln, neigen wir dazu, alles auszublenden, was uns daran erinnern könnte, dass das Alter nach wie vor mit ganz eigenen Problemen belastet sein kann – mit Beschwerden, Schmerz und Verfall, mit mehr, als wir Ärzte behandeln können.

Ich bin weder Politiker, gar Gesundheitspolitiker, noch zählt beispielsweise die Geriatrie im engeren Sinne zu meinen Fachgebieten. Aber ich glaube, dass es bei der Bewältigung der im Zuge des demografischen Wandels anstehenden Probleme vor allem um ein gesellschaftliches Zusammenwirken der verschiedensten Bereiche geht. Nur mit fachlicher Grenzüberschreitung können wir dieser Zukunft Herr werden und das Glück steigender Lebenserwartung annehmen. Als Arzt, Wissenschaftler, auch als mittelständischer Medizinunternehmer sowie als engagierter Bürger mache ich mir Gedanken dazu. Auf diese Trias – Arzt, Unternehmer, engagierter Bürger – kommt es mir an. Daraus erwächst meine persönliche Perspektive, meine Sicht auf das Thema »Gesundheit, Altern und Gesellschaft«. Bin ich überdies ja auch Sohn, Vater und Großvater, bin es bereits in jungen Jahren geworden. Das Altern ist mir wie jedem von uns aus persönlichem und familiärem Erleben vertraut. Altert doch jeder Mensch schon mit dem Beginn des Lebens, so banal sich das anhört. Auch mit den Themen Krebs, Verfall, Demenz und Tod habe ich seit Jahrzehnten ganz persönliche Erfahrungen, auch im nahen familiären Umfeld. Sie verbinden sich bei mir mit dem Fachwissen des Arztes.

Worum geht es eigentlich – Mindesthaltbarkeit oder Glück schaffen?

Mit dem Siegeszug der naturwissenschaftlichen Biomedizin im 19. und 20. Jahrhundert etablierte sich das sogenannte *Defekt-, Defizit-* oder *Verfallsmodell* des Alters. Das heißt, das Augenmerk der Ärzte richtete sich vor allem auf die körperlichen Aspekte dieses Prozesses. Das Alter des Menschen und die damit verbundenen spezifischen Defizite wurden nicht mehr als Erscheinungen einer natürlichen Entwicklung angesehen, sondern per se als krankhafte Veränderungen bewertet. Der alternde Mensch war sozusagen von Natur aus krank. Stillschweigend bestand darüber ein gesellschaftlicher Konsens. Der Begriff der Altersschwäche wurde abgelöst durch ein pathologisierendes Vokabular. Ließ das Herz in seiner Leistungskraft nach, sprach man von einer »Krankheit des Herzens«, was unausgesprochen unterstellte, dass sich das Alter auch wie eine Krankheit behandeln ließe. Noch anders formuliert: Das Alter selbst wurde zu einer Herausforderung für die naturwissenschaftlich fixierte Reparatur-Medizin.

Überwunden wurde dieser biologische Materialismus erst mit der Etablierung der Hospiz-Bewegung, der Palliativmedizin und der Gerontologie mit ihrem multi- und interdisziplinären Zuschnitt, also in dem Maße, in dem psychologische und soziale Faktoren wieder ins Blickfeld rückten. Die um sich greifende Erkenntnis, dass das Bemühen um körperliche und geistige Fitness sowohl das Kranksein als auch die Alterung verzögern kann, eröffnete ganz neue Perspektiven, auch im sozialen Verhalten. Man erkannte die Beeinflussbarkeit biologischer Prozesse. Prävention und Rehabilitation gewannen an Bedeutung. Freilich verführte dieses *Aktivitätsmodell* dann auch schnell zu dem Glauben, Normen, die für jüngere Menschen gelten, ließen sich kurzerhand auf die älteren übertragen. Jeder hatte sich jung zu halten, koste es, was es wolle, notfalls um den Preis psychischer und physischer Überforderung. Das Pendel schlug also in die entgegengesetzte Richtung aus: Der alternde Mensch, zuvor als zwangsläufig krank angesehen, sollte nun gar nicht mehr krank sein dürfen – nicht, wenn er verantwortungsvoll lebte. Jugendlichkeit gestaltete sich gleichsam zur moralischen Herausforderung.

Dass auch da wieder das Kind mit dem Bade ausgeschüttet wurde, wissen wir inzwischen. Deshalb hat man sich heutzutage auf das sogenannte *Kompetenzmodell* verständigt. Dieses geht davon aus, dass wir nicht in jedem Lebensalter über die gleichen Ressourcen verfügen können und mithin auch nicht den gleichen

Anforderungen genügen müssen. An sich eine Tatsache, die schon in der Antike bekannt war. Manchmal aber braucht es eben lange historische Umwege, bis eine Gesellschaft wieder bereit ist, sich auf das Selbstverständliche einzustellen. Mit dem Kompetenzmodell sind wir auf dem besten Weg dazu. Wir bedurften dieser Einsicht dringend, sind doch heute – dank einer bewussteren und immer häufiger auch gesünderen Lebensweise und einer medizinischen Versorgung, wie sie keine Generation zuvor kannte – immer mehr Menschen in der glücklichen Lage, das biologische Maximum ihrer Lebensspanne ausschöpfen zu können.

Allerdings sollten die gewonnenen Jahre dann auch nicht von Krankheit und Leiden überschattet sein, sondern als lebenswert genossen werden können. Zurückhaltende Schätzungen gingen bereits Anfang der 1990er-Jahre davon aus, dass ungefähr 30 Prozent der gewonnenen Jahre bei Frauen und 20 Prozent bei den Männern in Vitalität verbracht werden konnten. Eine Erhöhung dieser Anteile lässt sich im Regelfall durch die aktive Gestaltung des eigenen Lebens erreichen, wobei der Schwerpunkt der medizinischen Intervention auf der Vorsorge, auf Prävention bzw. Prophylaxe, zu liegen scheint. Selbst chronische Erkrankungen lassen sich beinahe immer durch den persönlichen Lebensstil der betroffenen Person positiv beeinflussen. An diesem Beispiel wird deutlich, welch wichtige Hilfsfunktion die heutige *biopsychosoziale Medizin* hat, wenn sie mit Augenmaß und nicht »omnipotent« eingeschätzt und eingesetzt wird. Sie kann es allen Menschen in allen Altersgruppen und speziell dem alternden Menschen erleichtern, sein Leben auch im hohen Alter altersgerecht zu genießen, es fortdauernd mit Sinn und Inhalt zu füllen. In einen Jungbrunnen tauchen kann sie ihn nicht. Von solchen Allmachtsfantasien sollten wir uns nicht verführen lassen. Sie helfen niemandem und verstellen uns nur den Blick auf das Wesentliche.

Aldous Huxley hat Anfang der 1930er-Jahre in seinem Zukunftsroman *Schöne neue Welt* eine Gesellschaft beschrieben, in der Unruhe, Elend und Krankheit überwunden sind und in der den Menschen im Schlaf allnächtlich hundertfünfzig Mal wiederholt wird, dass sie glücklich seien. Dieses »Glück« ist für jeden gleich genormt und durch Drogen künstlich hergestellt. Die Menschen leben in einer total formierten und gleichgeschalteten Gesellschaft. Freiheit, Religion, Kunst, Humanität sind abgeschafft. Es gibt keine Tradition in dieser Gesellschaft. Daher ist konsequenterweise auch die *ewige Jugend* eingeführt, das Alter ist eliminiert. Es gibt keine alten Menschen mehr – aber auch keine Erinnerung, keine Geschichte, keine Individualität. Nur in einem Reservat von »Wilden« überlebt die Menschlichkeit. Wo aber das Alter nicht akzeptiert oder gar geleugnet wird, da wird auch der Wert der alten oder vielmehr der alternden Menschen geleugnet. Die Menschlichkeit bleibt auf der Strecke. Das Leben ohne Alter wird zum Albtraum.

Was Glück allerdings wirklich bedeutet und wie wenig es an der Zahl der Jahre hängt, habe ich vor vielen Jahren bei einem Urlaub in Norwegen erleben dürfen. An anderer Stelle habe ich darüber früher schon einmal berichtet. Aber dieses Erlebnis hat meine Haltung zum Leben bis heute bedeutsam mitgeprägt. Freunde hatten den Tipp gegeben, eine Werkstatt zu besuchen, in der noch Wikingerboote nach historischem Vorbild gebaut wurden. Abgelegen in einem Wald, wurde die kleine Schiffswerft nach längerem Suchen gefunden. Ganz allein arbeitete da ein älterer grauhaariger Mann. Ich spürte sofort die Lust und die Energie, mit der er bei der Sache war. Mit leichter Hand schwang der muskulöse Typ, ein wahrer Hüne, den Hammer, mit dem er Schlag um Schlag die Bootsform aus einem mächtigen Stamm herausmodellierte. Der Mann erzählte ausführlich von der alten norwegischen Kultur und dem Aufbruch der Wikinger aus den Urwäldern Norwegens. Er war total begeistert von seiner tagtäglichen Arbeit und fühlte sich als Bindeglied zwischen der Vergangenheit und der Gegenwart. Beeindruckend! Er war stolz auf diese Arbeit, und sein ganzer Körper, seine Gesten sowie das Leuchten in seinen Augen faszinierten mich und sprangen auf mich über. Er strahlte so glücklich und wirkte total jugendlich – in Kraft und Ausdruck wie einer von uns. Ich war damals 24 Jahre alt und schätzte ihn auf 50 bis 60 Jahre. Tatsächlich war er bereits 92 Jahre alt – und doch so jung! Das Geheimnis seiner Jugend waren offenbar die Arbeit, das wachsende Wissen und die zunehmende Gelassenheit den unwichtigen Dingen des Lebens gegenüber. Ich spürte plötzlich und unerwartet die Urkraft irdischer Existenz. Wie wunderbar, noch in hohem Alter so kraftvoll und präsent zu sein. In diesem Moment der stillen Erkenntnis war ich dankbar und glücklich, leben zu dürfen.

Jugend ist ein Geisteszustand

Albert Schweitzer, der jüngste Alte, der mir schon in früher Jugend begegnete, hat bei mir eine nachhaltige Botschaft hinterlassen durch seine Aussage: »Jugend ist kein Lebensabschnitt, sondern ein Geisteszustand.« Es gibt sie wirklich, die alten Zwanzigjährigen und viele junge 50-, 80- oder 110-Jährige, wie ich es immer wieder festgestellt habe. Beispielsweise den so präsenten und geistreichen Altkanzler Helmut Schmidt, der uns hochbetagt und doch so jugendlich gesellschaftspolitisch den Weg gewiesen hat. Oder unseren ehemaligen Bundespräsidenten Richard von Weizsäcker, der mich in persönlichen Gesprächen ebenso wie Ex-Außenminister Hans-Dietrich Genscher sehr inspiriert hat. Von allen dreien habe ich Umsicht sowie eine gewisse Gelassenheit und Unaufgeregtheit gerade den schweren Dingen und Ereignissen gegenüber sowie Vertrauen in das eigene Handeln gelernt. Mit anderen Worten, es kommt nicht darauf an, wie *alt* man ist, sondern *wie* man alt ist. *Nicht dem Leben Jahre geben, sondern den Jahren Leben geben*, ist meine Maxime. Das Problem liegt nicht darin, alt zu werden. Vielmehr müssen wir ein Leben lang lernen, gut und in Würde alt zu werden, die Jahre mit Inhalt zu füllen, sich zu freuen an dem, was man tut, und sich damit zu identifizieren, so wie der Nachfahre der Wikinger, den ich in Norwegen traf.

Das Kulturgut Medizin stärken

Heute leben wir in einer Zeit, in der vor allem Leistung, Fitness und Produktivität im Vordergrund stehen, in der alles immer anonymer wird und immer mehr Leistungssteigerung in derselben Zeit erfolgen soll. Aber im Leben lässt sich nicht alles immer noch mehr steigern. Wir erleben es gerade in den letzten Jahren ganz konkret und immer wieder in den Finanz-, Klima- und Corona-Krisen sowie bei diversen Kriegen. Zudem wird die Weltbevölkerung immer kränker. Als Beispiele genannt seien 4 Millionen Tote jedes Jahr durch Lungenentzündungen, eine massive Zunahme an Diabetes – Weltseuche Nr. 1 mit 500 Millionen Erkrankten weltweit (und fast genauso hoher Dunkelziffer) – sowie Herz-Kreislauf-Erkrankungen, Krebs, Allergien und die dramatische Zunahme von psychischen Erkrankungen. Und jetzt noch Corona und zunehmend Long-Covid-Syndrome obendrauf ...

Mich erschreckt das sehr und macht mich gleichzeitig traurig. Ganz entschieden plädiere ich dafür, endlich die Investitionen im Gesundheitssystem nicht mehr in erster Linie unter dem Aspekt von unrentablen Kosten zu begreifen, sondern neben dem medizinischen auch den damit verbundenen mitmenschlichen, kulturellen und auch volkswirtschaftlichen Nutzen in den Vordergrund zu stellen. Investitionen in Gesundheit und Wohlbefinden sind doch Investitionen in die Entwicklung der Gesellschaft, und zwar im ganzheitlichen Sinne, wirtschaftlich, ökologisch und sozial. Gesundheit ist kulturerhaltend bzw. kulturschaffend!

Natürlich ist Gesundheit auch teuer. Ohne Frage kostet die Medizin viel Geld, und ganz zweifellos werden tagtäglich enorme, nicht immer notwendige Kosten produziert. Das wissen wir alle. Aber es stecken doch in der Medizin auch ungeahnte Möglichkeiten und ein enormes Know-how. Von Anfang der Menschheitsgeschichte an. Medizin ist Kulturgut, ein ganz besonderes sogar! Sonst würden wir Menschen heute nicht mehr existieren! Jeder Euro, der in Gesundheit investiert wird, schafft mehr Mehrwert – sowohl menschlichen als auch sozialen, ökologischen wie auch finanziellen Mehrwert. Aus einem Euro Investition könnten schnell mehrere werden. Das muss so auch endlich begriffen und gelebt werden. Wir sollten diesen bedeutsamen Menschheitsschatz pflegen und unseren Verstand diesbezüglich nicht durch Diskussionen über Kosten, Rationalisierungen, Klinikschließungen oder Personalabbau vernebeln und ablenken lassen.

Ohne Gesundheitswesen keine Kultur und kein wirtschaftliches Wachstum

Ich wäre mehrfach gestorben und verloren gewesen, wenn mich nicht immer wieder hoch engagierte und versierte Ärzte, Krankengymnastinnen oder Schwestern geheilt und gepflegt hätten. Wenn nicht solche Techniken und Medikamente, über die wir in diesen Zeiten verfügen, vorhanden gewesen wären. In unserem Gesundheitswesen in Deutschland sind, rechnet man Pharmazie, Medizintechnik und die assoziierten Branchen hinzu, über 5 Millionen Menschen beschäftigt, also deutlich über zehn Prozent aller Berufstätigen. Zählt man die anderen assoziierten Branchen wie Nahrungswirtschaft, Landwirtschaft, Computertechnologie, Fitness, Wellness, Bekleidungsindustrie oder Sport dazu, kommen wir schnell auf das Doppelte. Medizin ist der bedeutende Wirtschaftsmotor »Med. in Europe« oder »Med. in Switzerland« oder »Med. in Germany«, wie ich ihn schon vor über einem Jahrzehnt in Analogie zum früheren Gütesiegel »Made in Germany« genannt habe. Die Branche übertrifft an wirtschaftlichem Potenzial fast alle Schlüsselindustrien. Kontinuierlich gibt es neue Produkte und neue Märkte!

Nicht nur in den Industrieländern, nein, weltweit bildet die Gesundheitsversorgung einen der größten Bereiche der Wirtschaft. Ein weiterer Indikator für den sich abzeichnenden rasanten Bedeutungsgewinn dieser Branche: Die Weltbevölkerung wächst kontinuierlich. Ausgehend von 2,5 Mrd. in meinem Geburtsjahr 1952 hat sie am 31. Oktober 2011 die Sieben-Milliarden-Marke überschritten und wird Schätzungen zufolge im Laufe der nächsten Monate bei über acht Milliarden liegen.

Noch viel rascher aber wächst der Anteil der Alten. Während derzeit nur 10 Prozent der Weltbevölkerung älter als 65 Jahre sind, werden es einer UN-Prognose zufolge Mitte des Jahrhunderts 15,6 Prozent der Weltbevölkerung sein.[18] Der Anteil der Älteren steigt also deutlich an. Welche Rolle die erhöhten Sterberaten durch Covid-19 dabei spielen werden, wird sich zeigen. Die Ursachen für diesen einschneidenden demografischen Wandel waren bisher die steigende Lebenserwartung, die Optimierung medizinischer Behandlungen, teilweise die Reduzierung von Infektionskrankheiten sowie die Stagnation der Geburtenrate auf vergleichsweise niedrigerem Niveau als bisher. In den entwickelten Ländern sinkt die Geburtenrate sogar seit Jahrzehnten.

Es ist erkennbar, dass der Bedarf an konventionellen und innovativen medizinischen Produkten, Pharmazeutika und Dienstleistungen steigen wird, zumal sich der demografische Wandel mittlerweile auf die Zweite und Dritte Welt zu erstrecken beginnt, weil auch dort das Gesundheitsbewusstsein wächst, aber auch Zivilisationskrankheiten zunehmen.

In Asien hat sich allein die Volksseuche »Zuckerkrankheit« in den letzten zehn Jahren verdreifacht. Auch bei Kindern in der westlichen Welt nimmt diese Krankheit rasant zu. Weltweit verstarben circa 7 Millionen Menschen an Diabetes, ungefähr so viele Menschen, wie die Schweiz Einwohner hat.[19] Schuld daran ist meiner Meinung nach der sich immer weiter verbreitende westliche Lebensstil: Fast Food oder nährstoffarme Ernährung, mangelnde Bewegung, abnehmende sportliche Aktivitäten in Schule und/oder Sportverein sowie immer weniger Entspannung oder erholsamer Schlaf. Außerdem das lange Sitzen ohne Bewegungsunterbrechungen im Büro oder zu Hause im Homeoffice.

Heilen statt Kranksparen

Wie wichtig Sport oder wenigstens tägliche Bewegung ist, zeigt nicht nur die erschreckende Zunahme der Zuckerkrankheit auf, sondern auch die der Rückenschmerzen. Nicht selten sind Betroffene hilflos und wissen nicht, was sie im akuten Fall wie z. B. bei einer akuten Entzündung oder einem Bandscheibenvorfall machen sollen und wo sie sich hinwenden könnten. Ein Beispiel für vieles, das ich seit Jahrzehnten immer wieder erlebe: Paul, ein Freund meines Bruders, rief mich auf dessen Rat vor einigen Monaten an und klagte über starke Rückenschmerzen. Er fragte mich händeringend, was er dagegen tun könne. Er habe sich am Freitagnachmittag in der Notfallambulanz des städtischen Krankenhauses untersuchen lassen und sei mit einem Rezept für Schmerzmittel nach Hause geschickt worden. Das Röntgenbild habe keinen Schaden gezeigt. Er möge doch zum Hausarzt gehen und sich zur Sicherheit zum MRT überweisen lassen. Weiterhin wurde ihm empfohlen, sich danach zur weiteren Therapie bei »seinem« Orthopäden vorzustellen. Doch er hatte keinen und kennt auch keinen, da er bisher immer fit war. Er konnte am Freitagnachmittag weder einen Termin beim Hausarzt noch einen zum MRT, noch beim Orthopäden realisieren, da keine Praxis mehr geöffnet war. Um das Schmerzmittel zu bekommen, musste er in die Nachbarstadt fahren, da nur dort der Apothekennotdienst nach Dienstschluss aller Apotheken im Heimatort geöffnet war. Am Montag erklärte ihm der Hausarzt dann, dass der nächste Termin zum MRT erst in acht Wochen zu bekommen sei, eine Untersuchung beim Neurologen erst in einer Woche. Und er gab ihm eine Überweisung zum Orthopäden mit …

Paul entschuldigte sich für seinen Anruf. Aber er wisse einfach nicht weiter und leide weiterhin unter starken Schmerzen, die bis ins Bein ausstrahlten. Ich habe ihm dann noch am selben Tag einen Termin bei einem befreundeten Arzt mit MRT und mikrotherapeutischen Behandlungsmöglichkeiten besorgen können. Dieser konnte ihn dann sofort nach der Diagnose eines kleinen Bandscheibenvorfalls mehrfach mit Erfolg ambulant im CT mikrotherapeutisch behandeln. Zum Glück hatte er mich als Ansprechpartner, der ihn durch den Dschungel der Medizin leiten konnte. Aber viele andere Patienten haben den nicht, oder nur zu festgelegten Praxiszeiten. Oder sie treffen auf überarbeitete Ärzte oder Schwestern – und zunehmend auch auf unzureichend ausgebildete Fachkräfte.

Freundschaften pflegen

Gute Freunde machen glücklich! Schon aus diesem Grund allein sollte man Freundschaften pflegen. Neben dem Job, der Familie und anderen wichtigen Verpflichtungen kommen Freunde aber manchmal viel zu kurz. Schieben Sie es nicht auf, melden Sie sich bei Ihren Freunden. Da soziale Ängste zunehmen, die Anonymität in den Großstädten wächst und man doch auch viel gestresst ist, finden es einige Menschen schwer, neue Freundschaften zu schließen. Hier hilft nur, über den eigenen Schatten zu springen. Besuchen Sie neue Orte, beginnen Sie neue Hobbys oder treten Sie Gruppen in Social Media bei, die sich zu Ihren Lieblingsthemen treffen. Ähnliche Interessen und Wertvorstellungen sind die Basis vieler Freundschaften.

Haben Sie Freunde, die Sie früher glücklich gemacht haben, aber jetzt nicht mehr? Dann zwingen Sie sich nicht, sich mit Menschen zu umgeben, die Ihnen nicht guttun. Gehen Sie in sich und versuchen Sie herauszufinden, ob es möglich ist, die Schwierigkeiten aus dem Weg zu räumen, oder ob es besser ist, den Kontakt abzubrechen.

Wahre Freunde machen glücklich und stärken zudem noch unsere Gesundheit. Nicht nur senken gute Freunde das Risiko für Depressionen und Ängste. Studien haben herausgefunden, dass Menschen, die sich einsam fühlen, leichter gestresst sind, ein schwächeres Immunsystem haben und mehr Entzündungen in ihrem Körper aufweisen. Das erhöht das Risiko für chronische Krankheiten wie Herz-Kreislauf-Erkrankungen und Diabetes. Gleichzeitig ist die Blutversorgung für die Organe geschwächt.

In einer Studie der Brigham Young University und der University of

> North Carolina aus dem Jahr 2010 wurden die Daten von über 300 000 Menschen aus Industrieländern gesichtet, und man kam zu dem Schluss, dass Menschen mit mehr Freundschaften im Schnitt länger lebten als Menschen mit weniger guten Kontakten.

Wir müssen so schnell wie möglich das Vertrauen der Bevölkerung in die Medizin (zurück)gewinnen. Denn das Beispiel von Paul ist symptomatisch für das Dilemma, das das Vertrauen der Patienten und Patientinnen in die Medizin zunehmend schwinden lässt. Sie fühlen sich in der Anonymität und Chaotik des Systems mehr und mehr verloren. Ich schäme mich dafür, dass es dort so viele Brüche gibt, so viel Missverständnisse, Fehlorganisation – und auch das Unvermögen, über den eigenen Schatten zu springen.

Wenn Hilfe gebraucht wird, muss es Hilfe geben! Und zwar sofort und jederzeit! Egal wer sie benötigt und wie spät der Notfall sein sollte. Egal ob das System es hergibt oder nicht. Paul hätte in dem Krankenhaus, dessen Notfallambulanz er aufgesucht hatte, oder in einer anderen Klinik aufgenommen werden müssen, und man hätte – wie auch immer – sofort ein MRT oder zumindest eine Computertomografie durchführen müssen, auch wenn Letztere methodisch weniger aussagekräftig ist (eine Entzündung ist im CT zum Beispiel nicht sichtbar). Der Bandscheibenvorfall hätte unbedingt diagnostiziert und sofort behandelt werden müssen – denn er hätte sich bis zu einer Lähmung verschlimmern können.

Was in diesem Fall augenscheinlich wurde, ist, dass im gesamten System definierte Workflows fehlen, rote Leitfäden für die Patienten – für jede Form von Behandlung und für alle Notfälle. Es fehlen genug geöffnete Praxen, genug jederzeit dienstbereite wohnortnahe Medikamentenausgaben – nach Dienstschluss, über das Wochenende und an Feiertagen. Das heutige Notarztsystem ist genauso überfordert wie das der Apotheken.

Was ebenfalls sofort gebraucht wird, ist die flächendeckende

Versorgung mit modernen Diagnosegeräten in Stadt und Land, die telediagnostisch betreut werden könnten. Denn gerade durch solche modernen Möglichkeiten würden viele Notfälle genau diagnostizierbar, vom Bandscheibenvorfall bis zur Herzmuskelentzündung oder Lungenentzündung. Wie lange müssen heute, zu Coronazeiten, Menschen mit starkem Husten und Atemnot auf einen Termin warten. Ich werde wieder einmal traurig und wütend zugleich, während ich dies schreibe. Viele Operationen, die bisher auf Verdacht initiiert wurden, könnten überflüssig werden. Durch Früherkennung könnten Krankheiten im Frühstadium auch mit einfachen Therapieverfahren oder, noch besser, durch Selbsthilfe behandelt werden. *Je kleiner der Schaden und je früher entdeckt, umso geringer und weniger invasiv ist die Behandlung.* Weniger ist mehr! Eine kleine Bandscheibenvorwölbung lässt sich zum Beispiel nicht selten durch Sport, Wärmeanwendung oder Massage zurückbilden. Andernfalls können meist vorsichtige, ambulant durchgeführte mikrotherapeutische Eingriffe im CT oder MRT mit einer millimetergenauen Einbringung von zum Abschwellen führenden Schmerzmedikamenten unter transparenter Sicht helfen.

Es sind gerade nicht die innovativen medizintechnischen, die sogenannten Hightech-Verfahren wie die kernspintomografische Diagnostik oder die ambulante Mikro-Operation der Bandscheiben unter computertomografischer Sicht, die die Kosten in die Höhe treiben. Der größte Kostenfaktor sind die fehlenden Gesamtkonzepte für eine interdisziplinär ausgerichtete Medizin – die optimale Verbindung von ambulanter/stationärer Medizin, von Prävention, Rehabilitation, Physiotherapie, Osteopathie, traditioneller chinesischer Medizin, um nur einiges zu nennen –, bei der alle, die für den Patienten Verantwortung tragen, koordiniert im Team zusammenwirken und nach einem festgelegten Schlüssel gemeinsam entlohnt werden. So habe ich es in Bochum schon vor Jahrzehnten etabliert und entsprechende Versorgungs- und Abrechnungsverträge mit Krankenversicherungen etabliert. Allen voran ging die TK (Techniker Krankenkasse), später folgten die Knappschaft und eine Reihe von Betriebskrankenkassen.

Insofern ist, wie bereits festgestellt, die kontinuierliche Weiterbildung nicht nur für Ärzte und alle anderen Berufsgruppen, sondern ebenso für alle Entscheidungsträger in der Politik und im Gesundheitswesen erforderlich. Wer wäre besser dafür geeignet als die Bundesärztekammer, die zusammen mit den Ärztekammern der Länder diese Aus-, Fort- und Weiterbildung organisieren könnte. Das habe ich bereits Anfang der 90er-Jahre empfohlen. Wichtig sind solche Fortbildungen auch deshalb, weil als Argument in den Kostensenkungsdebatten immer wieder angeführt wird, dass zum Lebensende die meisten Kosten für das System anfallen. Das stimmt und stimmt auch wieder nicht. Denn es stimmt nur auf der Basis alter Annahmen, weil nur diese in entsprechenden Studien hochgerechnet wurden. Aber mit modernen Diagnostiksystemen, mit ambulanten integrativen Therapiekonzepten und Präventionsmaßnahmen ließen sich sofort enorme Kosten sparen. Würden nämlich Krankheiten viel früher und systematisch erfasst und behandelt, dann müsste im Alter weniger invasiv und kostspielig behandelt werden. Mit einem solchen Konzept könnten aus meiner Sicht die hohen Kosten zum Lebensende hin, die heute noch anfallen, enorm reduziert werden.

Aber sind wir für eine Renovierung der Medizin, für ein gesundes Resetting, denn überhaupt gerüstet? Hat nicht gerade der Standort Deutschland durch jahrzehntelanges Herumreformieren am Gesundheitssystem manchen Vorteil gefährdet? Haben wir alle – an dieser Politik sind ja nicht nur andere »schuld« – unser medizinisches Umfeld nicht fahrlässig beschädigt, wenn nicht gar punktuell zerstört? Laufen uns nicht jetzt schon die Ärzte und Krankenschwestern und anderes Pflegepersonal davon? Die ehemalige Gesundheitsministerin Ulla Schmidt sah sich bereits vor Jahren genötigt, nach einem Mindestlohn für die Pflegekräfte zu rufen, und sie hat sich auch für ein Präventionsgesetz eingesetzt. Beides ist nach wie vor hochaktuell, denn pure Wahlkampfrhetorik war das damals nicht. Ich habe vielmehr den Eindruck, dass diese fatale Entwicklung heute tatsächlich an einem Wendepunkt angekommen ist. So wie bisher kann es jedenfalls nicht weitergehen – muss es aber auch nicht. Sehr viele Milliarden müssten – neben der dringend notwendigen Revitalisierung der Pflege – kontinuierlich in Ausbildung, Digitalisierung, Telemedizin zur Vernetzung der Berufsgruppen und in die Optimierung interdisziplinärer Behandlungsabläufe investiert werden, in Vorsorge und Gesundheitsförderung, Gesundheitsbildung sowie Aus- und Fortbildung. Und wir müssten **sofort** damit beginnen.

Medizinische Effizienz und Fürsorglichkeit sind für mich kein Widerspruch. Erst zusammen ergeben sie ein harmonisches Ganzes. Hightech bedeutet nicht zwangsläufig Kälte und distanzierte Routine am Krankenbett. Im Gegenteil: Moderne Hochleistungsmedizin, zusammen mit Naturheilverfahren, und ein liebevoller Umgang mit dem kranken Menschen sind grundlegende Prämissen meines ärztlichen Handelns, und das eine ist so wichtig wie das andere.

Schlagwortartig folgt hier als Zusammenfassung ein **8-Punkte-Programm**, das schon jetzt in Angriff genommen werden kann:

1. *Investitionen statt Kostenfixierung*

Die üblichen Input-Output-Rechnungen sind kurzschlüssig. Sie erkennen systemfremde Profite nicht. Wir müssen in technische und therapeutische Innovationen investieren, die gesamtwirtschaftlich zur Stärkung des Gesundheitsstandorts Deutschland führen.

2. *Den gesundheitspolitischen Blick weiten*

Medizin heißt nicht nur Doktor, Praxis, Krankenhaus. Medizin heißt auch Fitness, Ernährung, Lebensqualität. Zusammenbringen, was zusammengehört – das muss ein Schwerpunkt der reformerischen Bemühungen sein: Gesundheits- und Diätzentren, kliniknahe Altenpflege, ambulante Reha- und Psychiatrie-Einrichtungen, organspezifische Kompetenzzentren, Umweltambulanzen, Kurlaub-Hotels usw.

3. Früherkennung ist die beste Prävention
»Vorbeugen ist besser als Heilen« – eine Plattitüde, und dennoch zu wenig beherzigt, vor allem was moderne Möglichkeiten angeht. Zum Beispiel: Früherkennung von Infarktrisiken mittels ultraschnellen Tomografen, die selbst winzigste Verkalkungen anzeigen. Einfache ganzheitliche, weltmedizinische Gegenmaßnahmen können daraus abgeleitet und Riesensummen gespart werden.

4. Flächendeckende Versorgung mit Computertomografen und MRTs
Bei Einsatz der richtigen, sprich leistungsfähigsten Apparate lässt sich – trotz hoher Anschaffungskosten – sogar massiv sparen, weil damit die richtigen Diagnosen schneller und fehlerfreier gestellt werden können. Auf diese Weise können Erkrankungen früher erkannt und die Genesung beschleunigt werden. Behandlungskosten sinken.

5. Digitalisierung, Telemedizin und Vernetzung flächendeckend
etablieren und so gestalten, dass jeder Mensch jederzeit individuell und optimal medizinisch betreut wird und die gesammelten medizinischen Daten nicht missbraucht werden können. Begründete oder unbegründete Angst vor Missbrauch wäre kontraproduktiv.

6. So viel wie nötig, so wenig wie möglich
Der routinemäßige Griff nach Kanonen, wenn es womöglich nur gegen Spatzen geht, kostet unnötig viel – nicht nur Geld, sondern letztlich auch Gesundheit. Man denke nur an die Gefahren durch resistent gewordene Bakterienstämme, die auf manche Antibiotika nicht mehr ansprechen. Oft reichen zunächst Hausmittel, sehr oft sind erst einmal naturheilkundliche Methoden die bessere Wahl.

7. Weniger ist mehr – Vernetzung von Tradition und Moderne
nach dem Prinzip »von leicht nach schwer«, um eine vertrauensvolle und fürsorgliche ganzheitliche Heilung zu ermöglichen.

8. Freiheit des Denkens

Nur Offenheit und Interesse an neuen Trends und Entwicklungen machen Medizin zukunftsfit. Traditionsverhaftetes Beharrungsvermögen, Neid und Vorbehalte gegen innovative Mediziner sind der größte Hemmschuh für die Innovationsfähigkeit des Gesundheitssektors.

Gesundes Resetting: Medizin vom Kopf auf die Füße stellen

- Nur mit Mut und Verstand sind Veränderungen möglich
- Ärzte – aus Einzelkämpfern werden Teamplayer
- Das Zeitalter der Prävention hat begonnen
- Beim Röntgen werden Bandscheibenvorfälle niemals sichtbar – althergebrachte Methoden gehören überprüft
- Hightech ist nicht teuer, eine falsche Indikation und Preispolitik schon
- Patienten lieben Ärzte, die ganzheitlich denken und sich ihnen zuwenden
- Unsterblichkeit und Langlebigkeit sind Megathemen, Lebensqualität und Wohlbefinden nicht
- Jugend ist ein Geisteszustand und keine Altersfrage
- Medizin ist ein wesentliches Kulturgut, für das zu kämpfen sich lohnt
- Gesundheitswesen, die Zukunftsbranche Nummer eins
- Heilen statt Kranksparen. Hohe Kosten am Ende des Lebens können vermieden werden
- Flächendeckende 24-Stunden-Versorgung wohnortnah durch geöffnete Praxen und Apotheken
- Rote Leitfäden (Workflows) für die Patienten im Medizindschungel schaffen
- Priva-Setzliche Krankenversicherung statt Bürgerversicherung

3. Kapitel

Pflegefall Medizin

Wir leben in einer Zeit, in der Leistung, Fitness und Produktivität im Vordergrund stehen, wo alles immer schneller gehen, immer besser und immer mehr werden muss. Aber das Leben funktioniert nicht nach dem Prinzip des Leistungssports: Weiter, höher, schneller. Frau Else Assmann aus Berlin wäre fast 111 Jahre alt geworden. Das war 2013. Eine Lebensleistung? Bestimmt. Erreicht einerseits durch Gelassenheit, Demut, Lebensfreude und persönliches Engagement, Autonomie und Gnade, wie mir ihre Enkelin, die Moderatorin Marion Hanel vom RBB in Berlin, berichtete. Aber auch durch die fürsorgliche häusliche Pflege von Tochter und Enkelin, woraus man viel lernen könne, meinte ich damals. Eigentlich hatte ich ein Interview mit Frau Assmann führen wollen, für meine Sendung über Hundertjährige im ZDF (»Dietrich Grönemeyer – Leben ist mehr«, zusammen mit der Redaktion von 37 Grad). Mich interessierten ihr Leben, das sie bis zum letzten Tag zu Hause führte, und ihre besondere Lebenssituation. Nur zweimal war sie, versorgt von ihrer Tochter, ihrer Enkelin und einer Pflegerin, nach ihrem hundertsten Geburtstag beim Arzt gewesen: mit 100 und mit 106 Jahren. Leider verstarb sie vor dem bereits festgelegten Interview.

Ihre ganze Lebensgeschichte inklusive der liebevollen häuslichen Pflege hat mich sehr berührt. Und sie ist medizinisch wie ethisch ein Vorbild – für die zukünftige Medizin, aber auch für junge Menschen. Habe ich doch im Kontext eines Schreibwettbewerbs für Kinder und Jugendliche erfahren, welch dumpfes Unbehagen die forcierte Entwicklung in der Medizin schon bei den Kindern auslöst. Die Aufgabe in diesem Schreibwettbewerb lautete, sich Geschichten zu Themen wie Klonen, kommerzielle Organentnahme, Apparatemedizin oder die technisch perfektionierte Verlängerung des Lebens auf 400 Jahre einfallen zu lassen. Einerseits gingen die Kinder und Jugendlichen überwiegend davon aus, dass die Entwicklung weiter in diese Richtung verlaufen wird, andererseits wollte sich keiner damit abfinden, dass das technisch Machbare immer auch versucht werden müsse. Was sie störte, war unsere ethisch bedenkenlose Ausnutzung des Fortschritts. Und das heißt doch, dass nicht die Technik das Problem ist, sondern unser Umgang damit: ein Wertesystem, in dem das Wachstum über allem rangiert.

Wie soll das funktionieren, in einer Gesellschaft, deren Altersdurchschnitt von Jahr zu Jahr ansteigt? Wir können das Alter nicht einfach wegoperieren. Es lässt sich mit keiner Organspende dauerhaft überlisten. Wir müssen vielmehr lernen, es anzunehmen, die Jungen ebenso wie die Alten. 2050 werden wir allein in Deutschland mit über 6 Millionen pflegebedürftigen Menschen zu rechnen haben. Dieser Aufgabe müssen wir uns aber stellen und endlich lernen, die Pflege als würdige Aufgabe ernst zu nehmen.

Es kann nicht sein, dass beispielsweise Demenzkranke, die einen hohen Mobilitätswunsch haben, mit Medikamenten oder Handfesseln ruhiggestellt oder Sterbende ohne Begleitung in Badezimmern zum Sterben abgestellt werden. Ja, das gibt es wirklich, so unglaublich es Ihnen vorkommen mag. Es ist ein Zeichen der Überforderung, die beim Personal in den Krankenhäusern und Altenheimen schon jetzt existiert. Hier treiben Ökonomie und Rationalisierungswahn das gesamte Pflegesystem zunehmend in den Abgrund, einschließlich der an der Grenze ihrer Kraft arbeitenden und unter Personalknappheit leidenden Krankenschwestern, Pflegerinnen und Pfleger. Der ökonomische Blick darf hier nicht im Vordergrund stehen, sonst ist die Gefahr sehr groß, dass es zu einer Trennung von lebens- und nicht lebenswertem Leben kommt, wie es eine der Schülerinnen in dem erwähnten Wettbewerb dargestellt hat, wo in ihrer Schilderung bestimmte Menschen nur als Organ- und Zell-Lieferanten am Leben erhalten werden. Und ebenso wenig kann es gerade auch deshalb sein, dass die Politik uns Ärzte zu Funktionsmedizinern degradiert, die nur die Körper fließbandmäßig und vor allem schnell reparieren sollen. Auch kostengünstig nach Möglichkeit.

Genau umgekehrt müsste der Weg beschritten werden. »Teurer« ist, wie schon gesagt, meist »billiger«, kurz- und langfristig gesehen. Investitionen ins Gesundheitssystem müssen unter dem Aspekt der Qualität und Menschenwürde und nicht mehr in erster Linie unter dem Aspekt der Kosten begriffen werden. Der damit verbundene persönliche und auch volkswirtschaftliche Nutzen muss im Vordergrund stehen. Investitionen in das Gesundheitswesen sind doch Investitionen in Menschen und in die Entwicklung der Gesellschaft, und zwar im ganzheitlichen Sinne, wirtschaftlich, ökologisch und sozial. Gesundheit ist kulturerhaltend bzw. kulturschaffend! Darum geht es. Wir müssen endlich begreifen, wie wesentlich dafür die pflegenden Menschen in ihren speziellen Berufen sind. Wir sollten sie auf Händen tragen. Sie sind wesentlich für die Zukunft der Medizin und für unser persönliches Wohlbefinden. Das Leben pflegen, fürsorglich und mit Liebe, darum geht es. *Leben ist mehr!*

Vergiss-Mein-Nicht

Wir genießen das Alter dank moderner Medizin und Ernährung sowie komfortabler Sozialsysteme. Alles zusammen bietet uns die Chance, länger jung zu bleiben. Doch das ist nur die eine Seite. Mit der anderen, mit den problematischen Folgen steigender Lebenserwartung, tun wir uns wesentlich schwerer. Hier reagieren wir überwiegend mit Verdrängung. Eine Lebenserwartung von achtzig und mehr Jahren ist für uns, wenigstens in Europa, aber selbstverständlich geworden. San Marino und Hongkong liegen an der

Spitze, aber auch in Macau und Japan, Singapur, Norwegen, Island und der Schweiz lebten 2021 laut Statista die ältesten Menschen, im Durchschnitt mit 83–85 Jahren.[20] Und weil wir zwar immer älter werden wollen, uns aber scheuen, alt zu sein, neigen wir dazu, alles auszublenden, was uns daran erinnern könnte, dass das Alter nach wie vor mit Beschwerden und Verfall belastet sein kann. Besonders deutlich wird diese Unsicherheit in unserem Verhältnis zur Demenz. Weil wir nicht wissen, wie wir diesem geistigen Verfall, dieser Form des langsamen »Wegtretens« begegnen sollen, und weil sich die Krankheit derzeit weder mit Medikamenten besiegen noch wegoperieren lässt, weil sie unseren Traum vom unbeschwerten Alter stört und weil der Verlauf des Vergessens so unbegreiflich scheint, reagieren wir verunsichert und nur allzu oft mit der Ausgrenzung derer, von denen wir meinen, sie nicht weiter erreichen zu können.

Dabei geht es längst nicht mehr um wenige tragische Einzelfälle wie den des Schriftstellers Walter Jens vor mehreren Jahren, von dessen Schicksal wir wohl auch nie erfahren hätten, wenn er nicht einmal zu den wortmächtigsten Intellektuellen unseres Landes gehört hätte. »Mir ist die Sprache gestorben«, fasste er in einem der wenigen lichten Momente während seiner Erkrankung die für ihn schlimmste Folge in Worte.

Die Demenz ist längst zu einem gesellschaftlichen Problem geworden. Weltweit sind laut der Weltgesundheitsorganisation 50 Millionen Menschen an Demenz erkrankt. 1,6 Millionen Demenzkranke leben laut Deutsche Alzheimer Gesellschaft zurzeit in Deutschland, 25 000 davon sind unter 65 Jahre alt.[21] Jeden Tag werden allein bei uns weitere rund hundert Erkrankte registriert. Zwei Drittel davon leiden unter der Alzheimer-Krankheit, einer langsam fortschreitenden Hirnerkrankung – im Gegensatz zur gefäßbedingten »vaskulären Demenz«, die durch Durchblutungsstörungen des Gehirns verursacht wird.

Was da im Zuge der weiteren demografischen Entwicklung auf uns zukommt, kann man sich leicht ausmalen, zumal wenig dafürspricht, dass wir in absehbarer Zeit über wirksame Heilmethoden verfügen könnten, auch wenn sich die Forscher in Universitäten und

Pharmaindustrie hier sehr engagieren. Haben wir es mit organischen Veränderungen des Gehirns zu tun, oder sind womöglich toxische Einflüsse entscheidend? Gibt es genetische Ursachen, oder ist die Demenz am Ende gar eine Schutzfunktion, mit der sich unser Gehirn vor Überlastung zu retten sucht? Nur wenn wir den ganzen denkbaren Ursachenkomplex im Blick haben, werden wir schließlich auch zu anderen Formen des Umgangs mit dieser Krankheit finden.

Keinesfalls können wir ihr weiter mit peinlich berührtem Wegsehen begegnen. Vielmehr gilt es, auch die Demenz als eine Form menschlichen Alterns zu begreifen, zu erkennen, dass die Betroffenen ein Recht haben, ihr Leben, wie immer sie es erfahren mögen, in Würde weiterzuführen – und zwar nicht ausgeschlossen, weggesperrt, sondern in der Gemeinschaft mit denen, die das Glück haben, gesund zu altern. Hierzu gehört ein liebe- und verständnisvoller Umgang mit den Kranken daheim in der Familie sowie in Krankenhäusern und Pflegeeinrichtungen – ein Umgang, wie wir ihn uns auch wünschen würden. Weiß ich doch aus persönlicher Erfahrung, wie unbegreiflich für den Betroffenen selbst dieser schleichende Krankheitsverlauf und wie aufwendig die Pflege ist. Mein Vater sagte immer wieder zu mir – viele Jahre vor dem Auftreten der Demenz: Dietrich, irgendetwas stimmt nicht mit meinem Gehirn. Und ich versuchte, ihn dann immer wieder zu beruhigen. Aber das half nur begrenzt, weil er sich weiterhin zunehmend unbehaglich fühlte.

Jeder kann jederzeit zum Pflegefall werden

Das Risiko, ein Pflegefall oder dement zu werden, sowie mein alter Klassenfreund Harald mit circa 60 Jahren, ist alterslos. Es kann jeden treffen, zu jeder Zeit. Trotzdem verdrängen die Menschen in unserem Land dieses Risiko. Viele wissen davon, dass da, vor allem je älter man wird, etwas schlummert und im Argen liegen könnte. Sie gehen es aber nicht angemessen an. Auch bei meinen Eltern war es so, und so erlebe ich es auch fast tagtäglich bei vielen Patienten. Das macht traurig. Denn es lässt sich einfach nicht sicher verhindern, ein Pflegefall zu werden. Das habe ich erstmals nach einem Motorradunfall begriffen, bei dem ich meine rechte Hand schwer verletzt, fast einen Finger verloren und zwei Wirbel angebrochen hatte. Plötzlich, sozusagen aus dem Nichts kommend, ist es passiert. So etwas gehört zum Menschsein dazu, und um diesen Umstand sollte auch jeder wissen. Da man sich mit dieser möglichen Situation aber so gut wie nie proaktiv beschäftigt, verdrängt man auch das Pflegekostenrisiko. Auch meinen Eltern war das nicht bewusst, und sie scheuten sich vor der Auseinandersetzung damit. Deshalb mussten mein Bruder und ich zum Ende ihrer beider Leben für viele Kosten aufkommen. Ich hätte es besser wissen sollen. Bitte, liebe Leserinnen und liebe Leser, tappen Sie nicht auch in diese Falle und sorgen Sie für sich und Ihre Lieben vor. Gleichwohl ist mir bewusst, dass nicht alle Menschen angemessen Vorsorge leisten können, weil sie finanziell dazu gar nicht in der Lage sind. Hier muss der Gesetzgeber dringend Lösungen finden, vielleicht auch »heilige Kühe« schlachten und über eine sinnvolle Umverteilung in der Pflegeversicherung nachdenken.

Möglicherweise haben die letzten Reformen in der Pflegeversicherung – besser gesagt, das Suggerieren einer umfassenden Lösung durch den Staat – das Verdrängen verstärkt. Aufklärung darüber hat so gut wie nicht stattgefunden. Doch um richtig entscheiden zu können, braucht es ein Mehr an Information zur aktuellen und künftigen Pflegesituation – nicht nur in Deutschland, sondern überall auf der Welt. Fast 6 Millionen ältere Menschen leben allein, 55 Prozent der Pflegebedürftigen sind 80 Jahre und älter, zuletzt waren dies rund 2,3 Millionen Menschen in Deutschland. Im Dezember 2021 lebten 4,8 Millionen Pflegebedürftige in Deutschland, 74 Prozent der Pflegebedürftigen ab 80 Jahren wurden zuletzt daheim versorgt, über die Hälfte überwiegend durch Angehörige.[22] Laut Barmer Pflegereport 2021 werden »in weniger als 10 Jahren knapp 3 Millionen Pflegebedürftige ausschließlich von Angehörigen gepflegt. Das sind circa 630 000 mehr als noch 2020. Rund 1,17 Millionen Menschen werden durch ambulante Pflegedienste versorgt. Schon heute unterstützen schätzungsweise 300–600 000 Pflege- beziehungsweise Betreuungskräfte aus dem Ausland bei der Pflege.« Aufgrund des demografischen Wandels von immer mehr alten Leuten im Verhältnis zu jungen Leuten kann im Rahmen des bestehenden Generationenvertrages die gesetzliche Pflegeversicherung ohne stetige Unterstützung der öffentlichen Hand nicht mehr langfristig finanziert werden. Es ist zu befürchten, dass diese Subventionierung aus Steuermitteln das Problem nur unzureichend lösen wird. Deshalb sind moderne private Pflegezusatz-Versicherungsmöglichkeiten zur Vorsorge, wie z. B. von der vigo Krankenversicherung in Düsseldorf, dringend angeraten.

Ohne fürsorgliche individuelle Pflege auf Augenhöhe mit den Patienten wird die Humanmedizin zugrunde gehen. Denn die körperliche, seelische und soziale Pflege vor, während und am Ende einer Erkrankung sind die Grundpfeiler des Heilens und der Gesundheitssysteme. Sowohl im familiären und Arbeitsplatzumfeld als auch im ambulanten, stationären Bereich, in den Seniorenheimen und auf den bisher unzureichend berücksichtigen Pflegestationen. Die größte Herausforderung in der Medizin, ich weiß! Aber unaufschiebbar! Gerade JETZT, in Zeiten von Corona und immer wieder neuen Kriegsherden weltweit.

Pflege wertschätzen!
Brutto für netto auszahlen

Leider wird der Pflege in unserer Gesellschaft viel zu wenig Wertschätzung entgegengebracht. Einen Menschen zu pflegen, ist eine wundervolle und enorm wichtige Aufgabe. Das kommt in der allgemeinen Wahrnehmung viel zu kurz. Menschen in schweren Zeiten haben liebevolle Fürsorge und, besonders in ihren letzten Jahren, Zuwendung und Respekt verdient, genauso wie die Personen, die ihnen Zeit schenken und sie umsorgen. Dabei geht es auch für sie um angemessene Arbeitsbedingungen und eine faire Entlohnung.

Pflege geschieht für die Öffentlichkeit im Verborgenen, geht uns aber alle an. Manchmal muss man dafür auf die Straße gehen. So etwas kann die Sichtbarkeit für das Thema erhöhen. Das im Zuge der ersten Corona-Welle zeitweise erfolgte Klatschen für das Pflegepersonal muss als Anerkennung nachhaltiger werden und durch sofort spürbare Maßnahmen auch tatsächlich ankommen. Nur so wird es gelingen, Begeisterung für den Pflegeberuf zu erzeugen und genügend Arbeitskräfte für diesen Beruf zu gewinnen. Ich habe in Corona-Zeiten empfohlen, als Zeichen generellen öffentlichen Danks Schwestern, Pflegerinnen und Pflegern die Lohnsteuer zu erlassen und brutto für netto auszuzahlen – zumindest vorübergehend, um danach neue wertschätzende Tarife zu schaffen. Das würden sie sofort in der Tasche spüren. Ein solches Zeichen ist längst überfällig – auch für die anderen schlecht bezahlten Berufsgruppen, deren systemtragende Bedeutung unter Corona für uns alle sehr deutlich wurde: Verkäuferinnen, Postboten, Müllwerker oder Auslieferungsfahrer.

»Kranke Schwestern« oder Krankenschwestern?

Statistiken zeigen: Die Pflegenden gehören zu den Berufsgruppen mit den meisten Arbeitsunfähigkeitstagen wegen psychischer Erkrankungen. Und das ist auch kein Wunder, wenn man bedenkt, was beispielsweise von den Krankenschwestern erwartet und ihnen zugemutet wird. Zwei Drittel von ihnen müssen schwerer heben als ein Bauarbeiter, drei Viertel stehen im Schichtdienst, die meisten arbeiten regelmäßig auch an Sonn- und Feiertagen. Viele haben ein Überstundenkonto, das sie infolge des akuten Personalmangels gar nicht mehr abbauen können – ganz zu schweigen von der hohen psychischen und physischen Belastung auf Dauer. Wer je mit den Menschen zu tun hatte, die in der Pflege arbeiten, weiß, wie belastend der Alltag unter den Vorgaben der sogenannten Minutenpflege ist: schnell waschen, schnell anziehen, unter Zeitdruck zur Toilette bringen, die Gabe der Tabletten überwachen, wenige Worte wechseln ... und bei alldem wartet dann auch schon der nächste Patient. Das ist nicht nur ein Problem der oft fehlenden Zusammenarbeit zwischen den verschiedenen Beteiligten: Angehörigen, Pflegekräften, Ärzten. Es ist schlicht und vor allem ein Problem des Personalmangels.

Der oftmals als würdelos empfundene Umgang mit Patienten im Krankenhaus findet seine Ursache vor allem in der ökonomisch bedingten Überlastung des Pflegepersonals und auch der Ärzte und nicht in den Personen selbst! Beim Personalschlüssel in der Krankenpflege liegt Deutschland zusammen mit Spanien europaweit an letzter Stelle. In Norwegen teilen sich vier Patienten eine Pflegekraft, in Deutschland sind es zehn. Abhängig Beschäftigte sind im Schnitt zwölf Tage im Jahr krank, beim Pflegepersonal sind es 22,4 Tage. Altenpflegerinnen fielen 2020 in Deutschland – laut einer Pressemitteilung der Techniker Krankenkasse vom 12.7.2021[23] – sogar durchschnittlich für circa 25 Tage aus.

Auch die Fluktuation ist in diesem Beruf überdurchschnittlich hoch. Die Pflegeberufe werden zunehmend unattraktiv. Einmalige Zuwendungen, wie es sie während der Corona-Krise gab, sind bestenfalls Almosen, die grundsätzlich nichts zu ändern vermögen. Man kann allgemein sagen, dass der bereits vorhandene Mangel an Pflegefachpersonal die pflegerische Versorgung gefährdet. Wer heute vom drohenden Pflegenotstand spricht, muss sich nicht mehr vorwerfen lassen, den Teufel an die Wand zu malen. Ab 2025 werden die ersten Babyboomer in Rente gehen. Wir werden dann noch sehr viel mehr Personal für die Pflege brauchen.

Kamen die Deutschen 2007 noch mit circa 580 000 Pflegekräften aus, waren es 2019 schon 1,7 Millionen, etwa 1,2 Millionen in der medizinischen Pflege und ca. 500 000 in der Altenpflege (Juni 2020). Bis 2030 wird ein Mehrbedarf von mehr als 500 000 zusätzlichen Kräften erwartet. Die Pflege ist damit aufgrund des Fachkräftemangels nicht mehr gesichert. Wie 2035 (laut der BARMER Krankenkasse, bei der auch ich versichert bin) statt heute vier dann mehr als fünf bis sechs Millionen pflegebedürftige Menschen –

Kinder, Erwachsene und Alte – betreut werden sollen, ist mir ein Rätsel. Nicht wenige Pflegekräfte haben bereits frustriert aufgegeben oder sind einem mehr oder weniger starken Burn-out verfallen. Wie soll bei einem solchen Desaster jetzt für die Pflege motiviert werden? Davor kann doch die Politik die Augen nicht länger verschließen. Das will vorausschauend geplant und schließlich auch finanziert sein.

Den Notstand in der Pflege heilen

Der prognostizierte Pflegenotstand ist Fakt und schon heute eine der größten politischen und gesellschaftlichen Aufgaben. Prof. Dr. Christoph Straub, der Chef der BARMER, sprach laut des Nachrichtensenders ntv schon Ende 2012 von »Tausenden von Pflegekräften« und von »Konzepten«, die fehlen würden. Und die Lage spitzt sich immer weiter zu. Die statistischen Voraussagen liegen alle auf dem Tisch. Es müssen endlich ein Umdenken, eine begeisterte Aufklärung und eine breit angelegte kontinuierliche Werbeaktivität in allen Medien stattfinden, um Personal zu gewinnen, auszubilden und zu halten.

Erstrebenswert ist ein Pflegesystem, in dem die Bedürfnisse jedes Einzelnen erfasst werden und Behandlung sowie Pflege in individueller Form erfolgen.

Jede Medizin-Schule hat ihre Berechtigung, sofern ihre Methoden nachweislich heilsam sind: schulmedizinische genauso wie traditionelle Heilweisen, körperlich wie psychisch und sozial orientierte Methoden. Das gilt auch für die Pflege. Darauf weist schon der Begriff »therapieren« hin. Er ist aus dem Griechischen »therapeuein« hergeleitet und bedeutet übersetzt »heilen, dienen, pflegen – den Körper genauso wie die Seele«. Bei fürsorglicher Zuwendung und liebevollen Gesprächen entsteht Verständnis für die individuelle Situation und die Bedürfnisse der zu pflegenden Person. Daraus ergeben sich die Maßnahmen, ob mit traditionellen Verfahren wie Massagen, Entspannungstechniken oder Einsatz von Pflanzenmedizin, ob mit schulmedizinischen Heilverfahren wie der Physiotherapie, mit Osteopathie oder Medikamenten. Eine deutliche Erhöhung des Zeitkontingents und dessen wertschätzende Finanzierung sind in Zukunft für eine menschenwürdige Pflege unabdingbar.

Entspannungstechnik für mehr Achtsamkeit

Achtsamkeit (englisch: Mindfulness) bedeutet, sich absichtsvoll auf den gegenwärtigen Moment auszurichten. Das kann verschiedene Ausprägungen annehmen, die alle ihre Vorteile haben. In der achtsamkeitsbasierten Stressreduktion, auch MBSR genannt, wird die Achtsamkeit beispielsweise als effektives Entspannungsverfahren genutzt. Beim sogenannten Bodyscan scannt man den Körper gedanklich und spürt in die einzelnen Körperteile hinein.

Studien belegen, dass eine regelmäßige Praxis solcher Übungen nicht nur Stress reduziert, sondern bei verschiedensten Erkrankungen heilungsfördernd wirkt – sowohl bei körperlichen Beschwerden als auch bei psychischen Leiden. Dabei geschieht mehr als eine kurzzeitige Veränderung biochemischer Prozesse. Mit bildgebenden Verfahren konnten Forscher zeigen, dass sich das Gehirn sichtbar verändert: der Mandelkern, das Angstzentrum, schrumpft, während der Hippocampus, der Arbeitsspeicher, wächst.

Achtsamkeit kann als meditative Praxis kultiviert werden, um den Geist zur Ruhe zu bringen oder die Konzentration zu schulen. Man kann zum Beispiel einfach die Augen schließen und die Gedanken wahrnehmen. Oder sich auf den Atem fokussieren, wie er durch die Nasenlöcher einströmt und dabei vielleicht die Nasenhaare kitzelt und dann durch den Mund mit einem leichten Kribbeln auf den Lippen ausströmt. Durch dieses bewusste Beobachten können sich mitunter tiefgreifende spirituelle Erfahrungen einstellen – wenn wir mit dem inneren Beobachter in Kontakt kommen. Wir beobachten, wie wir den Atem beobachten, und erfahren, dass wir nicht unsere Gedanken, unsere Gefühle, unser Körper und seine Beschwerden sind.

Früher war die Pflege älterer Angehöriger eine klassische Aufgabe der Angehörigen, meist der Frauen; oft lebten mehrere Generationen gemeinsam in einem Haus. Dieses an sich schöne Miteinander findet sich heutzutage in der Gesellschaft kaum noch und ist häufig in der globalisierten, sich immer schneller drehenden Welt auch nicht mehr realistisch umsetzbar. Die dadurch bedingte Distanz fordert Familien bei Pflegefällen organisatorisch und finanziell in extremer Weise. Die Sozialsysteme sind schon jetzt unterfinanziert, und der Trend setzt sich fort. Die Erkenntnis, dass ein weiteres Nachschießen von Steuermitteln nicht unbegrenzt möglich bzw. sinnvoll ist, wird immer deutlicher. Eigenes Handeln ist gefragt. Denn der Staat wird kaum mehr in der Lage sein, Sozialleistungen auf Kosten der Gesamtbevölkerung auszuweiten. Eine individuelle Pflegeversicherung, die staatliche Zuschüsse erfährt, wird hierbei zu einem wichtigen Instrument werden.

> Was Sie als Leserinnen und Leser vielleicht nicht wissen: Auch Angehörige und nahestehende Personen haben einen eigenständigen Anspruch auf Pflegeberatung. Das ist bislang viel zu wenig bekannt, ebenso, dass ein Anspruch auf Pflegekurse, gegebenenfalls Kuren und zusätzlichen Urlaub besteht. Zudem kann für die Dauer von maximal sechs Monaten Pflegezeit genommen werden. Beschäftigte, die einen Angehörigen pflegen, können ihre wöchentliche Arbeitszeit für die maximale Dauer von zwei Jahren auf bis zu 15 Stunden pro Woche reduzieren.

Sinnvoll wäre es, flächendeckend Beratungs- und Pflegemanagementstellen aufzubauen, die darüber informieren und die gleichzeitig die individuelle Pflege im Netzwerk der lokalen medizinischen Versorgungsmöglichkeiten organisieren: ambulanten Pflegeeinrichtungen, Selbsthilfegruppen, Apotheken, Nahrungsmittelversorgern, Sanitätshäusern, Fahrtransporten und Ärzten. Gleichzeitig könnten solche Zentren als Akquisitionszentralen für neues Personal oder häusliche Betreuerinnen etc. sowie als Kontaktstellen für Menschen in Not ausgebaut werden. Zurzeit werden solche Beratungsstellen von Pflegekassen, Kommunen und Wohlfahrtsverbänden betrieben. Grundsätzlich sollten sinnvollerweise in jedem Stadtteil »Gesundheitsläden« errichtet werden, wie wir sie schon als Studenten vor Jahrzehnten gefordert und rudimentär an der Uni als Projekte realisiert hatten. Sie könnten als Anlaufstelle für die Patienten dienen und Lotsenfunktion übernehmen.[24]

Eine neue Rolle für Krankenschwestern

Nicht erst seit Corona wird deutlich, welche dramatischen Unzulänglichkeiten grundsätzlich in unserem medizinischen Versorgungssystem vorhanden sind. Natürlich gibt es Ausnahmen: einzelne engagierte medizinische Akteure oder Berufsgruppen wie die der Krankenpflegeberufe. Sie wären eine optimale Unterstützung und Partner für die Hausärzte, wenn ihr Status und die Wertschätzung ihrer Arbeit optimiert würden. Da Krankenschwestern und -pfleger zunehmend im ambulanten Bereich und in den Haushalten tätig sind, könnten sie aus meiner Sicht umfassendere Aufgaben übernehmen als bisher. Warum sollen sie nicht vor Ort körperlich untersuchen, Spritzen geben oder Belastungs-EKGs abnehmen, Ultraschalluntersuchungen oder ambulante Laborchecks in telemedizinischer Vernetzung mit dem Hausarzt oder den Fachärztinnen des Vertrauens durchführen? In telemedizinisch-digitaler Vernetzung mit der Hausarztpraxis sowie gemeinsamer digitaler kardiologischer Auswertung oder sogar auch direkt in Verbindung mit einer kardiologischen Praxis oder Krankenhausabteilung. Warum, frage ich mich, sind nicht sie es, die als **Gesundheitscoaches** über Apps kontinuierlich mit den Patienten verbunden sind und die persönlichen Daten wie Blutdruck, Fieber, Sauerstoffsättigung oder Antigen-/PCR-Status oder Bewegungs- und Schlafprofile auswerten? Sie könnten das übernehmen, was der Hausarzt im heutigen System nicht mehr leisten kann. Sie würden ihn entlasten und ihm so Freiräume für ärztliche Behandlungsmaßnahmen und Gespräche verschaffen. Sie würden quasi als Co-Pilotin oder Co-Pilot des Hausarztes und als kontinuierliche tagtägliche Bezugspersonen für Patienten fungieren – auch im Notfall, vertrauensvoll, nah am Menschen. Sie könnten mit gezielter Aufklärung motivieren und Angst nehmen, die Patienten vorsorgend und therapiebegleitend mit fundierten Informationen versorgen, etwa über Diabetes mellitus, Grippe, Covid-19 oder Affenpocken, und sie könnten auch das Pro und Kontra von Impfungen erörtern. Hätten wir einen solchen Zustand flächendeckend schon vor Corona zur Verfügung gehabt, wäre die Versorgung in Zeiten der Pandemie eine andere gewesen. Wir hätten aufgeklärtere und angstfreiere Bürgerinnen und Bürger gehabt als heute und nicht dieses Informationschaos. Da bin ich mir sehr sicher!

Ein kleines Beispiel dafür, wie eine Corona-Infektion in vielen Fällen tatsächlich ablief: Emma bekam extrem hohes Fieber. Am Tag zuvor war sie noch kerngesund gewesen. Hinzu kamen wahnsinnige Kopfschmerzen, auch die Muskeln machten nicht mehr so richtig mit. Sie schleppte sich zum Test: Abstrich – Corona – Tränen – Isolation. »Was für ein Shit! Warum ich? Woher? Wer hat mich infiziert? Niemand ist krank, Kinder gesund, Mann und Kolleginnen im Kindergarten ebenso.« Todtraurig zermarterte sie sich den Kopf im ersten Corona-Lockdown. Als sie sich vom ersten Schock erholt hatte, kam schon der nächste. Und der war gigantisch: Quarantäne, kein Kontakt mehr, zu niemandem. Sofort! 14 Tage Isolationshaft. Zu Hause. Nicht einmal ihre Liebsten dürfen zu ihr. Organisierte Hilfe in der Quarantäne? Von wegen. Bis heute nicht!

»Ich hätte nie gedacht, dass vier Wochen meines Lebens oder sogar mein Leben selbst von so einem Virus ausgelöscht werden könnten. Alles Märchen, habe ich gedacht. Doch dann war es nur noch Horror.« So ihre damaligen Worte, sehr bedrückt, sehr schlapp. Starker Husten und Perspektivlosigkeit machten sich breit. »Ich weiß von anderen und aus Studien, dass es noch lange dauern kann, bis ich wieder richtig auf dem Damm bin! Wie lange das mit der Erschöpfung, dem Konzentrationsmangel und der Angst anhält, wer weiß?«»Zum Glück habe ich eine liebe Familie«, sagt sie heute, »rührende Freunde und Nachbarn. Das hat mir damals ganz gut die schlimme Angst genommen und meinen Körper und mein seelisches Immunsystem gestärkt!« Aber noch im Nachhinein kullern Tränen. »Eigentlich konnte ich nicht mehr. Diese Schmerzen und die Einsamkeit hinter verschlossenen Türen haben mich fast verrückt gemacht.« Ihr Ehemann und die zwei Kinder durften die Wohnung nicht verlassen. Nachbarn entsorgten den Sondermüll in Plastiksäcken, stellten Lebensmittel und all das, was zum (Über-)Leben dazugehört, vor die Haustür. »Alles zum Glück Einzelaktivitäten von Freunden, nichts war vom Gesundheitssystem organisiert. Niemand hat sich vom Amt gemeldet oder mir Verhaltensmaßnahmen erklärt noch uns als Familie unterstützt. Fehlanzeige bis heute.« Kraftlos schrieb sie Einkaufszettel, organisierte den Haushalt im Kopf in ihrem »Käfig«. Gab mit zittriger Stimme Anweisungen durch die Tür oder per WhatsApp. Ihr Mann kochte das erste Mal in seinem Leben, machte nach der Arbeit Hausaufgaben mit den Kindern und versuchte, diese zu beruhigen. Fröhliche Musik, tröstende Worte und kleine Liebesbriefchen flogen durch den Türschlitz. »Und wenn ich nicht so gute Unterstützung von meiner Familie und Freunden gehabt hätte ... ich wäre verloren gewesen. Psychologisch habe ich mir ab und zu telemedizinische Hilfe im Internet besorgt, wenn es gar nicht mehr weiterging. Das kann ich nur jedem empfehlen. Da gibt es mittlerweile gute Möglichkeiten«, so ihre Worte nach der Genesung, nach dreimaliger Impfung sowie zwei weiteren leichteren Corona-Infektionen danach.

Dass neue Viren und Bakterien die Menschheit immer wieder bedrohen werden, zeigt die Geschichte. Und ob es jemals gelingen wird, etwas zu finden, das Corona ein für alle Mal den Garaus macht, das die Viren vernichtet, noch bevor sie anstecken können, wer weiß das, wer könnte eine Prognose wagen, die ernst zu nehmen wäre? Und selbst wenn das Unwahrscheinliche, die Ausrottung von Covid-19 und anderen Sars-Viren, gelingen sollte, wären wir dann für immer vor jeglichen Pandemien gefeit? Mitnichten! Denn so wenig, wie wir die Zukunft vorherzusehen vermögen, so wenig sind wir in der Lage zu erahnen, wann womöglich ein neues Virus wie aus dem Nichts auftaucht. Das Einzige, was sich mit Sicherheit sagen lässt: In der globalisierten Welt würde es sich im Handumdrehen bis in die hintersten Winkel der Erde verbreiten.

Nur weil es gelungen ist, die Pocken durch Impfungen und andere Seuchen wie die Pest in Europa zu besiegen bzw. wie die Lepra einzudämmen, können wir uns nicht in ewiger Sicherheit wiegen, uns einbilden, Pandemien würden der grauen Vorzeit angehören. Vielmehr sind wir gehalten, uns zu wappnen für eine Expansion bisher unbekannter Krankheiten; soweit das möglich ist, sollten wir vorbereitet sein, damit fertigzuwerden: technisch, medizinisch, kommunikativ und politisch. Diesmal waren wir es nicht, auf keiner Ebene. Corona hat uns kalt erwischt.

Den Impfstoff, an dem nun alle Hoffnungen hängen, hat uns der glückliche Zufall beschert. Es handelt sich, etwas flapsig gesagt, um ein Abfallprodukt fortgeschrittener Krebsforschung. Daraus ist keinem ein Vorwurf zu machen. Wie könnte man etwas gegen eine virale Infektion entwickeln, bevor sie aufgetreten ist? Das Problem ist ein anderes: die verlotterte und völlig veraltete Infrastruktur unseres Gesundheitswesens, verursacht durch die Schließung zahlreicher Krankenhäuser, die jahrelange Reduzierung der Intensivmedizin, nicht zuletzt durch den Abbau des Pflegepersonals aus finanziellen Gründen. Und das alles, ohne dass es im Gegenzug zu einer Digitalisierung gekommen wäre, die geholfen hätte, manches abzufangen. Wo es notwendig gewesen wäre, Datenbanken aufzubauen, die es jedem Arzt erlauben würden, sich schon bei den ersten Anzeichen einer Infektion ein genaueres Bild der gesundheitlichen Konstellation des Patienten zu machen, um sofort individualmedizinisch zu intervenieren, bei einem Diabetiker anders als bei einem Asthmatiker, sind wir bei Fax und Telefon stehen geblieben. Kein Scherz, nein, nur die alltägliche Realität in vielen, allzu vielen Bereichen des Gesundheitswesens.

Digitalisierung der Medizin – Totalausfall bei Corona

Auch nach jahrzehntelangen Digitalisierungsankündigungen steckt die digitale Vernetzung der Akteure im Gesundheitswesen, besonders zwischen Krankenhäusern, Praxen und Gesundheitsämtern, noch in den Kinderschuhen. Die Gesundheitsämter sind nicht einmal untereinander vernetzt. Notgedrungen wird dann alles so gemacht wie schon immer und nicht so, wie es heute, abgestimmt auf den jeweils besonderen Patienten, möglich wäre. Wie alle Erkrankungen verläuft auch Covid-19 nicht in jedem Fall gleich. Manche haben sich angesteckt und sind nach wenigen Wochen wieder virenfrei, ohne überhaupt bemerkt zu haben, dass sie Corona hatten. Andere trifft es härter, sie husten, fiebern bisweilen, haben Atemnot, sind schlapp, aber nicht krankenhausreif. Wenige bekommen lebensbedrohliche Lungenprobleme, ringen um Luft, können sich kaum noch bewegen, müssen intensivmedizinisch betreut werden. Immer spielen dabei Vorerkrankungen, die körperliche Konstellation und das höhere Alter eine entscheidende Rolle. Über solche Faktoren Bescheid zu wissen, ist für den Arzt eminent wichtig, bevor er die Spritze zückt.

Wie am Fließband zu impfen, mag politisch beeindrucken, frei nach dem Motto: Je größer die Zahlen, desto größer das Ansehen des amtierenden Gesundheitsministers. »Der Mann tut doch was«, sagen die Leute. Ist es aber auch das Richtige? Wer daran keine Zweifel hegt, das Verordnete gutgläubig, geradezu untertänigst hinnimmt, es gar für selbstverständlich hält, hängt politischen Vorstellungen nach, die nicht kompatibel sind mit denen einer freien bürgerlichen Gesellschaft. Denn darin handeln die Menschen nicht auf Befehl von oben. Bevor sie etwas tun, wollen sie den Sinn dessen, was sie tun sollen, verstanden haben. Das zeichnet die Bürger als vernunftbegabte Wesen seit der europäischen Aufklärung aus. Anders gesagt, woran es in der Corona-Krise bisher tatsächlich fehlte, waren weder Impfstoff noch Intensivbetten (selbst auf dem Höhepunkt der Pandemie standen landesweit viele von ihnen leer), sondern eine glaubhafte und breite, fachlich fundierte Unterrichtung der Bevölkerung.

Hier soll die Gefahr, die von dem Virus ausgeht, keinesfalls kleingeredet werden. Worauf es mir ankommt, ist der Hinweis auf die falsche Gewichtung im Krisenmanagement. »Par ordre du Mufti«, auf Befehl von oben, lässt sich Krankheit grundsätzlich nicht aus der Welt schaffen. Was fehlte und bis heute fehlt, ist die nötige Aufklärung: Kampagnen und kontinuierliche Information – über das Virus und seine Wirkungen ebenso wie über den Nutzen der Impfung oder die gesamtgesellschaftliche und individuelle Stärkung des körperlichen und psychischen Immunsystems. Das wäre sinnvoller gewesen als das unentwegte Schüren von Panik und Angst – in den Reden der Politiker und in den entsprechenden Medienberichten.

Wer so zielt, muss damit rechnen, dass der Schuss nach hinten losgeht. Tatsächlich wurde die Bewegung der Impfgegner auch von denen befeuert, die die Verweigerer jetzt für den Ausbruch »neuer Wellen« verantwortlich machen wollen. Damit, dass man die Skeptiker politisch attackiert, sie als Rechtsradikale anschwärzt, ist wenig bis nichts gewonnen, selbst wenn dort auch manche mitmarschierten, von denen man sich lieber fernhalten sollte.

Außer dem Glauben an die Impfstoffe von BioNTech, Moderna und anderen haben wir bislang nichts, das beweisen würde, ihr Einsatz sei ohne längerfristig auftretende Nebenwirkungen. Das können wir vielleicht in zehn oder zwanzig Jahren sagen, nicht aber heute. Wer dennoch eine Impfpflicht für Kinder einführen will, handelt vielleicht nicht bewusst fahrlässig, aber doch allemal gutgläubig, so wie es kein Arzt tun sollte – zumal es bis dato keinen Beweis dafür gibt, dass die Jagd nach immer höheren Impfquoten zu der verheißenen Eindämmung der Pandemie geführt hätte. Wäre es so, bräuchten wir uns jetzt keine Sorgen machen.

Dringender nötig denn je: digitale Vernetzung für eine individuelle Medizin

Aus meiner eigenen ärztlichen Praxis weiß ich, dass in der Medizin keine nachhaltigen Erfolge zu erzielen sind, wenn nach Schema F vorgegangen wird. Stets bedarf es einer individuellen Therapie. Das aber würde in einer Krisensituation, wie wir sie eben erleben, auch eine fortgeschrittene Digitalisierung im Gesundheitswesen erfordern. Der Arzt müsste Zugriff auf eine personengeschützte Datenbank haben, in der er sich über die jeweils besondere Situation des Patienten informieren kann, ohne selbst erst langwierige und oft belastende, zudem gänzlich unnötige Doppel-Untersuchungen zu veranlassen. Von einer solchen Vernetzung kann allerdings im deutschen Gesundheitswesen noch nicht ansatzweise die Rede sein. Die Situation ist heute keine andere als vor Corona. Bei jeder Behandlung beginnt das gleiche Spiel von vorn. Es gibt mündliche Informationen des Patienten. Der Hausarzt übermittelt sie dem Kollegen in der Krankenhausaufnahme, damit der sie wiederum dem jeweiligen Facharzt vorträgt. Es geht Zeit verloren – Zeit, die in vielen Notfällen knapp ist, oftmals lebensentscheidend. Womit wir bei Zuständen wären, die schlichtweg skandalös sind, jedenfalls im Zeitalter der vernetzten Wissensgesellschaft.

Ein Beispiel aus der Praxis: Ein Mensch schwebt in höchster Gefahr. Der Notarzt wird gerufen, der Patient in den Wagen aufgenommen und erstversorgt. Bereits während der Fahrt beginnt der Notarzt mit einer ersten Untersuchung. Seine Möglichkeiten sind begrenzt. Er muss den oftmals verstörten Patienten fragen, woran er, abgesehen von der akuten Lage, womöglich leidet, welche Vorerkrankungen zu beachten sind: Diabetes, Bluthochdruck, Herzleiden, Darmentzündungen oder sonst was. Alles Informationen, die genauer zur Verfügung stünden, gäbe es eine Datenbank, auf der das Gesundheitsprofil der Frau, des Mannes oder des Kindes verzeichnet wäre. Schon im Notfallwagen könnte sich der Behandelnde ein genaues Bild machen, über das er das Krankenhaus vorab unterrichten könnte. Wäre überdies auch dort ein Zugriff auf die Datenbank möglich, wären gezielte Vorbereitungen für den speziellen Fall möglich, noch bevor der Wagen mit Blaulicht und Sirene vorfährt.

Der Weg dahin entwickelt sich dann aber häufig zu einer wahren Odyssee. Das zuerst angefahrene Krankenhaus macht die Tore dicht, weil es bereits überfüllt ist. Weiter also zur nächsten Klinik, die ebenfalls keine Kapazitäten mehr hat. Nun müssen eine dritte, vielleicht sogar eine vierte Station angefahren werden, um endlich »entladen« zu können. Indes, auch da herrscht drangvolle Enge, doch immerhin gibt es einen Landeplatz auf dem Dach. Man kann einen Hubschrauber rufen zum Abtransport in eine Klinik, die ein Bett frei hat. Und die böse Ironie mancher dieser Geschichten will es dann am Ende noch, dass die angeflogene Klinik ganz in der Nähe jenes Ortes liegt, an dem der Patient aufgenommen wurde. Hätte der Fahrer des Notarztwagens die Möglichkeit gehabt, auf eine Datenbank zuzugreifen, in der verzeichnet wäre, wo wie viele Betten zur Verfügung stehen, wäre die ganze Rundreise unnötig gewesen, wäre dem Patienten manches erspart geblieben. Man hätte kaum gesundheitliche Dauerschäden zu befürchten infolge einer verzögerten medizinischen Intervention, etwa bei einem Herzinfarkt, einem Schlaganfall oder einer Lungenembolie. Durchweg Vorfälle, bei denen es auf Minuten ankommt.

Freilich hätte es dann auch nicht die publikumswirksamen Fernsehbilder von der Verladung des Patienten in den Hubschrauber gegeben – Aufnahmen, die vortäuschen, alles sei bestens organisiert, jeder könne sich in Sicherheit wiegen. Populistische Rosstäuscherei möchte man das nennen, da überblendet wird, was im Argen liegt.

International muss das deutsche Gesundheitswesen fraglos keinen Vergleich scheuen. Aber schlechtere Verhältnisse anderswo sind doch längst noch kein Ausweis eigener Exzellenz, bloß eine Vertuschung eigenen Versagens. Denken wir nur wieder zurück an den Beginn der Corona-Epidemie. Keine Nachrichtensendung, in der nicht zuerst die dramatische Lage in Italien, in den USA oder in Großbritannien furchterregend geschildert wurde, bevor wir fast schon im Nachtrag erfuhren, auch hierzulande würde die Infektion um sich greifen, wenngleich weniger bedrohlich, was heißen sollte, im Vergleich mit den anderen hätten wir die Lage noch immer Griff. Nachher, als ebendiese anderen Länder wie Israel oder Schweden bereits wieder begannen, aus dem Tal der Tränen aufzusteigen, traf es uns dann umso härter. Kurzum: Wir sollten uns besser nicht verführen lassen, fremde Länder zu belehren.

Zu Beginn ihrer dritten Kanzlerschaft, 2013, konstatierte Frau Dr. Merkel:»Das Internet ist für uns alle Neuland.« An sich schon eine erstaunliche Bloßstellung, wenn man bedenkt, dass das Internet damals bereits 21 Jahre bestand, also gerade volljährig geworden war. Allein – der Satz machte Hoffnung, insofern man zwischen den Zeilen herauslesen mochte, es werde nun alles darangesetzt, diesen Zustand zu ändern, Deutschland technisch und intellektuell so aufzurüsten, dass es im Internet heimisch würde. Doch müssen wir heute, wiederum neun Jahre nach Merkels Ansage, feststellen, dass für das Gesundheitswesen das Internet nach wie vor eine Terra incognita ist, auf der wir nicht immer, das bestimmt nicht, aber noch viel zu oft herumtappen wie Außerirdische.

Auch wenn es uns nicht gelingen mag, Covid-19 auszurotten, sollte uns die Pandemie wenigstens gelehrt haben, uns für die Zukunft digital besser aufzustellen. Dass Corona die letzte aller bösen Überraschungen einer Natur war, die stets ihr eigenes Ding macht, Wissenschaft hin oder her, können ohnehin nur verbohrte Corona-Leugner annehmen – oder Politiker, die uns glauben machen wollen, mit einer flächendeckenden Impfkampagne würde es ihnen schon gelingen,»die Welle zu brechen«. Das ist nichts anderes als »das Eiapopeia vom Himmel, / Womit man einlullt, wenn es greint, / Das Volk, den großen Lümmel«; das wusste schon Heinrich Heine.

Nein, indem man wild drauflosimpfte, ohne die jeweils besondere Lage des Impflings in Rechnung zu stellen, nur damit die Ratlosen Abend für Abend möglichst hohe Zahlen »Gespritzter« vermelden konnten, wurde man der Lage nicht Herr.

Aufgeschreckt von Corona, dürfen wir bei der Digitalisierung und menschlichen Vernetzung des Gesundheitswesens keine Zeit mehr verlieren, sowohl bei uns als auch mit anderen internationalen Gesundheitssystemen.

Telemedizin – gut für die Patienten, für koordinierte Therapien und für die Wissenschaft

Mit der Corona-Krise ist nun – so hoffe ich inständig – bei vielen Entscheidern endlich der Groschen gefallen, dass die Vernetzung von Kapazitäten im Gesundheitssystem bereits für die nahe Zukunft entscheidend ist. Das »erkrankte Medizinsystem« zu heilen und zum Entstehen einer Gesundheitsversorgung zu kommen, die sich als Einheit begreift, um bestmögliche Leistungen für jeden Menschen zu erbringen, das sollte unser aller Bestreben sein. Mit diesem integrativen Gedanken habe ich bereits 1997 den ersten internationalen Kongress *High Care* im Audimax der Ruhr-Universität Bochum veranstaltet und dazu aus den verschiedenen Bereichen der Medizin hochkarätige innovative Wissenschaftler und Mediziner aus der ganzen Welt eingeladen.

Übersetzen könnte man »High Care« mit »Optimale Pflege« (im technischen Sinne auch mit »Intensivpflege«, im Gegensatz zu »Low Care«, »Normalpflege«). Nach wie vor finde ich den englischen Begriff (Analogiebildung zu »Hightech«) jedoch treffender für die gemeinten zukünftigen Gesundheitssysteme der Welt. Er ist präziser und schöner als das deutsche Äquivalent und schafft international Vertrauen bei den Menschen; er bringt im ganzheitlichen Sinne Fürsorge, Zuwendung und Sicherheit zum Ausdruck. In diesem Punkt waren sich damals auch die Kongressteilnehmer und Vortragenden einig.

Erste telemedizinische Einbindungen von Vortragenden aus anderen Erdteilen fanden damals bereits statt. Selbst telemedizinische Schaltungen direkt in den Operationssaal, etwa nach Amerika, ermöglichte mein Team, um zum Beispiel an innovativen Katheter-Eingriffen am Herzen in der Mayo-Clinic teilnehmen und sich dabei bzw. danach mit dem Operateur – oder in anderen Fällen mit Patienten – zur Behandlungsmethode unterhalten zu können. Das alles erforderte damals noch sehr viel technischen Aufwand. Es war ein Novum in der Kongressgeschichte. Denn das, was heutzutage per digitaler Hybridschaltung oder per Handy längst Tagesroutine ist, gab es damals noch nicht. Die heutige Technik von Mobiltelefonen oder Pads war für die meisten Menschen nicht vorstellbar. Schon gar nicht deren Einsatz im medizinischen Alltag. Im Nachhinein bin ich immer noch fasziniert und begeistert davon, was wir damals auf die Beine gestellt haben. Mir ging es dabei vor allem um erste Demonstrationen zukünftiger Möglichkeiten von teleambulanter Kommunikation.

Mich inspirierte das Thema so, dass ich aus diesem Grund noch im gleichen Jahr eine kleinere *High-Care*-Veranstaltung in der Messe Leipzig zur Telemedizin initiierte. Und drei Jahre später, 2000, erneut in Bochum. Eine nachhaltige Vernetzung der Player in einem zukünftigen humanen Gesundheitswesen mithilfe digitaler Techniken und Telemedizin ist also schon lange mein Traum. Sei es in der Praxis meines tagtäglichen medizinischen Handelns, sei es in Wissenschaft, Unternehmertum sowie in Vorträgen oder medizinisch-wissenschaftlichen Veranstaltungen wie *High Care*. Die Motivation ist ungebrochen. Die enormen technischen Möglichkeiten machen es möglich. Nur ... Wir Menschen können sie zwar entwickeln, aber damit dann umzugehen, ist nochmals eine andere Sache. Eigentlich stehen wir uns immer wieder selbst im Weg. Und so dauert es besonders in der Medizin Jahre, meist Jahrzehnte – wie bei der Telemedizin –, bis das System endlich die Routine ermöglicht. Doch jetzt könnte uns Corona aus dem Dornröschenschlaf erweckt haben. Tragisch, aber wahr.

Zwar wird sich die ärztliche Behandlung nie ganz oder auch nur überwiegend über den Computer abwickeln lassen. Das anzunehmen, wäre absurd. Ebenso fahrlässig wäre es aber, wenn wir nicht versuchen würden, den Bereich der Telemedizin zielstrebig und zügig für die flächendeckende medizinische Versorgung in Stadt und Land aufzubauen. Es wird ohnehin dauern. Über Nacht lässt sich da – zumindest in Deutschland, wie wir während Corona gelernt haben – wenig stemmen. Doch so zögerlich wie bisher, bald drei Jahrzehnte lang, darf das Thema nicht weiter vor uns hergeschoben werden. Zum Glück hat während der Pandemie ein Umdenken stattgefunden. Es werden zunehmend telemedizinische Konsultationen durchgeführt, auch Telemedizin-Fachzentren etablieren sich. Mal schauen, ob das nachhaltig bleibt und endlich auch der notwendige Stimulus war, alle Player dauerhaft zu vernetzen.

Es geht um das Wohl des Patienten und am Ende auch um die Zukunft des ärztlichen Berufsstandes. Ohne den Ausbau und die leistungsgerechte Entlohnung der Telemedizin werden wir die flächendeckende medizinische Versorgung aller auf Dauer nicht garantieren können. Dringend benötigt werden, wie schon gesagt, viele ambulant tätige Krankenschwestern und -pfleger als (selbstständige) Partner der Hausärzte, die vor Ort allgemeine Leistungen wie Impfungen oder sonstige Injektionen durchführen – auch technische Untersuchungen wie EKGs, sogar Ultraschalluntersuchungen – und sich dabei telemedizinisch mit den Ärzten verbinden lassen.

Diese Teamarbeit würde die medizinische Dienstleistung auf dem Land attraktiver machen und zur freien Niederlassung ermuntern. Hier sollte die Politik im Verbund mit den Kassen und den ärztlichen Verbänden die Entwicklung zügig vorantreiben und Anreize schaffen. An Ärzten, die sich dafür engagieren, wird es nicht fehlen. Von einem drohenden Ärztemangel kann keine Rede sein, allenfalls von fehlenden Ideen und der Scheu vor jeglicher Veränderung. Da, allein da liegt der sprichwörtliche Hund begraben.

Wir brauchen ein Nationales Gesundheitszentrum

In Zusammenhang mit den Plänen zur Realisation von *High Care* schwebt mir seit 1997 auch die Etablierung eines Nationalen bzw. eines Europäischen Gesundheitszentrums analog zu den National Institutes of Health in den Vereinigten Staaten vor. Dieses Zentrum sollte mit einer realen und virtuellen Gesundheitsuniversität verbunden sein, unter Einbeziehung des Know-hows vieler medizinischer Institutionen. An meinem Lehrstuhl hatten wir schon ein Konzept dafür entwickelt, auch für Ausgründungen von Firmen, die zur Refinanzierung dieses Gesundheitszentrums beitragen sollten. Dabei hätte ich mit meinem auf dem Bochumer Uni-Campus angesiedelten Lehrstuhl für Radiologie und Mikrotherapie, einschließlich des ambulant tätigen Grönemeyer-Instituts, auch mein internationales und nationales Beziehungsgeflecht einbringen können. Im Elan der Jugend schwebte mir vor: Wissenschaft an und von der Ruhr. »Med. in Germany aus dem Medical Valley Ruhr« habe ich es damals genannt. Ermutigend wirkte dabei, dass es mir bereits 1995 gelungen war, aus dem Röntgenmuseum in Remscheid (eingerichtet im Geburtshaus Conrad Röntgens) die erste transatlantische Telemedizin-Konferenz zu veranstalten. Rückschauend bin ich mir sicher, dass nicht zuletzt wegen der Schirmherrschaft Hillary Clintons, der Frau des damaligen US-Präsidenten, dafür nicht nur in Amerika, sondern auch bei uns im Ruhrgebiet eigens riesige Sendeanlagen mit Unterstützung des Pentagons aufgebaut wurden. Kurze Zeit später gelang es noch ein zweites Mal, uns während eines Eingriffs zur Behandlung eines Tumors im Computertomografen aus meinem Lehrstuhl-Institut in Bochum telemedizinisch mit dem National Cancer Institute in Bethesda in Maryland, USA, zu vernetzen. Ich war dorthin eingeladen und hatte dieses Experiment zum allerersten Mal über Telefonleitungen von Amerika aus initiiert – allerdings mit schlechter und verrauschter Bildqualität. Besser ging es damals nicht. Trotzdem waren alle teilnehmenden Ärzte, Wissenschaftler und Verantwortlichen des amerikanischen Krebs-Forschungsinstituts und Gesundheitsministeriums begeistert.

Allein, die Mehrheit meiner deutschen Kollegen blieb davon unbeeindruckt. Gegen ihre Vorurteile war wenig bis nichts auszurichten. Es obsiegten Misstrauen und Missgunst, wie so oft in der Medizingeschichte, befeuert von denen, die glaubten, ihre Pfründe verteidigen zu müssen. Die ererbten Erfolge verstellten den etablierten Kollegen, Radiologen wie Chirurgen und Internisten, den Blick in die Zukunft. Damit hatte ich mich abzufinden. Es lehrte mich aber einmal mehr, dass es in jeder Hinsicht das Beste war, das eigene Geschick in die eigenen Hände zu nehmen.

Warum, begann ich mich zu fragen, warum hängen wir immerfort der romantischen Vorstellung vom Gesundheitswesen als einer wohltätigen Veranstaltung nach? Weshalb glauben wir, dass es die anderen sein müssten – die Gesellschaft, der Staat –, die für die Gesundheit eines jeden einzustehen haben? Wieso berührt es uns peinlich, wenn die Kosten jeder Therapie auch jedem Patienten mitgeteilt werden sollten? Das eine, die Humanmedizin für jedermann, und das andere, die ökonomische Gestaltung, müssen einander nicht ausschließen. Im Gegenteil, nur wenn es gelingt, das Gesundheitswesen so zu reformieren, dass es sich selbst trägt und nicht auf Gedeih und Verderb auf Sozialbeiträge und staatliche Zuwendungen aus dem Steuersäckel angewiesen ist, wird es gelingen, eine qualitativ hochwertige gesundheitliche Versorgung aufrechtzuerhalten, die allen gleichermaßen zur Verfügung steht.

Veränderung fängt beim Einzelnen an, unternehmerische Initiative auch

Und damit wären wir bei einem weiteren Kapitel der von mir persönlich miterlebten, gelegentlich mitgestalteten Medizingeschichte der letzten Jahrzehnte. Natürlich darf und will ich mir nicht anmaßen, dass die Mikrotherapie ohne mich nie erfunden worden wäre.

Alles, was entdeckt wird, liegt irgendwie in der Luft. Nur: Hätte ich mich nicht wirtschaftlich auf eigene Füße gestellt und wäre ich stattdessen auf den staatlichen Antragswegen vorangeschlichen, hätte vieles bis zur eventuellen Einführung in die ärztliche Praxis sehr viel länger gedauert. Oder es wäre gar nicht erfolgt, weil die Widerstände enorm waren. Aber: Sollte es im Gesundheitswesen wirklich nicht darauf ankommen, den Kranken die bestmögliche und schonendste Therapie so schnell wie möglich zur Verfügung zu stellen?

Und sollten wir nicht endlich einsehen, dass es sich beim Gesundheitswesen um einen der wichtigsten Wirtschaftszweige des Landes handelt? Meine berufliche Laufbahn hat mich in dieser Überzeugung vielfach bestätigt. Ohne meine unternehmerischen Aktivitäten wäre vieles nicht möglich gewesen, was mittlerweile zur ärztlichen Routine in Diagnostik und Therapie beiträgt. Etwa die weltweite Einführung der Mikrotherapie mit Hilfe eines Computertomografen und der Lasernavigation – zur präzisen, punktgenauen Behandlung im Körper. Auch der Einsatz von (offenen) Kernspintomografen bei Operationen und lokalen medikamentösen Behandlungen oder die Entwicklung von Mikrotherapieinstrumenten und der Einsatz des Lasers zur Bandscheiben-, Schmerz- und Tumortherapie. Später dann die erste CT-gesteuerte Tumorbehandlung von Wirbelkörpern durch Hochfrequenz und noch später die Injektion von medizinischem Bio-Zement in Metastasen der Wirbelsäule oder bei Frakturen durch Osteoporose, ambulant im CT. Immer wieder hat nicht nur mir die unternehmerische Unabhängigkeit Fortschritte und Entdeckungen erlaubt, die sonst im Sumpf bürokratischer Organisation versunken wären. Denken wir nur an die jüngste Vergangenheit, an die Entwicklung und Produktion des ersten wirksamen Impfstoffes gegen Covid-19. Auch sie verdankt sich der unternehmerischen Initiative einzelner Forscher.

Zwar tut die Politik, um mit Kurt Tucholsky zu sprechen, gern so, »als ob sie etwas täte«. Die Kunst aber, sich am eigenen Schopf aus dem Morast zu ziehen, beherrscht sie so wenig wie jedermann. Dabei mag es nicht einmal am guten Willen fehlen. Immerhin gibt es seit 2019 eine Bundesagentur für Sprunginnovationen. Ihr Eingreifen soll Verwaltungswege abkürzen und dafür sorgen, dass neue Ideen wirtschaftlich schneller umgesetzt werden. Inzwischen scheint mir der Chef dieser Agentur, Rafael Laguna de la Vera, der Verzweiflung nahe. Nach einem Jahr resümierte er in einem Gespräch mit der *Frankfurter Allgemeinen Sonntagszeitung*: »Es hat sich ein System der Entmenschlichung entwickelt: Wir schaffen so kleinteilige Prozesse, dass fast jeder Schritt maschinell entschieden werden kann. Jegliche Erfahrung wird ausgeschaltet, jegliches Bauchgefühl, alle langjährigen Partnerschaften. Dabei sind es diese Dinge, die in der Wirtschaft Erfolg bringen. Wir versuchen, nicht zu scheitern – und scheitern stattdessen in kleinen Schritten.«[25] Sogar die Beschaffung der Internetadresse für seine staatliche, von Frau Dr. Merkel ausdrücklich gewünschte Agentur sei mit einem aufwendigen bürokratischen Prozess verbunden gewesen. Um die Bürokratie zu zähmen, muss zuerst eine eigene Bürokratie aufgebaut werden – ein unsinniges Unterfangen, das von vornherein zum Scheitern verurteilt ist. Es ist der Versuch, den Teufel mit dem Beelzebub auszutreiben. Höchste Zeit aber auch, sich von überkommenen Vorstellungen und Methoden der Wissenschaftsorganisation zu verabschieden, ein neues Kapitel aufzuschlagen.

Dass in unserem, bislang besten aller Gesundheitssysteme nicht alles zum Besten bestellt ist, liegt weder am fehlenden Geld oder an fehlenden kommunikativen Verbindungen noch an einem Mangel therapeutischer Kompetenz. Über das alles verfügen wir wie nie zuvor. Nur ist es bisher nicht gelungen, etwas zu schaffen, in dem alle Teile einander ergänzend zusammenwirken würden. In den ersten Wochen der Corona-Krise wurde das um sich greifende Infektionsgeschehen als ein Notstand angesehen, dessen Management Politiker und Virologen unter sich ausmachten. Die Gesundheitsämter hatten ohne digitale Vernetzung organisatorisch zu funktionieren, ohne dass jemand auf den Gedanken gekommen wäre, auch ihre Erfahrung und Kompetenz zu nutzen und sie so schnell wie möglich untereinander und mit den Arztpraxen und

Krankenhäusern zu vernetzen. Bis heute ein politisches Desaster! Und was die Ärzte dazu zu sagen gehabt hätten, spielte ebenfalls kaum eine Rolle. Sie wurden, wenigstens anfangs, zu keiner medizinischen Beurteilung der Lage herangezogen.

Chaos oder Organisation?

Die Zeit der Corona-Pandemie veranschaulicht doch im Kleinen, in welcher Misere unser Gesundheitssystem im Großen steckt. Woran liegt es, dass so vieles, was da geschieht, so unsinnig anmutet, eher bürokratisch geregelt als umsichtig bedacht, organisiert und ausgeführt? Liegt es an den Ärzten, die derart überlastet sind, dass ihnen kaum noch Zeit bleibt, über den engeren Bereich ihrer jeweiligen Disziplin hinauszuschauen, sich mit anderen, mit Naturheilkundlern, Pflegenden, Physiotherapeuten oder Psychotherapeuten abzusprechen? Liegt es an den Kassen, die für die Kosten alternativer Heilverfahren nicht aufkommen wollen, nur weil die Schulmediziner eifersüchtige Zweifel an deren Wirksamkeit hegen? Liegt es an der Politik, die laviert, weil sie es sich mit keinem verderben möchte? Die eine Vermutung ist am Ende wohl so falsch oder richtig wie die andere. Mit Schuldzuweisungen ist dem Problem nicht beizukommen. Vielmehr bedarf es der Einsicht aller in die Notwendigkeit des Zusammenwirkens, wenn unser Gesundheitssystem so funktionieren soll, dass alles, worüber wir verfügen, effizient genutzt werden kann: die modernste Technik und das über Jahrhunderte tradierte Wissen der Natur- und Erfahrungsheilkunde zusammen mit den wissenschaftlich fundierten Verfahren der Schulmedizin und einer wertgeschätzten fürsorglichen Pflege. Schließlich geht es ja immer nur um das eine: das Wohl der Patienten. Allein in ihren Diensten steht, wer sich mit der Medizin befasst, politisch, wirtschaftlich, pflegend und therapeutisch. Jeder in diesem System trägt seinen Teil dazu bei, der Minister so wie die Krankenschwester, der Kassenangestellte so wie der Altenpfleger, die Apothekerin so wie die Experten der Pflanzenheilkunde, der

Chirurg so wie die Physiotherapeutin. Alle müssen sie sich sagen lassen: *Es gibt nicht nur einen Weg der Heilung.* Gleich, ob das mit den Händen, mit Kräutern, wie sie schon in den Klostergärten des Mittelalters wuchsen, oder mit computergestützten Operationen und neu entwickelten Medikamenten gelingt.

Die Verteilung der Gelder

Nein und nochmals nein! Gesundheit und Wohlbefinden ist nichts, das uns geschenkt in den Schoß fällt, aber auch nichts, das keinen Gewinn abwerfen würde. Nicht bloß und gar nicht einmal in erster Linie für die Ärzte, gegen die der Neid nur allzu gern geschürt wird, um von anderem Versagen abzulenken. Die Millionen und Milliarden versickern nicht in den Taschen derer, die den Menschen therapeutisch beistehen. Auch nicht bei den unterbezahlten Krankenschwestern und Psychologen. Vielmehr sind es wirtschaftlich kurzsichtige bürokratische Entscheidungen, die auf kurzfristige Einsparungen abzielen – nur allzu oft auf eine Senkung der Kosten, die uns nachher teuer zu stehen kommt. Man denke bloß an die seit Jahren forcierte Schließung kleiner Krankenhäuser. Eben erst, in der Corona-Krise, fehlten sie überall auf dem platten Land, ebenso wie die vernachlässigten Hausarztpraxen. Um den Mangel auszugleichen, mussten Impfzentren aus dem Boden gestampft werden. Die Kosten lagen pro Impfung vier- bis fünfmal so hoch wie in den Hausarztpraxen, die bislang immer routinemäßig geimpft haben, gegen Tetanus genauso wie gegen Keuchhusten oder Grippe. 2,5 Millionen Menschen hätten pro Woche von ihnen geimpft werden können, täglich zehn Patienten oder mehr in 50 000 Hausarztpraxen, so der Bundesvorsitzende des Deutschen Hausärzteverbandes, Ulrich Weigeldt, in der *Wirtschaftswoche* vom 10. März 2021.[26] Dass sie ursprünglich gar nicht an der Impfkampagne beteiligt werden sollten, erst verspätet einbezogen wurden und allemal minimale Zuteilungen der Impfstoffe bekamen, während in den Impfzentren die medizinische Kapazität bisweilen nicht ausreichte, um die zugewiesene Menge der Vakzine zu verbrauchen, setzte der bürokratischen Narretei noch die Krone auf.

Woran das Gesundheitswesen wirklich krankt, sind seine bürokratischen Fehlsteuerungen – was aber nicht heißen soll, dass wir getrost auf die staatliche Steuerung generell verzichten könnten. Mit dem provozierten Chaos wäre den bisweilen chaotischen Zuständen auch nicht beizukommen. Bei allem Verdruss über die ausufernde Bürokratie habe ich doch im Laufe meiner Praxis immer feststellen müssen, wie sehr wir auf die übergreifende Koordination angewiesen sind. Schließlich funktioniert das System nur im Zusammenspiel von medizinischen und rechtlichen, politischen und gesellschaftlichen, sachlichen und personellen Faktoren. Seine Leistungsfähigkeit hängt an der Finanzierbarkeit. Sie sinnvoll zu gestalten, ist die erste Pflicht der Gesundheitspolitik. Eine überaus verantwortungsvolle Aufgabe, und das umso mehr, als es um die Verwaltung von Geldern geht, die der Staat nicht selbst erwirtschaften kann, die ihm aber auch nicht freiwillig – wie etwa beim Kauf von Anteilen eines Aktienfonds – überlassen werden. Vielmehr handelt es sich bei dem, was die Beamten einsetzen, um Zwangsabgaben, die von den Steuer- und Beitragszahlern eingetrieben werden. Der Gegenwert ist das bloße Versprechen, den Status quo aufrechtzuerhalten – zu wenig und für die Bürger ein Geschäft auf Treu und Glauben! Für die Staatsdiener aber eines, das dazu verführt, jegliches Maß zu verlieren und allein wegen der Verfügungsmacht über das Vermögen fachliche Kompetenzen zu überschreiten, sich in dem Glauben zu wiegen, die eigene sei qua Amt die richtige Entscheidung. Wer zahlt, bestimmt, heißt es am Stammtisch.

Zum Glück gibt es aber noch immer einige, die sich nicht abhalten lassen, ihr »eigenes Ding zu machen«. Sie sind es, die uns voranbringen. Oder wer wollte jetzt noch bestreiten, dass die Eindämmung der Corona-Pandemie wesentlich dem Impfstoff von BioNTech zu verdanken ist, der an keiner Universität oder staatlich unterhaltenen Akademie entwickelt wurde, sondern in einem Privatunternehmen. Weil sich dessen Gründer, die Eheleute Uğur

Şahin und Özlem Türeci (übrigens beide Nachkommen von nach Deutschland eingewanderten Emigranten) trotz der Verluste, die ihre Firma über Jahre hin machte, nicht davon abbringen ließen, nach einem Mittel gegen den Krebs zu forschen, verfügten sie schließlich über das Know-how, das es ihnen erlaubte, binnen Kurzem einen Impfstoff gegen Covid-19 zu entwickeln. Finanziell verdankte sich das vornehmlich den Investoren Thomas und Andreas Strüngmann. Sie waren bereit, das Risiko der Forschung zu tragen. Keine deutsche Uni, der die Mittel dazu nicht binnen Kurzem gekürzt, womöglich völlig entzogen worden wären. Nicht aus bösem Willen, sondern weil es in der wirtschaftlichen Verantwortung der Beamten, die jeden Fehler scheuen, gelegen hätte, auf eine gerechtere Verteilung der Gelder zu dringen. Jedem ein bisschen und niemandem genug.

Menschenverträglich und heilsam?

Als ich diese Zeilen niederschrieb, kam ich gerade aus einem mir fremden Krankenhaus zurück, wo ich mich wegen eines Termins für einen Freund informieren wollte. Ich war schockiert. Schon die Architektur, die Gesamtanmutung der Anlage und die farbliche Ausgestaltung des Gebäudes, innen wie außen, waren eine Zumutung. Sie erzeugten bei mir großes emotionales und sogar körperliches Unwohlsein. So krass hatte ich das noch nie erlebt. Und als ob das nicht schon genug gewesen wäre, herrschte mich auch noch die Pförtnerin von fern barsch an: »Sie da, 'ne andere Maske und die auch richtig aufsetzen!« Dabei war doch alles korrekt. Ich kehrte postwendend um und organisierte alles Weitere per Telefon. Aber zum wiederholten Male wurde mir schlagartig bewusst, wie lieblos wir unser System gestalten, das eigentlich heilen und heilsam sein soll. In einem solchen Krankenhaus – und davon gibt es unzählige in unserem Land – kann ein Kranker, unabhängig vom Problem der Fallpauschalen, ja gar nicht wirklich gesund werden! Das verhindern die Nüchternheit und Kälte der Umgebung, die öden langen Flure in liebloser Farbgestaltung sowie die vielen gehetzten oder Macht ausübenden Menschen – egal ob Pförtner, Arzt oder Verwaltungsmensch.

Haben Sie sich schon einmal ein Krankenhaus innen und von fern genau angeschaut? Fast jedes Hotel ist schöner. Dort wird man in der Regel herzlich willkommen geheißen, als sei man ein Gast der Familie. Im Krankenhaus scheint man eher ein Störenfried zu sein, und Krankenhausarchitekten planen Krankenhäuser, wie auch Schulen, technisch einwandfrei, aber meist nur unter praktischen Gesichtspunkten. Die Gebäude sehen aus wie Schuhkartons: rechteckig, praktisch, gut, aber nicht heilsam. Farblich innen wie außen trist, nicht Mut machend oder Angst nehmend. Ein Haus sieht fast wie das andere aus. Abtörnend, würden meine Enkel sagen. Und das stimmt. Dieses ungute Gefühl begleitet mich seit Jahrzehnten. Kranke und Kinder werden häufig lieblos behandelt. Das System lässt sie wirklich »im Regen stehen«. Nehmen wir doch endlich den »Farbtopf« in die Hand. Fangen wir endlich an, den Krankenhäusern und der Medizin im grauen Alltag »Farbe« zu verleihen!

Die Medizin und unser Gesundheitssystem sind nicht naturgegeben, sondern eingebettet in das gesellschaftliche System, in unsere Kultur. Sie werden von Menschen gemacht und weiterentwickelt – von Menschen, die trotz bester Absichten und großen Engagements gar nicht alle Anforderungen erfüllen können, die an sie gestellt werden. Der Arzt oder die Ärztin möchte sich im täglichen Kontakt sicher viel mehr und viel persönlicher um die Patienten kümmern, hat dafür aber in der Arbeitsbelastung des Praxisalltags gar nicht genug Kapazitäten. Kliniken müssen ein großes und teures Angebot medizinischer Leistungen anbieten, aber auch im wirtschaftlichen Wettbewerb mit anderen Anbietern überleben. Die Krankenkassen müssen mit dem Geld, das sie von den Versicherten bekommen, sorgsam umgehen und können deshalb nicht für jeden alle Leistungen anbieten.

Und nicht zuletzt die Patientinnen und Patienten. Sie haben ein Recht darauf, nach den besten medizinischen Erkenntnissen behandelt zu werden, aber sie haben selbst mitunter viel zu wenig für die Erhaltung ihrer Gesundheit, ihres Wohlbefindens getan – oder tun können. Ich habe die »Reparaturmentalität in der Medizin« beklagt und damit den rein mechanischen Blick auf unseren Körper kritisiert. Diese Reparaturmentalität gilt allerdings in beide Richtungen. Man darf deshalb die Eigenverantwortung und ein selbstaufklärerisches Mitwirken des Patienten durchaus einfordern. Die Möglichkeiten dazu sind heute größer denn je. Wer nicht als Objekt behandelt werden möchte – und wer will das schon? –, darf sich nicht selbst als ein Objekt behandeln, das er anderen zur Reparatur überlässt.

Von Selbsthilfe und Eigenverantwortung

Der Mut von Patientinnen und Patienten, sich nicht passiv – oder gar selbst von einer Reparaturmentalität geprägt – zu fügen, wenn Ärzte über ihre Köpfe hinweg etwas entscheiden wollen, zahlt sich aus. Sich im wohlverstandenen Eigeninteresse einem Arzt zu widersetzen, kann verdammt unbequem sein, aber es lohnt sich. Ich möchte das anhand von zwei Fallgeschichten verdeutlichen.

Vor sechs Jahren entdeckte der Zahnarzt meines Patienten Frank R. an dessen Kiefer einen »Knubbel«. Er schickte ihn zur Chirurgie. Die Gewebeschwellung wurde entfernt und untersucht. Leider wurden Krebszellen (Non-Hodgkin) entdeckt. Man warf die übliche Maschinerie an: Eine CT-Aufnahme wurde gemacht, der Onkologe riet ihm zur Strahlentherapie. Frank dankte für die Empfehlung, entschied sich jedoch, nichts zu tun. Stattdessen wählte er den Weg, sich regelmäßig in definierten Abständen zu Labor- und radiologischen Untersuchungen einzufinden und so eine unkontrollierte Ausweitung der Erkrankung auszuschließen. Engmaschig wird er seither überwacht und hat bislang keine Folgeerscheinungen davongetragen. Der behandelnde Arzt war damals nicht begeistert, aber Frank ließ sich nicht beirren. So mutig sind wenige, wenn es um Leben und Tod geht. Aber bei solch einer Entscheidung ist es ungemein wichtig, den Arzt oder die Ärztin des Vertrauens auf seiner Seite zu haben.

Maria war Mitte zwanzig, als ihr bei einer gynäkologischen Routineuntersuchung mitgeteilt wurde, dass ihre Gebärmutter voller Myome (gutartige Geschwulste an den Gebärmutter-Innenwänden) sei und sie deshalb keine Kinder bekommen könne. Mehr noch: Das gesamte Organ sollte umgehend entfernt werden, da sonst »gesundheitliche Probleme« auftreten könnten. Ein OP-Termin wurde noch in der Praxis direkt vereinbart. Maria hatte jedoch ein derart schlechtes Gefühl dabei, dass sie sich entschied, lieber sofort die gynäkologische Praxis zu wechseln. Sie wollte ihre Gebärmutter nicht verlieren. Der Widerstand des behandelnden Gynäkologen war groß, der Versuch, Druck auf die Patientin auszuüben, immens. Für Maria war das Ganze extrem belastend, wie sie mir mitteilte. Man ging wirklich nicht nett mit ihr um. Trotzdem ließ sie sich nicht beirren, wechselte die Praxis und ließ sich nur die Myome entfernen. Ihr Sohn wird jetzt 13 Jahre alt.

Im Grunde sind diese Geschichten Lehrbeispiele für beide Seiten. Als Ärzte müssen wir lernen, dass die Freiheit der Entscheidung beim Patienten oder der Patientin liegt. Ein selbstbestimmtes Leben sollte immer die beidseitige Gesprächsgrundlage sein. Patienten Angst einzuflößen oder sie gar zu beleidigen, nur um sie zu halten oder vermeintlich recht zu behalten, ist inhuman, leider jedoch gängige Praxis. Hier ist ein Mentalitätswandel dringend erforderlich. Als Patienten müssen wir lernen, für uns selbst einzutreten, Entscheidungen für uns selbst zu treffen, auch wenn sie für die Gegenseite unbequem sein sollten. Auch hier ist ein Sinneswandel vonnöten, da die meisten Patienten gelernt haben: »Der Arzt hat immer recht.« Eine Medizin auf Augenhöhe, wie ich sie mir vorstelle, hätte in beiden Fällen ein respektvolles gemeinsames Nachdenken über das Für und Wider einer Operation erfordert. Die Entscheidung hätte man dann gemeinsam gefällt und sich so voneinander verabschiedet, dass man sich auch gerne wiederbegegnet wäre.

Gesunde Grenzen setzen

Viel zu oft sagen wir Ja zu Dingen, die wir eigentlich nicht wollen – für die wir keine Zeit haben, die uns überfordern oder einfach keinen Spaß machen. Wir geben anderen Macht über unser Leben, weil wir Angst haben, unsere Beziehungen zu gefährden, kritisiert oder nicht mehr geliebt zu werden. Ob im Job, in der Familie, der Beziehung oder im Freundeskreis – wenn wir unsere eigenen Bedürfnisse immer hintanstellen, wird unser Wohlbefinden früher oder später darunter leiden. Hilfsbereit zu sein, heißt nicht, sich aufzuopfern. Andere glücklich zu machen, verlangt nicht, selbst darunter zu leiden.

Wer Schwierigkeiten hat, Nein zu sagen, sollte sich bewusst machen, welche Intention dahintersteckt. Ist es der Wunsch nach Anerkennung oder Bewunderung? Eine Strategie zur Konfliktvermeidung? Ein Mangel an Mut, Durchsetzungsvermögen oder Selbstwertschätzung? Klarheit darüber zu gewinnen, ist der erste Schritt, um gesunde Grenzen setzen zu können. Der Trick besteht einfach darin, klar zu kommunizieren, wozu man bereit ist und was man sich selbst wünscht. Und zu lernen, bei seiner Meinung zu bleiben, auch wenn das Gegenüber enttäuscht, wütend oder uneinsichtig reagiert. Es wird sich zunächst ungewohnt und auch unangenehm anfühlen. Aber je öfter man für sich selbst einsteht, desto natürlicher und richtiger fühlt es sich an. Das Üben lohnt sich.

Übermäßige Fixierung auf die Kosten

Wir müssen ein System schaffen, das den Menschen in den Vordergrund stellt.

Ich bin überzeugt: Grundsätzlich verdient die Basis unseres Gesundheitssystems Vertrauen. In der Breite gesehen haben wir die beste fachärztliche Versorgung, die es jemals gab. Die Krankenhausversorgung ist gut ausgebaut.

Ein solches Gesundheitssystem zu unterhalten, ist aber teuer, und die Leistungsfähigkeit des Systems hängt an der Finanzierbarkeit. Wenn wir weiterhin ein qualitativ hochwertiges Gesundheitssystem betreiben wollen, müssen wir bereit und in der Lage sein, dafür einiges Geld in die Hand zu nehmen. Alle sollten wir uns von der Frage leiten lassen: *Was ist uns die Gesundheit der Bevölkerung wert?*, und nicht von der Frage: *Ist Medizin zu teuer?* Vielleicht müssen wir für die Gesundheit in Zukunft sogar sehr viel mehr Geld ausgeben. Wir wissen es nicht. Keiner weiß es. Was wir aber ziemlich genau wissen: Wir können es uns wirklich nur dann leisten, eine Antwort auf die Zukunft zu geben, wenn wir uns wieder stärker den medizinischen Inhalten zuwenden und vor allen Dingen definieren, was wir bei welcher Erkrankung in Diagnostik und Therapie eigentlich anbieten wollen. Und dann lieber mehr als zu wenig. Und das mit klaren Zielen, Anreizen und aus voller Überzeugung. Unnötige und überteuerte Ausgaben sind zu verhindern. Ganz klar. Das im Auge zu haben und gleichzeitig eine gut ausgestattete, den Menschen wirklich helfende Medizin und vorsorgende Präventionsmaßnahmen einzufordern, ist aber kein Widerspruch. Leider hat die auf Kostenreduktion fixierte Gesundheitsreformdebatte der Vergangenheit genau die falsche Richtung beschritten: Das Patientenwohl steht schon lange nicht mehr im Mittelpunkt. Mit dem Geld, das wir einsetzen, könnten wir uns ein sehr viel besseres, auf Vertrauen basierendes Gesundheitssystem leisten. Wir müssten dafür aber unsere Sicht auf Medizin, Behandlung und Zuwendung kolossal ändern.

Fallpauschalen verhindern Menschlichkeit

Im Jahr 2003 wurden in Deutschland schrittweise die Fallpauschalen für die Patientenversorgung in Krankenhäusern eingeführt. Krankenhäuser erhalten seither für jeden Patienten einen pauschalen Betrag, die Höhe ist abhängig von der Diagnose und den damit verbundenen medizinischen Leistungen. Es war ein, wie man mittlerweile erkannt hat, gescheiterter Versuch, Kosten zu reduzieren. Der Gewinn eines Krankenhauses ergibt sich nach diesem

Modell aus dem festgesetzten Betrag, von dem die Kosten abgezogen werden, die dem Krankenhaus bei der Behandlung entstehen. Somit besteht für die Krankenhäuser ein großer Anreiz, die Kosten so gering wie möglich zu halten. Doch dieses System birgt erhebliche Gefahren für die Qualität der Versorgung.

Eklatant ist dies bei der Entwicklung des Personals zu sehen – ein Punkt, an dem in der Vergangenheit relativ einfach gespart werden konnte. Denn Reduzierung der Kosten führt zu Einsparungen beim Personal – eine simple Rechnung. Darunter leiden jedoch die persönliche Zuwendung und die Ganzheitlichkeit der Versorgung. Diese Entwicklung ist zutiefst inhuman, und jeder weitere Tag verstärkt diesen Zustand, zumal sich die Entwicklung mittlerweile verselbstständigt hat und neue Probleme bei Beschäftigten wie Patienten und somit auch für das ganze Versorgungssystem mit sich bringt. Ich bin fast geneigt zu sagen: »Gesund kommt kein Mensch mehr aus dem Krankenhaus.« Vielleicht trägt diese Struktur deswegen ja den Namen, den sie verdient, denke ich immer wieder. Große Traurigkeit, aber auch Wut erfüllt mich dann. Ich habe »Gesundheits«häuser im Kopf, in denen liebevolle Fürsorge und hochkarätige Medizin kein Widerspruch sind. Das ist die Zukunft, die ich mir vorstelle. Mit Wertschätzung für alle Ärzte, Krankenschwestern und anderen Beschäftigten. Ich werde nicht müde, dies zu wiederholen. Die elendige Kostendiskussion nervt mich seit Anfang meines Studiums. Sie lähmt.

Der heutige Kostendruck sorgt in Deutschland dafür, dass Patientinnen und Patienten entweder unnötig operiert werden oder aber zu früh aus dem Krankenhaus entlassen werden. Wie zum Beispiel ein Obdachloser, den ich vor einigen Jahren im Rahmen einer Sendung über Obdachlose in meiner langjährigen ZDF-Fernsehsendung »Leben ist mehr« getroffen habe. Er wurde mit blutendem Fuß nach einer Operation noch am gleichen Tag wieder vor das Krankenhaus gesetzt, ohne Beistand, ohne Hinweis, was zu tun sei oder an wen er sich zur Weiterbehandlung wenden könne. Unfassbar und leider gar nicht so selten. Zum Glück hat sich damals ein Streetworker seiner angenommen.

Schauen wir uns einmal die Zahlen bei zwei ausgewählten Operationen an, jeweils im Zeitraum zwischen 2005 und 2018: In diesem Zeitraum ist die Anzahl der Kniegelenksersatzoperationen von 128 932 auf 190 427 angestiegen – das sind 48 Prozent. Ähnlich sieht es bei Hüftgelenksersatz aus: Im Jahr 2005 waren es 194 453 Operationen, 2018 stieg die Zahl auf 239 204 – das ist ein Plus von 23 Prozent.[27] Beide Steigerungen, da sind sich Expertinnen und Experten weitgehend einig, sind weder mit der Alterung der Gesellschaft noch mit einer übermäßigen Steigerung der operativen Möglichkeiten in diesen Sektoren zu erklären.

Teure Leistungen anzubieten, um möglichst viel abrechnen zu können, ist die eine Möglichkeit, um den Gewinn zu steigern. Eine weitere ist es, die Leistung entsprechend zu verkürzen, etwa die Verweildauer von Patienten im Krankenhaus. Diese ist seit Einführung der Fallpauschalen um etwa ein Drittel geschrumpft – von im Schnitt rund zehn Tagen auf gut sieben Tage.[28] Was sich zunächst nach einer guten Nachricht anhören könnte, ist bei genauerer Betrachtung allerdings keine.

Die Behandlung und Pflege von Menschen ist eine individuelle Sache. Bei ihr darf nicht allein die zeitliche Dauer ausschlaggebend für den Behandlungserfolg sein. Die persönliche Zuwendung und die Ganzheitlichkeit leiden unter einem solchen System. Notwendig wären die Vernetzung und gemeinsame Abrechnung für die fachübergreifenden Therapieverfahren, sowohl in den Krankenhäusern als auch in den niedergelassenen Praxen. Aber Fehlanzeige, denn die Fallpauschalen in den Krankenhäusern erlauben dies nicht. Entscheidend ist dort die organbezogene Diagnose, und unter dieser wird der »Fall« (und nicht die Person!) einer definierten Abteilung zugeordnet. Dort wird die für das Krankenhaus gewinnbringendste Therapie durchgeführt, inkl. der Einbeziehung der Aufenthaltstage. Und der Patient oder die Patientin wird sozusagen möglichst »sofort« auch wieder entlassen.

Nicht nur eine möglicherweise zu kurze Behandlungszeit gefährdet die Gesundheit von Patienten und Patientinnen. Auch die Behandlungsschritte, die sich nach der Versorgung im Krankenhaus anschließen, können bei zu früher Entlassung einen geringeren Effekt haben. So ist es alles andere als sinnvoll, wenn Krankenhäuser ihre Patienten in die Rehakliniken überweisen, während diese zum Zeitpunkt des Behandlungsbeginns oft noch gar nicht in der Lage sind, an aktivierenden Therapieanwendungen teilzunehmen. Wo es darauf angekommen wäre, das Zusammenwirken von niedergelassenen Ärzten, Krankenhäusern, Rehabilitation und anderen Therapieeinrichtungen integrativ auszubauen, waren die Krankenhäuser fiskalisch gehalten, ihre Fälle sozusagen losgelöst von der jeweils besonderen Krankengeschichte abzuwickeln. Das traditionelle Netzwerk ärztlicher Behandlung drohte – und droht immer mehr – zu zerreißen. Ich habe auf diese Fehlentwicklungen frühzeitig hingewiesen.

Steht endlich auf und »Rettet die Medizin«

Im Jahr 2019 formulierten mehr als 50 vorwiegend ärztliche Organisationen und Verbände sowie über 1500 ärztliche Unterzeichner unter dem Titel »Rettet die Medizin« im Magazin *stern* einen eindringlichen Appell. Sie schrieben: »Das Fallpauschalensystem, nach dem Diagnose und Therapie von Krankheiten bezahlt werden, bietet viele Anreize, um mit überflüssigem Aktionismus Rendite zum Schaden von Patientinnen und Patienten zu erwirtschaften. Es belohnt alle Eingriffe, bei denen viel Technik über berechenbar kurze Zeiträume zum Einsatz kommt – Herzkatheter-Untersuchungen, Rückenoperationen, invasive Beatmungen auf Intensivstationen und vieles mehr. Es bestraft den sparsamen Einsatz von invasiven Maßnahmen. Es bestraft Ärztinnen und Ärzte, die abwarten, beobachten und nachdenken, bevor sie handeln.«[29]

Im Krankenkassenbereich, bei den niedergelassenen Ärzten und bei den Krankenhäusern gewinnt der Wettbewerb inzwischen in einer durchaus bedrohlichen Form an Bedeutung. Frei nach dem Motto »Der Bessere setzt sich durch« wird der Medizinmarkt sich selbst überlassen. Unter dem Druck von Einnahmenoptimierung einerseits und Kostenoptimierung andererseits sind wir unter anderem in den Pflegenotstand geraten. Dabei war diese Entwicklung absehbar. Denn wenn die Krankenhäuser jeden Krankheitsfall pauschal abrechnen müssen und zugleich gehalten sind, kostendeckend zu arbeiten – wo denn sonst, wenn nicht beim Krankenpflegepersonal, sollten sie sparen? Bei einem Berufsstand, der dem Patienten täglich fürsorglich zur Seite steht und ihm viel näher ist als andere Berufsgruppen. Doch immer mehr ausgebildete Schwestern drehen dem Krankenhaus ausgebrannt und frustriert den Rücken zu. Ärzte in zunehmenden Maße ebenso!

Die Politik ist gefordert – jetzt sofort! Bevor noch mehr Menschen das Vertrauen in das System verlieren und immer mehr Menschen wegen der Unzulänglichkeiten des Systems chronisch erkranken. Denn zur Behandlung und besonders zur Pflege der Kranken, zur persönlichen Ansprache bleibt absehbar keine Zeit; der fürsorgliche Sinn dieser Arbeit droht immer mehr verloren zu gehen. Die Arbeitsverdichtung provoziert zudem Fehler. Und der drohende oder bereits vorhandene Mangel an Pflegefachpersonal – und zunehmend auch an Hausärzten und anderen Berufsgruppen – gefährdet die Versorgung.

Die Belastung der Menschen, die im Krankenhaus oder in der Pflege arbeiten, ist zu hoch, die Wertschätzung für das, was vor allem – ich wiederhole mich bewusst – das Pflegepersonal leistet, hingegen viel zu gering. Dabei geht es nicht nur um die zu geringe Bezahlung, sondern auch – und vielleicht noch mehr – um die chronische Unterbesetzung. Das Pflegepersonal muss zu viele körperlich wie mental fordernde Aufgaben erledigen.

Den Hausärzten gehört die Zukunft

Hausärzte begleiten ihre Patienten oft ein Leben lang. Dabei ist der Hausarzt ein »Tausendsassa«, Dreh- und Angelpunkt, zentrale Figur in einem Netzwerk der Zukunft: Hausärzte sind Familienärzte, Vertrauensärzte, persönliche Kenner und Kümmerer. Und noch viel, viel mehr. Den Hausärzten gehört unser Vertrauen, weil wir sie kennen, weil wir wissen, dass sie uns kennen, nicht nur mit der Krankengeschichte, sondern auch mit unserer persönlichen Lebensführung, den familiären und sozialen Verhältnissen. Hausärzte machen Hausbesuche – selbst, wenn es dafür einen Hungerlohn gibt. Sie sind eben keine Halbgötter in Weiß, sie sprechen kein Fachchinesisch und haben im Idealfall alles im Blick: Körper, Seele und Geist. Ich weiß, wovon ich spreche, habe ich doch selbst immer wieder in meiner Laufbahn Hausärzte vertreten oder in Notfallzentralen gearbeitet, zunächst auf dem Land bei Kiel, in Plön, später in Bochum. Ich kenne die Sorgen und Nöte der Patienten ebenso wie die der Hausärzte, der Allgemeinärzte. Sie sind die Kümmerer und »Müllschlucker« des Medizinsystems – diejenigen, die letztendlich für all die Missstände im System herhalten und retten müssen, was überhaupt noch zu retten ist. SIE sind die Ansprechpartner Nr. 1 für die Patienten. Ich hatte in meiner Kindheit bis zum jungen Erwachsenenalter, fast zwanzig Jahre lang, einen liebevollen, aber immer überlasteten Hausarzt der Familie, der Tag und Nacht für uns bereitstand. Heute habe ich seit Jahrzehnten einen allgemeinärztlichen alten Klassenfreund in Bochum, den ich seit meinem zehnten Lebensjahr kenne und der auch meine Eltern und meinen Bruder bis zu ihrem Tod fürsorglich begleitet hat. Immer kompetent, zuverlässig, schnell und tatkräftig. Bis heute!

Der Hausarzt als Gesundheitsmanager der Patienten

Knapp 40 Prozent aller in Deutschland niedergelassenen Vertragsmediziner sind Hausärzte.[30] 70 Prozent aller Patienten nennen ihren Hausarzt als ersten Ansprechpartner, wenn es um ihre Gesundheit geht. Das ist gut so. Schade ist nur: Im Zuge der großartigen Behandlungsmöglichkeiten, die die medizinische Forschung in den letzten Jahrzehnten eröffnet hat, ist der Hausarzt an den Rand der Wahrnehmung gerückt, in den Medien wie in der Politik. Im Fokus stehen die Spezialisten und die Hightech-Medizin, während vom »einfachen« Hausarzt beiläufig erwartet wird, bei sinkenden Einnahmen immer mehr Patienten zu »verarzten«. Nicht nur, dass die Zeit für eine Behandlung ständig knapper wird, auch für die Weiterbildung bleibt dem niedergelassenen Hausarzt kaum mehr Raum. Nicht zu reden vom politisch verursachten Kostendruck.

Ein Hausarzt bekommt für alles, was er pro Patient leistet, eine sogenannte *Kopfpauschale*. Allein dieses Wort und das, was es inhaltlich beschreibt, haben mich schon im Studium wütend gemacht. Es assoziiert eine Kopfgeldjägermentalität und wird und wurde dem niedergelassenen Arzt angelastet. Medien und Politiker verleiten zu dieser Meinung, da sie immer wieder von den Ärzten als Topverdiener reden, wenn sie Berufsgruppen vergleichen. Aber sind sie, sind vor allem Hausärzte, die meist Allgemeinärzte oder Internisten sind, wirklich überbezahlt? Die gesetzlichen Krankenkassen berechnen eine Besuchspauschale, die sich pro Bundesland und Fachrichtung – ob Hausarzt oder Radiologe – unterscheidet. Pro Quartal bekommt der Arzt einen Pauschalbetrag ausgezahlt, unabhängig davon, ob der Patient, das Kind, der Erwachsene oder die Seniorin einmal oder zwanzigmal pro Quartal zum Hausarzt kommen. Unabhängig davon, man lese und staune, wie kostenintensiv und aufwendig die Untersuchungen und Behandlungen sind.

Dieser Pauschalbetrag beträgt – gestaffelt nach dem Alter der Patienten – zwischen 12,53 Euro (für Patienten zwischen 19 und 54 Jahren) und 24,72 Euro (bis zum vierten Lebensjahr). Es kommen, das gehört zu diesem System dazu, noch weitere Beträge für abrechenbare Einzelleistungen hinzu, etwa für Haus- oder Heimbesuche oder technische Einzelleistungen.[31] Doch das System ist komplex und überaus kompliziert. Es ist auch eine Zumutung. Insbesondere wenn man bedenkt, was man beispielsweise bezahlen muss, wenn man sein Auto zur Reparatur bringt.

Macht das nicht verständlich, warum die Qualität des Versorgungssystems so ist, wie sie ist, warum diese *Minutenmedizin* in Deutschland so um sich gegriffen hat? Der niedergelassene Arzt muss, ob er will oder nicht, ob er noch zusätzlich Privatpatienten hat oder nicht, eine Massenabfertigung schaffen, um allein die Kosten für Personal, Miete, Strom und Heizung und Praxisausstattung inklusive Geräteanschaffung zu finanzieren. Die Kassenärztliche Bundesvereinigung (KBV) hat ausgerechnet, dass ein Hausarzt pro Patient und Quartal zwischen 55 Euro (in Hamburg) und 70 Euro (in Thüringen) bekommt.[32] Die Honorarumsätze eines Hausarztes pro Quartal betragen – so steht es im Honorarbericht der Kassenärztlichen Bundesvereinigung – zwischen 45.213 Euro (Hamburg) und 70.457 Euro (Sachsen-Anhalt).[33] Dabei ist zu beachten, dass die Vergütung nicht das Gehalt darstellt. Davon müssen beispielsweise noch Praxismiete, Nebenkosten, Personal und Ausstattung der Praxis finanziert werden.

Das Sterben von Hausarztpraxen sofort stoppen

Mehr als die Hälfte aller Ärztinnen und Ärzte arbeiten in deutschen Krankenhäusern: 2020 waren es laut AOK-Bundesverband etwa 215 000 von insgesamt 416 000, im ambulanten Bereich waren es 2021 circa 163 000.[34] Während die Zahl der Facharztpraxen in Deutschland steigt, nimmt die der Hausarztpraxen immer weiter ab. Aber, Hand aufs Herz: Wer könnte besser die Rolle des Gesundheitsmanagers für den Patienten übernehmen als der Hausarzt? Wer sonst verfügt über das nötige, umfassende »persönliche« Fachwissen? Wer sonst steht der Mehrheit der Patienten so nahe? Wer sonst könnte sie über die modernen Möglichkeiten zur Vorsorge und Therapie informieren? Wer sonst könnte auch den Facharzt so umfassend über den Patienten unterrichten, dass der Spezialist seinerseits die Chance hat, sich in das Konzept ganzheitlicher Behandlung einzufügen? Der Erfolg einer jeden Behandlung hängt doch vom Zusammenwirken von Arzt und Patient ab. Um den Erfolg sicherzustellen, muss der Arzt gleichsam hermeneutisch, aus dem Verständnis der Persönlichkeit heraus handeln, mit dem Wissen um die Geschichte des Patienten.

Grundsätzlich sollte in der Behandlung von Patienten – wie bei allen anderen nichtmedizinischen Problemen auch – der Lösungsweg so einfach wie möglich sein: vom Einfachen zum Komplizierten, von der konservativen Therapie zur Spezialbehandlung, von der medikamentösen Therapie zur Operation oder Psychotherapie, aber auch von der Diagnostik über die spezifische Therapie zur Rehabilitation. Hierzu benötigt unser Gesundheitssystem einen Generalisten, einen Gesundheitsmanager. Der Hausarzt ist dazu prädestiniert: Er schlägt die Brücke zwischen den individuellen Bedürfnissen und dem vom Patienten häufig als unpersönlich, manchmal sogar als bedrohlich empfundenen Medizinsystem. Als Mittler zwischen den verschiedenen Disziplinen und auch im sozialen Netzwerk kann er ganz praktische Hilfe geben. Und wenn in Zukunft eine Partnerin an seiner Seite stünde wie die von mir angedachte Therapie-Krankenschwester (engl. *Therapeutic Nurse*), die neben EKGs und Ultraschalluntersuchungen auch therapeutische Injektionen, Schmerztherapien bis hin zu Warzenentfernungen machen dürfte, dann würde die hausärztliche Versorgung aufblühen und gedeihen. Davon bin ich zutiefst überzeugt. Patienten, Ärzte und Krankenschwestern handeln dann als Trio zusammen.

Der Hausarzt der Zukunft ist auch Präventologe

Der moderne Hausarzt der Zukunft übernimmt im Netz der Behandler eine zentrale Aufgabe als Co-Pilot, der dem Patienten den Weg zu den für ihn geeignetsten Angeboten weist, ihm die Angst vor dem oft als bedrohlich empfundenen Medizinsystem nimmt und auch Hilfe zur Selbsthilfe anbietet. Schließlich ist der Patient nicht nur Behandlungsobjekt, nicht nur Herz-, Nieren- oder Magenkranker, sondern eine Persönlichkeit, auf die man sich ganzheitlich einlassen muss und die mehr benötigt als ein Rezept oder einen körperlichen Eingriff. Und wer könnte das besser als jemand, der die Möglichkeit hat, seine Patienten über einen längeren Zeitraum zu begleiten? Solche »persönlichen Spezialisten« brauchen wir als persönliche Gesundheitsmanager, und dies umso mehr, je vielfältiger die Möglichkeiten der spezialisierten Behandlung werden. Sie können zwei wichtige Dinge miteinander verbinden: die Vertrautheit mit dem Patienten und das Wissen um die wachsenden Möglichkeiten einer komplexen Behandlung.

Mit einem Hausarzt-zentrierten System könnte man in großem Maßstab sparen: Denn vor allem die Hausärzte sind es, die in vielen Fällen mit gezielten und regelmäßig wiederkehrenden Vorsorgemaßnahmen dafür sorgen können, dass es gar nicht erst zu den Erkrankungen kommt, die später auf Kosten der Gesundheit und der Krankenkassen gehen. Wer in die hausärztliche Betreuung investiert, spart also unter dem Strich Kosten. Der Haken für die Hausärzte? Erinnern wir uns an die momentane Entlohnung von rund 55 Euro pro Patient im Quartal für die medizinische Versorgung. Wie bitte sollen damit auch noch Vorsorgemaßnahmen abrechenbar sein? Als IGeL-Leistungen (individuelle Gesundheitsleistungen) vielleicht. Doch wer darauf kalkuliert, dass die Patienten ihre Vorsorge in großem Stil selbst zahlen würden, hat den »Schuss nicht gehört«. Ich finde es unzumutbar, wenn Frauen ihre Ultraschall-Vorsorgeuntersuchung des Unterleibs als gesetzlich Versicherte selbst zahlen müssen. Immerhin mehr als 100 Euro. Müsste nicht ein modernes Gesundheitssystem dafür aufkommen? Müsste nicht der Hausarzt auch ab sofort der Haus-Präventologe sein? Ja, auf jeden Fall, wer denn sonst!

Argumente, wonach der Nutzen vieler präventiver Maßnahmen wissenschaftlich nicht begründet sei, lasse ich nicht gelten.

Unsere bisherigen Annahmen hingegen machen mich ärgerlich. Ich höre sie seit dreißig Jahren. Wir haben eine alternde Gesellschaft, der demografische Wandel belastet die Ausgabenseite enorm, und wir können uns keine großen Ausgaben für Prävention leisten, weil sonst das System zusammenbrechen würde. Monotone Wiederholungen, obwohl die Medizin sich rasant weiterentwickelt hat. Das Gegenteil ist der Fall: Nur wenn wir moderne Vorsorge- und Therapiemöglichkeiten nutzen, werden wir in Zukunft weniger Ausgaben in der späteren Lebensphase haben.

Die Medizin braucht ein Hausarzt-zentriertes System

Der Hausarzt alter Prägung muss als Präventologe und persönlicher Manager und Netzwerker eine moderne Renaissance erleben. Seine Stellung im Sinne des traditionellen Familienarztes sollte deshalb dringend und nachhaltig gestärkt werden. Er arbeitet im regionalen Netzwerk mit kompetenten Therapeutinnen und Therapeuten, die ihm fachkundig bei der Vorsorge, Heilung und Nachsorge zur Seite stehen. Sie gemeinsam können die Qualität der einzelnen Therapeuten und Institutionen, etwa der Krankenhäuser oder Selbsthilfegruppen, beurteilen. Dass Ärzte und andere Therapeuten, auch Krankenschwestern, sich heutzutage weniger Zeit für ihre Patienten nehmen, hängt vor allem mit der zunehmenden bürokratischen Belastung der einzelnen Ärzte zusammen. Dabei kann man nicht oft genug wiederholen, dass die bewährten Tugenden der Medizin wieder mehr zum Zuge kommen müssen: mit Ruhe und Zeit zuhören, Gespräche führen, geduldig nachfragen und umfassend körperlich mit Händen, Augen und Ohren sowie den anderen Sinnen – und dann auch mit Hilfsmitteln wie EKG, Ultraschall oder Röntgen – untersuchen. Kurz: Die »hörende und sprechende Medizin« muss wieder zu ihrem Recht kommen und großzügig entlohnt werden. Sofort!

Das ambulant-stationäre System der Zukunft

Heilen in organspezifischen *High-Care*-Zentren

In unserem heutigen Versorgungssystem fehlt aus meiner Sicht zwischen Hausarzt, niedergelassenen Fachärzten und Krankenhaus ein wesentliches Element: *Organspezifische Therapie-Zentren*, in denen Spezialisten verschiedener Disziplinen im Team zusammenarbeiten. Als Beispiel soll hier ein *High-Care-Rücken-Zentrum* dienen. Diese zukünftige Struktur, die ich uns allen so oder ähnlich schon lange wünsche, würde aus ambulanten und stationären Einheiten mit fließenden Übergängen bestehen. Das bisherige Krankenhaus, wie wir es kennen – warum sollte es nicht in Zukunft »Gesundheits-Hotel *Rückenfit*« heißen? –, wäre dann vielfach vernetzt: mit einer allgemeinärztlichen Hausarztpraxis einschließlich häuslichem Pflegedienst und weiteren Einheiten, etwa niedergelassenen rückenspezifischen Fachärzten (Neurochirurgen, Orthopäden bzw. Unfallchirurgen, interventionellen Radiologen, Schmerztherapeuten, Neurologen). Hinzu kämen Ärzte für psychosomatische Erkrankungen, Sportmediziner, Physiotherapeuten, Osteopathen, Seelsorger, Heilpraktiker, Ernährungsspezialisten sowie Apotheken, Drogerien, Restaurants, Fitnessstudios, Wellness- und Kultur-Einrichtungen und ein Begegnungszentrum.

Meine Grönemeyer-Institute sind ein erstes frühes Beispiel für einen diesbezüglichen Kristallisationskern. Allerdings verfügen sie über keine direkte Anbindung an ein Krankenhaus, dafür jedoch über eine hochkarätige Zusammenarbeit mit der Neurochirurgie an der Universität Bochum. Mit der Lehrstuhlinhaberin Frau Prof. Dr. Schmieder hatte ich vor rund zehn Jahren den Modellversuch einer gemeinsamen Station gestartet, die sowohl operative als auch mikrotherapeutische Rückenbehandlungen durchführte – zur großen Begeisterung der Patienten und von uns allen. Leider wurde dieses Anfängermodell eines Organspezifischen Zentrums von den Kassen nicht finanziert und musste eingestellt werden. So viel zu den innovationsfeindlichen bürokratischen Hürden in Deutschland. Ein solches Modell war bereits zukunftsweisend und hätte andere Institutionen zum Mit- oder Nachmachen motivieren können.

Für die sektorübergreifende Therapie in einem System von zukünftigen *High-Care-Kompetenzzentren* fehlen noch genau solche speziellen Möglichkeiten, wie sie in meinen rückenspezifischen Instituten für Mikrotherapie angelegt sind. Deshalb war ich ja so begeistert über die stationäre Fusion mit den Neurochirurgen und über die ambulante Vernetzung mit meinem Institut in Bochum. Dieses schlägt heute eine nicht unwesentliche Brücke zwischen niedergelassenem Arzt und Krankenhaus. Abgerechnet wird über Sonderverträge mit den Krankenkassen.

Organspezifische High-Care-Zentren würden mit ihrer spezifischen und kompetenten »Schwarmintelligenz« nah am Patienten und abgestimmt handeln. Dann würden die Patienten endlich nicht mehr – einsam und verloren – im System hin und her geschubst. Es wäre Medizin wie aus einer Hand unter einem Gesamtmanagement des Hausarztes – mit digitaler und telemedizinischer Vernetzung untereinander und zum Patienten. Es gäbe dann keine Brüche mehr in den Behandlungen, keine unnötigen Mehrfachuntersuchungen, keine Unklarheiten in Bezug auf die richtige Medikation, stattdessen kompetente Aufklärung und psychosomatisch-soziale Behandlung, eine ständige Bereitschaft und häusliche Vernetzung für Notfälle und Medikamentenlieferungen. Ebenso gäbe es dann eine kompetente Versorgung mit individueller Ernährung, Physiotherapie, Massagen und persönlicher Seelsorge (siehe oben).

Sinnvollerweise sollten solche neuen Einrichtungen auf ein bestimmtes Organ und seine Erkrankung zugeschnitten sein. Rücken, Herz, Lunge, Darm und Long Covid könnten den Anfang bilden. Teams, in denen Fachärzte unterschiedlicher Disziplinen zusammengefasst werden, sollten unter wissenschaftlicher Begleitung ihre Arbeit hierzu aufnehmen. Es gäbe dafür verschiedene Möglichkeiten:
- *Reale organspezifische High-Care-Zentren*: alle Fachdisziplinen sind auf einem Campus positioniert;
- *Virtuelle High-Care-Zentren* als Zusammenschluss unterschiedlicher lokaler Anbieter;
- *Telemedizinische High-Care-Zentren* als Vernetzung von nationalen und internationalen Therapeuten.

Die Vorteile liegen auf der Hand: Die Wege sind vernetzt, transparent und kurz, für den Patienten entlastend. Außerdem bieten solche Zentren beste Voraussetzungen für die Forschung und für die Entwicklung neuer Verfahren, Instrumente, Geräte, Prothesen, Apps, medizinischer Software sowie für Firmenausgründungen.

Besonders wichtig in diesem Zusammenhang ist die Einsparung

von Behandlungskosten. Hier eine kleine Kalkulation zu diesem Punkt: Legt man pro Patient bei der Behandlung von Rückenschmerzen eine durchschnittliche Ersparnis von rund 5000 Euro zugrunde und verlegt man beispielsweise 5000 behandlungsbedürftige Rückenpatienten in ein solches organspezifisches Zentrum statt in ein konventionelles Krankenhaus, so könnte man die Ausgaben um mindestens 25 Mio. Euro senken. Bei hundert Zentren läge durch »High Care der Wirbelsäule« das Einsparvolumen grob geschätzt bei 2,5 Mrd. Euro. Günstige Auswirkungen hätte dieses Konzept also nicht nur auf den Behandlungserfolg. Hinzu kämen Einsparungen von Medikamenten, Kranken- und Krankenhaustagegeld in nicht unerheblichem Ausmaß. Auch die Zahl der Frühverrentungen nähme ab. Ein wahrer Segen für den Patienten, den Betrieb und die Krankenkassen – ein Erfolg guter Gesundheitspolitik!

Ähnliche High-Care-Behandlungszentren sollten, wie vorher aufgeführt, auch für die weiteren Volkskrankheiten realisiert werden: »High-Care der Lunge« wäre in Zeiten von Corona dringend nötig. Oder »High-Care des Darmes« usw. Unter uns leben schätzungsweise 900 000 Menschen, die unerkannt an einem Tumor erkrankt sind. Daher sind moderne Diagnose-Verfahren so wichtig – gerade auch bei frühen Präventionsuntersuchungen. Nicht invasive moderne Hightech-Diagnose-Techniken mit Ultraschall, CT und MRT und komplexer Laboranalytik sowie miniaturisierte Therapieverfahren stören das ökologische Gleichgewicht des menschlichen Körpers nur wenig; sie beschleunigen den Heilungsprozess und verbessern die Lebensqualität. Je früher der »Schaden« erkannt wird, umso weniger Eingriffe sind erforderlich und umso kleiner fallen sie aus.

In diesem neuen Versorgungskonzept gäbe es (von mir so bezeichnete) *High-Care-Oberzentren*, in denen diagnostische Geräte, Labors und Operationsräume in maximaler Ausstattung vorgehalten würden, und *Low-Care-Unterzentren*, zum Beispiel kleinere Krankenhäuser in der Peripherie, die sich in der Vor- oder Nachsorge bzw. in der psychosomatischen oder geriatrischen Nachsorge, in

Naturheilkunde, medizinischem Wellness etc. engagieren könnten und somit vollwertiger Partner in der gesamten Patientenversorgung würden. Deshalb wäre eine Schließung von Krankenhäusern, wie sie bisher geplant ist, fatal. Auch das hat Corona uns gezeigt. Für ein zukünftiges hochwertiges High-Care-System sind dort jetzt noch oder vermutlich – wenn wir daran nicht sofort etwas ändern – *nur noch jetzt* die dringend benötigten kompetenten Menschen beschäftigt, die unbedingt an gleicher Stelle in einem anderen medizinischen Setting bzw. neuen Strukturen weiterbeschäftigt bleiben sollten.

Aus Krankenhäusern werden Gesundheitshotels

In diesem Sinne sollten alle Krankenhäuser sofort prüfen, ob und wie es möglich ist, einer Schließung durch adäquate Umstrukturierungsmaßnahmen entgegenzuwirken. Ich denke, dass jedes Krankenhaus das nötige Know-how hätte, um eine besondere Spezialität mit eigenem Profil anzubieten. Ein Krankenhaus, dem es heute weniger gut geht, könnte zum Beispiel die Versorgung von Senioren anbieten oder aus dem Bettentrakt ein Hotel machen. Integriert könnte es etwa eine Fitness- und Wellness-Abteilung speziell für Senioren – oder für Schwangere oder demenziell Erkrankte usw. – eröffnen; es könnte diesbezügliche Fortbildungen anbieten, sich an Schulen der Region mit engagieren und zum Beispiel dort den Gesundheitsunterricht etablieren und durchführen. Man könnte sogar daran denken, Läden und Drogerien oder Restaurants in die Stationen zu integrieren. Warum nicht auch Textilien verkaufen, schadstofffreie Kleidung entwickeln?

Schon jetzt könnten sofort Patienten aus anderen Ländern versorgt werden, die dort monatelange Wartezeiten für Diagnostik und Operationen haben. Das alte System Krankenhaus ist tot! Also weg vom »Krankenzentrum« und hin zum »Gesundheitszentrum« – warum nicht auch mit Event-Charakter, zum Beispiel mit Musical, Theater, Comedy oder Tanzveranstaltungen und anderen Aktivitäten? Eine Zusammenarbeit mit dem örtlichen Theater oder Opernhaus und mit einer eigenen Theater- oder Musikgruppe, mit oder ohne Einbeziehung von Patienten – wäre das nicht gar zu schön? Lachen und Singen sind die beste Medizin! Es könnten zudem neben Restaurants und Cafés auch Kurse zur gesunden Ernährung, zum gesunden Wohnen oder Kochen angeboten werden.

> **Mehr als eine Wohltat: Singen**
>
> Wer singt, vergisst für den Moment seine Sorgen, fühlt sich frei und unbeschwert. Und zwar nicht nur geistig, sondern auch körperlich.
>
> Solange es nicht um Perfektion bzw. Leistung geht, reduziert Singen auf der einen Seite die Ausschüttung der Stresshormone Cortisol und Adrenalin. Auf der anderen Seite steigert Singen die Bildung von Glückshormonen. Studien in Krankenhäusern und Gefängnissen konnten zeigen, dass Patienten bzw. Insassen nach gemeinsamem Singen besser gelaunt waren, sich wohler fühlten und auch einen stärkeren sozialen Zusammenhalt entwickelten.
>
> Singen soll zudem die Gedächtnisfähigkeit stärken. Für Menschen mit Demenz kann Singen darum eine sinnvolle Therapiebegleitung sein. Erste Studien zeigten, dass Menschen sich mithilfe von Liedern besser an bereits vergessene Ereignisse zurückerinnern konnten.
>
> Auch auf körperlicher Ebene hat Singen viele Vorteile. Singen:
> - stärkt die Atemmuskulatur,
> - erhöht die Lungenkapazität,
> - verbessert die Sauerstoffaufnahme im Blut.
>
> Regelmäßiges Singen kann so z. B. die Symptome von Schnarchen, Asthma oder COPD lindern. Auch das Immunsystem profitiert vom Singen. Es fördert die Bildung der Antikörper IgA und die Aktivität unserer Immun-Killerzellen.

An dieser Stelle noch ein offenes Wort zu weitverbreiteten Vorurteilen, Ärzte seien nicht am Menschen, sondern nur am Geld interessiert. Natürlich gibt es – wie in anderen Branchen – auch unter uns schwarze Schafe. Das ist sehr bedauerlich! Diskreditiert es doch in einer Situation, in der ohnehin fast nur noch von Kosten statt vom Arztsein und von einer Medizin im eigentlichen Sinne die Rede ist, die Ärzteschaft und auch die Medizin insgesamt. Aber die Realität sieht anders aus. Gerade in den Krankenhäusern gibt es zahlreiche Ärztinnen und Ärzte, Krankenschwestern, Pflegekräfte und sonstige Therapeuten, die mit unglaublichem persönlichem Engagement Tag und Nacht für die Patienten da sind und unter schwierigsten Arbeitsbedingungen teilweise an die Grenzen ihrer Kräfte gehen – wie zu Zeiten von Corona. Allein in Deutschland werden neben vielen Krankenschwestern – wie schon gesagt – bis 2035 vermutlich mindestens 10 000 Ärzte zusätzlich in den Krankenhäusern benötigt und laut Robert Bosch Stiftung (Mitteilung vom 27.5.21) mindestens 1100 Hausärzte fehlen. 40 Prozent der Landkreise werden unterversorgt sein, wenn nicht sofort gehandelt wird.[35]

Deshalb sollten wir in diesen Zeiten endlich positiv nach vorne denken und die elende Kostendiskussion beenden. Sie führt zu weiterer Lähmung. Es geht um Investitionen in eine gesunde Zukunft von uns allen.

Vorsorgen ist besser und billiger als Heilen

- **Die zukünftige Medizin:** psychosomatisch – psychosozial – ökologisch – hightechnisch – schulmedizinisch – naturheilkundlich – digital – auf Augenhöhe
- **Die neue Rolle des Arztes:** Heiler – Seelsorger – Teamplayer – Netzwerker
- **Der moderne Patient:** informiert, mündig und selbstverantwortlich
- **Das medizinische Quartett:** Patienten – Ärzte – Krankenschwestern – Apotheker sind Partner (und mit anderen Therapeuten ein Quintett)
- **Neue Konzepte für die Vernetzung** von Familie – Hausarzt – Facharzt –Therapeuten – Ambulanz – Krankenhaus – Pflegeeinrichtungen – Seniorenheimen – Palliativstationen – Hospizen und Selbsthilfegruppen – Pflege-/Sozialdiensten – Frauenhäusern – Apotheken – Sanitätshäusern – Drogerien
- **Keine Negativ-Diskussion** um Kosten, sondern **Positiv-Diskussion** über die Chancen für die Gesundheit von morgen
- **Gesundheit ist keine Handelsware**

4. Kapitel

Micro is more – mein Weg zur Mikrotherapie

Ich weiß genau, wovon ich rede. Noch als Jugendlicher bekam ich Panik vor jeder Spritze und davor, dass mir irgendjemand wehtun, meinen Körper verletzen könnte. Diese Angst war so groß, dass ich vor der Blutabnahme bei einer sportmedizinischen Untersuchung ohnmächtig wurde. Ich erinnere mich noch genau daran: Ich wollte die Tür zum Zimmer des Professors öffnen, aber die Wand wurde weißer und weißer, und die Tür öffnete sich nicht. Später erwachte auf einer Liege. Besorgte Augen starrten mich an.

Wie glücklich war ich, als mir Jahre später eine asiatische Krankenschwester bei einem Praktikum im Bundeswehrkrankenhaus in Kiel während des Medizinstudiums beibrachte, wie man ohne Schmerzen eine Spritze geben kann. In dieser Zeit begann ich auch, mich mit Akupunktur zu beschäftigen. Dabei habe ich mir, zunächst zögerlich und vorsichtig im Selbstversuch, Akupunkturnadeln gesetzt, später dann bei Freunden. Ich wurde zunehmend mutiger, vor allem, als ich japanische Miniröhrchen entdeckte, durch die man die Nadeln mit einem kleinen Klaps auf ihr oberstes Ende schmerzfrei steuern konnte. Das tut nicht weh, weil der Widerstand der Haut auf diese Weise schnell und elegant durchbrochen werden kann. Später dann, als Arzt im Praktikum (so lautet der Titel der Studenten im letzten Jahr des Medizinstudiums), habe ich – mit dem Wissen, dass Nadeln Schmerzen erzeugen können und auch andere Menschen Angst vor dem Eingriff haben könnten –

auf meine Art begonnen, jeden Patienten umsichtig zu behandeln. Vor jedem Eingriff in die Unversehrtheit des anderen Körpers versuche ich seit dieser Zeit, die Menschen zu beruhigen, egal ob ich Infusionen anlege, Spritzen gebe oder Akupunkturnadeln setze. Immer versuche ich, Schmerzen zu vermeiden.

Ich begann damals, wie ich es von Chinesen in Fortbildungskursen gelernt hatte, zur Schmerztherapie Akupunkturnadeln in Schmerzzonen elektrisch zu stimulieren oder dort leitfähige Pflaster aufzukleben, die in bestimmten Frequenzen elektrische Impulse zur Schmerzlinderung aussenden – eine Weiterentwicklung der chinesischen Nadeltechnik. Man nennt dieses Verfahren TENS (transkutane elektrische Nervenstimulation). Naturheilkundliche Therapeuten und Masseure brachten mir in dieser Zeit auch Massagetechniken bei – zur Akupressur genauso wie zur Triggerpunktbehandlung und zur Muskel-, Bindegewebs- und Reflexzonentherapie der Füße und des Körpers. Alle diese Techniken wende ich noch heute an. Und: Dies alles war der »Nährboden« für die Entwicklung der Mikrotherapie.

Damals, in den 1970er- und 1980er-Jahren – und teilweise bis heute –, galten diese Techniken und Methoden, besonders die Akupunktur, die TCM (traditionelle chinesische Medizin) mit ihren Akupunkturpunkten und Nadelungen, mit der Pflanzenheilkunde, dem Tai-Chi, dem Schattenboxen und Qigong, der chinesischen Atemtechnik, als »Teufelszeug«. Jede Form von Naturheilkunde war aus Sicht der Schulmedizin Hokuspokus. Ich weiß noch, wie ich mich als Medizinstudent nach Paris aufmachte, um original chinesische Akupunkturnadeln zu bekommen. Die kunstvoll geflochtenen Drahtköpfe, die sich gut an die Finger anschmiegten, faszinierten mich, besonders wenn ich während meiner Ausbildungszeiten sah, wie Chinesen damit elegant behandelten. In Deutschland gab es diese Nadeln leider nicht. So suchte ich in Paris stundenlang – ohne Google Maps – den irgendwo versteckt gelegenen Laden. Wie glücklich war ich, als ich endlich die Nadeln in der Hand hielt! Noch heute besitze ich sie, auch den Siebbehälter, in den man die Nadeln zur Sterilisation hineinsteckt.

Doch wie gesagt, die Akupunktur und die elektrischen Stimulationsverfahren waren im deutschen medizinischen Alltag ein No-Go. Chinesische Medizin, vor allen Dingen die Akupunktur, galt als Spökenkiekerei, und ich stand meist auf verlorenem Posten, ebenso mit meinen Argumenten für Massagen. Doch schon im Studium der Sinologie, das ich vor meinem Medizinstudium begonnen hatte, zu Zeiten von Mao Tse-tung, hatte ich mich mit der TCM befasst. Das Thema China erregte damals – nicht nur bei meinem Vater – die Gemüter. Mich aber störte das nicht, und ich wurde mit 24 Jahren sogar zum Vorsitzenden der Deutsch-Chinesischen Freundschaftsgesellschaft in Kiel gewählt. Später, erst im Medizinstudium und dann als Assistenzarzt auf der Frauenkrebsstation in der Universitäts-Radiologie in Kiel, war ich fasziniert und begeistert von der Wirkung der Akupunktur – auch in der Schmerztherapie bei Tumorpatienten. Besonders bei Rückenschmerzen und bei verspannten Muskeln. Ich sehe noch genau meinen damaligen Chefarzt, den Lehrstuhlinhaber für Radiologie an der Universität in Kiel, Herrn Professor Dr. Gremmel, wie er immer wieder um mich herumschlich, die Nase rümpfte und meinte, das sei doch alles großer »Humbug«. Aber er ließ mich gewähren, war er doch selbst ein Befürworter von Innovationen. Zunehmend begeisterten ihn die Erfolge meines therapeutischen Ansatzes, vor allem die Zufriedenheit der Patientinnen. Er förderte meine wissenschaftlichen Ambitionen.

Seit dieser Zeit stellte ich mir die Frage, ob überhaupt ein Akupunkturpunkt existierte und wenn ja, wo genau er in der Tiefe des menschlichen Körpers liegen könnte. Denn ein Punkt in ein bis zehn Zentimeter Tiefe konnte doch mit solch biegsamen Nadeln gar nicht genau getroffen werden ... Das war schon damals meine Skepsis. Und in der Tat, Jahrzehnte später fand ich zusammen mit meinem Doktoranden Lei Zhang an zwei Punkten am Rücken mit CT-Diagnostik heraus, dass der angenommene »Akupunkturpunkt« eine circa 5 mm große Zone in der Muskulatur neben der Wirbelsäule war. Bei jedem Menschen gleich. Ob dick oder dünn, groß oder klein, immer war es dieselbe anatomische Region. 100 Patienten ließ ich von Herrn Zhang behandeln, um das herauszufinden. Ein spektakuläres Ergebnis, das wir – gut bewertet – international publizierten.

Am Anfang meiner radiologischen Ausbildung, zu Beginn der 1980er-Jahre, gab es noch keine Computertomografen oder Kernspintomografen, was man sich heute gar nicht mehr richtig vorstellen kann. Ich aber wollte damals schon wissen, wo genau die Spitzen von Nadeln, mit denen man Kontrast- oder Schmerzmittel gab, bei diesem Vorgang im Körper lagen – auch bei den Akupunkturnadeln. Mit Röntgenaufnahmen konnte man weder Muskulatur noch Nerven, noch Bandscheiben sichtbar machen, wohl aber Gefäße, wenn man Kontrastmittel injizierte. Vom ersten Tag meiner Laufbahn als Radiologe an habe ich punktiert, angefangen mit Untersuchungen der Beinarterien durch das Einbringen von Kathetern über die Leistenarterie, mit Punktionen der Handarterien oder der Hauptschlagader (Aorta) im Bauchraum, noch vom Rücken aus durch die Muskulatur, wie es damals Usus war. Für mich jedoch war es ein Horror, blind mit einer etwa zehn bis zwanzig Zentimeter langen Nadel in einem bestimmten Winkel in den Körper eindringen zu müssen, ohne die zu punktierende Struktur zu sehen, an Nieren und Darm vorbei. Doch es funktionierte. Heute nutzt man diese Technologie einer »lumbalen Arteriografie« nicht mehr. Zu gefährlich. Das dachte auch ich schon damals.

So wurde mein Wunsch immer stärker, die Zielregion im Körper und die anatomischen Strukturen, die auf dem Weg dorthin liegen, genau sehen zu können, um Komplikationen zu vermeiden. Aber vor allem wollte ich dieses grausame Gefühl des Nicht-genau-Wissens beim Punktieren loswerden. Ich motivierte mich, meine Techniken weiter zu verfeinern, lernte, mit viel Geschick in kleinste Gefäße zu injizieren und selbst bei Kindern kleine Drainagen zu legen. Da ich anscheinend ein Händchen dafür hatte, motivierte mein Chef mich dazu, klitzekleine Lymphgefäße zwischen den Zehen von Patienten zu punktieren, um mit Kontrastmittel über die Beine bis zum Hals Lymphknoten auf Krebsbefall untersuchen zu können. Es gab keine andere Methode. Das MRT war noch nicht in Sichtweite.

In dieser Zeit wurde in der Klinik ein Computertomograf angeschafft, und ich konnte ihn erstmals an der Universität Kiel nutzen, um mein Verlangen zu stillen, Instrumente unter genauester Sicht zu steuern. Eine der ersten Patientinnen war Anna, eine Krankenschwester der Station, auf der ich arbeitete. Sie war schwer an einem Lymphknotenkrebs im letzten Stadium erkrankt. Ein riesiger nicht zu operierender Lymphknoten drückte auf den Gallengang. Da die Galle sich zurückstaute, färbte sich ihr ganzer Körper grün, und sie drohte an einer Selbstvergiftung zu sterben. Was war zu tun? Wir kamen zu dem Schluss, dass wir versuchen wollten, im Tumor-Bereich eine Drainage durch den Gallengang zu legen. So berechneten wir im CT als Planungseinheit genau den Eintrittspunkt auf der Haut und den Führungsweg der Punktionssonde durch den Bauch hindurch, um durch den Eingriff nicht Gefäße, Nieren, Darm oder Leber zu gefährden. Präzise und millimetergenau wurden, wie bei einem Gefäßeingriff, die Gallenwege mit Kontrastmittel in einem Durchleuchtungsgerät dargestellt und ein dünner Führungsdraht durch den Tumor gelegt. Anschließend wurde vorsichtig die Drainagesonde über den Draht geschoben. Auf diese Weise konnte der Gallenfluss wieder aktiviert und der Lymphknotenkrebs an dieser Stelle gezielt strahlentherapeutisch vernichtet werden. Anna lebte danach überglücklich noch 15 weitere Jahre. Wir freundeten uns an, und sie heiratete später einen Freund von mir.

Die Mikrotherapie erobert die Welt

Mich motivierte dieser erste Erfolg sehr. Es war zwar noch kein Eingriff im CT, aber gedanklich war für mich ein neues Verfahren geboren. Die computergesteuerte schonende Behandlungsmethode mit kleinsten Instrumenten unter Sicht in Tomografen. Ich definierte sie als MIKROTHERAPIE und etablierte sie nach und nach an vielen Orten. Von der Universität Kiel wechselte ich an das Gemeinschaftskrankenhaus der Universität Witten/Herdecke, wurde anschließend strahlentherapeutischer Oberarzt an der Lungenklinik in Hemer im Sauerland, später mit 36 Jahren radiologischer Chefarzt in Mülheim und 1996 auf den Lehrstuhl für Radiologie & Mikrotherapie an der Universität Witten/Herdecke berufen. Überall entwickelte ich mit unterschiedlichen Teams die Mikrotherapie weiter. Auch wissenschaftlich konnte ich auf der ganzen Welt Ärzte und Forscher durch Vorträge und bei universitären Forschungsaufenthalten – in San Francisco und bei meinen Gastprofessuren in Harvard oder an der Georgetown-Universität in Washington – dafür begeistern und sie inspirieren, diese Methode weiterzuentwickeln.

Letztendlich etablierte ich 1996 das Grönemeyer Institut für Mikrotherapie der Universität Witten/Herdecke auf dem Campus der Ruhr Universität Bochum. Es war, bis ich mit 60 Jahren als Lehrstuhlinhaber emeritierte, auch meine Lehrstuhlambulanz. Die diagnostischen, strahlentherapeutischen und nuklearmedizinischen Abteilungen an den unterschiedlichen Klinikstandorten der Universität Witten/Herdecke in Witten, Wuppertal, Dortmund und Hagen waren in meinen Lehrstuhl eingebunden. In Bochum entstand so ein weltweit erstes ambulantes Rücken- und Präventions-Kompetenzzentrum. Über die Zeit wurden dort bis heute zehn Computertomografen zur Therapie und drei MRTs hauptsächlich zur Diagnostik, aber auch zur Mikrotherapie installiert. Auch ein Spezial-CT zum Check-up, das in Sekundenbruchteilen ohne Katheter-Einsatz ein Herzgefäß darstellt, ist dort zu finden. Ich hatte die Methode bereits Anfang der 1990er-Jahre in den USA bei meinen Forschungen kennengelernt und in Deutschland gegen riesigen Widerstand der etablierten Radiologie und Kardiologie eingeführt. Es war eins der ersten derartigen Geräte in der Welt. Glauben Sie mir, der Ärger mit den Kollegen ging mir sehr ans Herz. Aber für die Patienten ist es ein Segen, dass sie für eine diagnostische Herzkranzgefäßuntersuchung erst einmal nicht mehr ins Krankenhaus müssen.

Auch für die Behandlung von Schmerzen oder Tumoren und Bandscheibenproblemen im Anfangsstadium ist eine stationäre Behandlung immer weniger notwendig. Denn diese interventionellen CT- und MRT-gesteuerten Methoden, die ich als »Mikrotherapie« bezeichne und so definiert habe, werden künftig ein wichtiger Bestandteil vieler Fachdisziplinen sein. Die Mikrotherapie entwickelte sich also aus der interventionellen Radiologie mit Kathetern zur Darstellung der Arterien, in Kombination mit den endoskopischen Eingriffen der minimalinvasiven Chirurgie und Schmerztherapie. Ich habe mich mit dem Thema, und im Speziellen mit der lokalen computergesteuerten Krebstherapie, Anfang der 1990er-Jahre habilitiert. Bis heute ist und war dies jahrzehntelang mein wichtigstes medizinisches und wissenschaftliches Betätigungsfeld. (Ende 2022 erscheint dazu mein Lehrbuch »Mikrotherapie« im Thieme Verlag.)

Mit der Schnittbildtechnologie der Computertomografie (CT) und Kernspintomografie (MRT) war es möglich geworden, mit hoher Präzision eine umfassende Transparenz der zu diagnostizierenden und zu behandelnden Region im Inneren des Körpers zu bekommen. Im Gegensatz zur klassischen Chirurgie und auch zur Endoskopie, bei denen der Arzt bekanntlich nur die Strukturen erkennt, die direkt vor seinen Augen bzw. mit Endoskopie-Hilfe vor seinen »verlängerten« Augen liegen, erhält der Arzt beim Schnittbildverfahren transparente 3D-Bilder in Millimeterschnitten über und durch das gesamte Operationsfeld. Vom Nabel bis zum Rücken, von der Nasenspitze bis zum Hinterhaupt können alle Gewebestrukturen sicher erkannt und unterschieden werden. Auch kleine Nerven oder Gefäße sind klar vom umliegenden Gewebe unterscheidbar. Instrumente lassen sich dadurch ganz gezielt steuern – besonders heutzutage, da neue GPS-artige Laser-Navigationssysteme – wie wir sie aus dem Auto kennen – der Firma Atlas aus Bochum jedem Therapeuten den millimetergenauen Weg zum Ziel zeigen. So exakt wie nie zuvor!

Das besondere Merkmal der Mikrotherapie ist die Benutzung von Mikroinstrumentarien wie Sonden, Laser, Endoskopen und Operationsbestecken unter simultaner Nutzung der Schnitt-Bildgebung. Auch in unmittelbarer Nachbarschaft lebenswichtiger Strukturen wie Nerven, Rückenmark oder Gefäßen können in allen

Körperregionen auf diese Weise Behandlungen sehr sicher sowie schmerz- und komplikationsarm durchgeführt werden, ohne Vollnarkose und zunehmend auch ambulant.

Die mikrotherapeutischen Verfahren und Technologien, die zum Einsatz kommen, werden an die individuellen Gegebenheiten der Erkrankung des Patienten angepasst. Unter meiner Prämisse, den Körper so wenig wie möglich und so viel wie gerade nötig zu beeinträchtigen, werden die interdisziplinären Teams den ökologischen Bedürfnissen einer schonenden Medizin für den Patienten gerecht. Ja, auch der Mensch selbst ist ein ökologisches System. Darum gilt es zuallererst, so wenig Gewebe wie möglich im Körper zu zerstören bzw. wegzunehmen, die körperlichen Selbsterhaltungs- und Abwehrkräfte anzuregen und so wenig chemische Veränderungen wie möglich durch Pharmazeutika herbeizuführen. Die persönlichen Bedürfnisse und individuellen Gegebenheiten der Patienten stehen im Mittelpunkt einer so gearteten ökologischen Medizin.

So wenig wie möglich, so viel wie gerade nötig – weniger ist mehr, micro is more. Der Mensch ist ein individuelles Ökosystem! So lautet meine Devise. Ich unterscheide zwei Therapieformen der Mikrotherapie: die mikrotherapeutische Medikamenteneinbringung und die mikrotherapeutischen Operationsverfahren.

Medikamente zielgenau platzieren und Verteilung kontrollieren

Hierbei werden hochpotente Pharmazeutika millimetergenau und unter höchster Schonung des umliegenden Gewebes in das zu behandelnde Gebiet appliziert, unter der Prämisse: »Höchste Konzentration am Wirkort und geringste Beeinträchtigung des gesamten Körpers.« Zum Beispiel in der Schmerztherapie, zur Verkleinerung von Bandscheibengewebe oder zur Behandlung von Knorpeln in Gelenken wie den Hüftgelenken, um Prothesen zu vermeiden. Als Medikamente werden je nach Notwendigkeit Eigenblut, abwehrsteigernde Interferone, Hyaluron, Cortison, Chemotherapeutika oder sehr hochprozentiger Alkohol genutzt, um lokal kleine Nervenendigungen zu veröden oder kleine Tumore zu vernichten, aber auch flüssiger Zement zur Stabilisierung von Osteoporose oder kleinen Frakturen.

Die mikrotherapeutischen Operationsverfahren im Überblick

Die kleinsten Instrumente, die eingesetzt werden, sind Mikroendoskope von 0,3 mm Durchmesser, Laserfasern von 0,1 mm Durchmesser, auch Mikrozangen oder Hochfrequenzsonden zum thermischen Schneiden usw. Diese können mithilfe der tomografischen Sichtsysteme mit einer fast »mikroskopischen« und navigierten Punktionsgenauigkeit hochpräzise und punktgenau an den Ort des Krankheitsgeschehens vorgebracht werden.

Eingesetzt werden solche Verfahren in folgenden Bereichen: bei kleinen Bandscheibenoperationen; bei der Entnahme von Gewebeproben; bei der Zerstörung von Krebs mit Hitzesonden oder fokussiertem Ultraschall, zum Beispiel in Leber, Knochen und Prostata. Außerdem bei der Einbringung von Implantaten oder Sensoren, zum Beispiel zur Schmerztherapie. In einem weiteren mikrotherapeutischen Anwendungsbereich werden Drainagen zur Flüssigkeitsentleerung oder Gefäßstützen (Stents) zum Öffnen von verschlossenen Gefäßen eingebracht (etwa, wenn Arterien, Gallen- oder Harnwege durch Tumorwachstum beeinträchtigt sind). Man kann, wie gesagt, auch kleine Reservoirs (Ports) zur Schmerztherapie oder Elektroden (zum Beispiel zur Parkinson-Therapie im Gehirn) implantieren.

Für mich entscheidend war, dass von der Diagnose bis zur Therapie und Dokumentation alles im Tomografen möglich ist. Mikrotherapeutische Verfahren werden heute weltweit – zunehmend routinemäßig – an CTs und MRTs durchgeführt. Dass auch klassische Operationen, etwa die Entfernung von Tumoren oder die

Einbringung von Implantaten, auf diese Weise möglich würden, war meine Vision: Überall im Körper, auch im Gehirn – etwa zur operativen Entfernung eines großen Tumors, wie ich es bereits 1995/96 während meiner Gastprofessur in Harvard zusammen mit dem inzwischen verstorbenen Professor Ferenc A. Jolesz – einem begnadeten Wissenschaftler – erstmals in einem offenen MRT erlebte. Es war ein Kernspintomograf, in dem der Arzt zur Behandlung stehen konnte – den es leider nicht mehr gibt. Wie gerne hätte ich heutzutage ein solches Gerät. Ich selbst habe damals einen speziellen japanischen Kernspintomografen, der eine Tempelkonfiguration hatte, von meinem Team im Lehrstuhl zu einem Operationstomografen umbauen lassen. An diesem konnte ich direkt neben dem Patienten stehen und ihn Mitte der 1990er-Jahre bereits mikrotherapeutisch ohne Umlagerung operieren.

Das Anwendungspotenzial ist also groß. Aus meiner Sicht entscheidend für die Ausnutzung des enormen Entwicklungspotenzials der Mikrotherapie zum Wohle der Patienten, ist allerdings eine engagierte, solidarische interdisziplinäre Zusammenarbeit der Kollegen und Kolleginnen – und damit ein Aufbrechen der Fächergrenzen. In der Medizin ist das nicht leicht, doch innerhalb der jüngeren Ärztegeneration geschieht es erfreulicherweise immer öfter.

Im Mittelpunkt einer ökologischen Mikromedizin stehen die Bedürfnisse der Patienten

Insgesamt sind folgende große Vorteile zu nennen:
- Stationäre Aufenthalte werden drastisch verkürzt oder völlig vermieden. Der Pflegeaufwand wird erheblich verringert. Die Rekonvaleszenz verläuft rascher.
- Der Arzt/die Ärztin und die Krankenschwestern bekommen vor, während und nach der Behandlung viel Zeit, mit den Patienten zu reden.
- Die Operationen können häufig bei örtlicher Betäubung durchgeführt werden.

- Kleine Eingriffe bedeuten schnelle Heilung mit geringer Komplikationsgefahr und niedriger psychischer Belastung.
- Miniaturisierte Operationen durch minimalinvasive oder Mikrotherapie bedeuten unter ökologischen Gesichtspunkten maximale Schonung des Körpers.
- Mikrotherapeutische Verfahren sind im Gegensatz zum großräumigen Schneiden bei der alten, offenen Operationsweise schmerzlos oder zumindest schmerzarm und in der Regel ohne große Blutung, also mit geringeren Komplikationen und Nebenwirkungen durchführbar.

Nur gemeinsam ist man stark

Misstrauen ist mir selbst in den Anfängen der CT- gesteuerten Behandlungen von Patienten niemals widerfahren, auch nicht von anderen Berufsgruppen wie den Physiotherapeuten. Ich erinnere mich noch genau daran, wie eine 82-jährige Patientin mich aufsuchte, um mit ihrem geliebten Freund in hohem Alter wieder körperliche Liebe genießen zu können. Nur ... »diese elendigen Schmerzen im Rücken. You know?«, waren ihre Worte. Sie zwinkerte mir verschmitzt zu. Ich konnte mir ein wohlgemeintes Lächeln nicht verkneifen. Sie hatte damals recherchiert, wer ihr am besten und einfachsten bei ihren Rückenschmerzen helfen könnte, und hörte von mir. Andere Patienten, die bereits in meinem Institut für Mikrotherapie behandelt worden waren, motivierten sie, sich nach Bochum zu begeben. Sie buchte sich einen Flug aus Neuseeland und flog nach mehrmaligen Behandlungen froh und munter zurück in die Heimat, um endlich ihr Liebesleben zu intensivieren. Was für eine wunderbare Geschichte – zum Schmunzeln ja, aber nicht zum Lachen.

> **Genuss – ein Schlüssel zum Glück**
>
> Genuss ist vielleicht der wahre Schlüssel zum Glück. Für jeden Menschen gibt es Dinge, die ihn glücklich machen. *Erfreue dich an den kleinen Dingen des Lebens*, heißt es immer. Das mag uns im Alltag mehr oder minder gelingen. Doch ohne Genuss ist die Freude oberflächlich und von kurzer Dauer.
>
> Genießen heißt, das Herz und die Sinne weit zu öffnen, ganz bewusst in eine Erfahrung einzutauchen, zu staunen und sich dem Empfinden hinzugeben. Die Magie des Momentes und den Zauber seiner Schönheit zu feiern. Den Duft des frischen Kaffees gezielt einzuatmen und nachzuspüren, was er im Körper auslöst. Die Schokolade langsam auf der Zunge zergehen zu lassen. Jedes einzelne Instrument des Orchesters herauszuhören und gleichzeitig die Symphonie als Ganzes wahrzunehmen. Und vor allem in einer Umarmung mehr zu spüren als eine Berührung zweier Körper.

Mich motivierte die Zufriedenheit der Patienten ungemein. Ist es nicht das Wichtigste in unserem Beruf, Patienten zufrieden oder sogar glücklich zu machen? Allenthalben, und heute ganz selbstverständlich, werden sogar zunehmend mithilfe eines Kernspintomografen Wirbelsäule, Gehirn, Krebs und Weichteile behandelt, was ich Ende der 1980er-Jahre während meiner Forschungen an der Universität in San Francisco begonnen und erstmalig publiziert hatte. Um 1990 jedoch, in einer extrem konservativen Phase der Schulmedizin, grenzte jeder Versuch, in diese Richtung zu denken, an ein Wagnis, das durchaus negative persönliche Folgen haben konnte.

Erste Eindrücke davon, was Innovatoren passieren kann, bekam ich direkt nach meiner Rückkehr aus den USA auf einem deutschen Kongress zu spüren, auf dem ich mit viel Begeisterung über meine ersten mikrotherapeutischen Versuche in einem Kernspintomografen vortrug. Es ging in meinem Vortrag um medizinische Tests mit dem Ziel, nicht magnetische Materialien zur Entwicklung von neuen, noch nicht vorhandenen Instrumenten zu finden, sowie um erste kleine Therapieversuche, die die enormen Zukunftsperspektiven der Mikrotherapie erstmals aufzeigen sollten. Auch stellte ich den ersten allseits offenen Kernspintomografen der Welt, gebaut von TOSHIBA (heute CANON), vor, an dem ich in Amerika die ersten medizinischen »Gehversuche« hatte durchführen dürfen und den ich später auch in Bochum installierte. Wie stolz war ich als junger, noch nicht habilitierter Wissenschaftler auf diesem hochkarätig besetzten Kongress reden zu dürfen.

Doch aus Begeisterung wurden großer Frust und Ernüchterung. Denn auf einmal wurde mir während meines Vortrags das Mikrofon ausgeschaltet, das Weiterreden untersagt. Namhafte radiologische Ordinarien fingen an, mich emotional als unwissenschaftlich zu kritisieren. Der Vorwurf, unwissenschaftlich zu sein, da Operationen in einem Kernspin niemals möglich sein würden, artete quasi zu einer Beschimpfung aus. Mein Verteidiger war der hoch angesehene damalige radiologische Lehrstuhlinhaber und Dekan der Universität San Francisco, der international hochgeschätzte Radiologe Professor Alexander Margulis. Er stützte mich, versuchte, die aufgebrachten Mediziner zu beruhigen, und hielt eine glühende Rede auf die Zukunft der interventionellen Computer- und Kernspintomografie, deren Grundstein ich gelegt hätte. Später wurde ich von ihm mehrfach zu Vorträgen eingeladen und reiste mit ihm auch um die Welt und hielt Vorträge, in Amerika und Europa, aber auch in China, Macau und Hongkong, die damals noch autonome Länder waren.

Trotzdem saß der Stachel der Ablehnung durch die Kollegen sehr tief. Und ich musste ihn danach noch häufiger ertragen, auch öffentlich, in Medizin und Medien. Nicht nur von Radiologen, sondern auch von Orthopäden, Neurochirurgen, Onkologen, Anästhesisten und anderen chirurgischen Disziplinen kam der Angriff.

In Deutschland dominierte die Ablehnung. Nicht einmal das Erscheinen des Fachbuches zur »Interventionellen Computertomografie«, das ich in Kooperation mit meinem damaligen Kollegen Dr. Rainer Seibel verfasste, vermochte daran etwas zu ändern.

Die deutschen Kollegen mauerten, luden mich und mein Team immer wieder bei Kongressen aus oder gar nicht erst ein. Aber das Interesse war trotzdem geweckt, und ohne die Herkunft der mikrotherapeutischen Methode zu erwähnen, wurde zunächst heimlich und sehr viel später auch offen diese Behandlungsform wissenschaftlich ausgewertet und publiziert sowie zunehmend in die tagtägliche radiologische und orthopädische Routine überführt.

Ganz anders die Reaktion im Ausland. Kaum dass englische Publikationen erschienen waren, meldeten sich Forscher aus aller Welt. Es folgten Einladungen zu Gastvorträgen in etlichen Ländern und die Verleihung von Ehren-Professuren. Daheim indes übten sich die medizinischen Fakultäten in ablehnender oder abwartender Zurückhaltung. Für viele der Skalpell-bewaffneten Ärzte vertrug es sich nicht mit ihrer beruflichen Würde, von den Kollegen anderer Fachrichtungen zu lernen, mit ihnen zusammenzuarbeiten. Und das, obwohl Professor Rudolf Häring, der damalige Präsident der Deutschen Chirurgischen Gesellschaft, ein Vorwort zu unserem Buch beigesteuert hatte, mit dem er aus der Phalanx seiner – sorry, man kann es nicht anders sagen – borniertern Kollegen ausscherte.

»Faszinierend«, schrieb er, sei »die anatomische Präzision« unter Computerdarstellung »und die damit erschlossene exakte topografische Zuordnung von Krankheitsprozessen zu einzelnen Organen und deren Strukturen«. »Der Chirurg kann nur staunen, wie mit diesen interventionellen Verfahren, die den Patienten somatisch und physisch kaum belasten, größere operative Eingriffe ersetzt werden könnten und diese Therapiemaßnahmen häufig sogar ambulant durchführbar sind. Das spart Zeit und Kosten und verringert das Risiko! [...] In genialer Weise werden Computertomografie und Röntgendurchleuchtung kombiniert und ermöglichen damit eine dreidimensionale Betrachtungsweise.« Seine Feststellung, unser Buch »ziehe die Bilanz aus engagierter Arbeit in der Klinik, verbunden mit technischen Ideen und wissenschaftlicher Leistung, die nur aus optimaler Zusammenarbeit gedeiht«, weshalb die Arbeit »jedem Arzt der angesprochenen Fachdisziplinen nicht nur wärmstens empfohlen werden kann, sondern empfohlen werden muss«, verhallte weitgehend ungehört – ebenso der Schlusssatz des Vorworts, wonach das Buch ein »Novum« darstelle, »dem man weite Verbreitung wünschen möchte«. Allenfalls trug das dem Autor den Ruf eines Renegaten ein. Das Neue, das die Ärzte der alten Schule gezwungen hätte, vom Gewohnten Abschied zu nehmen, weckte Missgunst.

Es geschah, was üblich war: Das zuvor in der Fachdisziplin Erreichte stimulierte den Hochmut gegenüber der Innovation, wenigstens an den alteingesessenen Universitäten und Forschungseinrichtungen. Verteidigt wurden die Erbhöfe der traditionellen Schulmedizin. Was sie hätte beleben und mit neuem Schwung bereichern können, wurde auf allen denkbaren Ebenen verhindert. Kein Gedanke mehr an wissenschaftliche Neugier und Unvoreingenommenheit, mit der die Schulmedizin selbst einstmals reüssiert hatte. Mittlerweile, unter der jüngeren Kollegen-Generation, hat sich da manches geändert, wenn schon noch längst nicht alle Vorurteile überwunden sind.

Wer neue Wege geht, hat es schwer in Deutschland

Es fand sich keine deutsche Hochschule, von der ich, ungeachtet der internationalen Anerkennung, einen Ruf erhalten hätte, ausgenommen die Universität Witten/Herdecke. Da es sich bei ihr selbst um etwas völlig Neues handelte, um die erste Privat-Uni Deutschlands überhaupt, in den Achtzigern des vorigen Jahrhunderts wesentlich aufgebaut von Konrad Schily, dem Bruder des Mitbegründers der Grünen und späteren Bundesinnenministers Otto Schily, waren die hochschulpolitischen Vorreiter geneigter, ihrerseits auf das Neue zu setzen, in der Forschung wie in der Lehre. Allerdings wurde auch die Privat-Uni von den staatlich getragenen Universitäten mit scheelen Blicken angesehen, ungefähr so wie ein Parvenü im Kreis des Erbadels, zumal viele der Gründer Anhänger der

Anthroposophie waren. Bei allem Verdacht der Unwissenschaftlichkeit, den sich die Anthroposophen nicht immer ganz zu Unrecht zuzogen, habe ich die Atmosphäre in Witten/Herdecke stets als aufgeschlossen erlebt, als geistig, nicht geistlich. Es herrschte eine große Offenheit gegenüber dem ganzheitlichen Ansatz der Medizin, wie er mir vorschwebte. Anders als von den Dogmatikern der Schulmedizin wurde die Zusammenschau von Körper, Seele und Geist nicht belächelt oder gar als unwissenschaftlich denunziert. Es bestand Interesse an neuen Forschungsansätzen, an einem interdisziplinären Zusammenwirken der medizinischen mit den philosophischen Fächern. Auch die Lehre sollte praxisnäher ausgerichtet sein.

Hier fühlte ich mich offen aufgenommen, als ich 1986 von Kiel zurück an die Ruhr zog. Schweren Herzens zunächst, denn ich wollte damals eigentlich mit meiner damaligen Frau und zwei Kleinkindern für zwei Jahre nach China an die Universität Wuhan wechseln. Vom Dekan dieser chinesischen Universität hatte ich bereits eine Zusage bekommen, dort als wissenschaftlicher Assistent – heute würde man sagen: als radiologischer Junior-Professor – arbeiten und mit modernem radiologischem Grundwissen in China forschen zu können. Meine wissenschaftlichen Qualifikationen waren dafür offenbar gut genug. Wie begeistert war ich von dieser Zusage, hatte ich doch schon in meinem Sinologiestudium davon geträumt, eines Tages in China tätig werden zu können. Vor allem, um direkt von Chinesen die Grundzüge der chinesischen Medizin, insbesondere Akupunktur, Massage-, Bewegungs- und Atemtechniken (Tai-Chi und Qigong) sowie Pflanzenheilkunde, zu lernen. Ich wollte viel über die uralte Kultur lernen und ebenso das sich modernisierende China erleben. Dafür endlich nach China aufbrechen zu können, erwärmte mein Herz kolossal. Der integrative Gedanke, die chinesische Medizin genauer kennenzulernen und sie dann in die interdisziplinäre Anwendung mit der Schulmedizin bringen zu können, war schon damals mein Ansinnen und ein großes Bedürfnis. Herr Professor Löhr, der damalige Lehrstuhlinhaber für Radiologie in Essen, der mit der Universität Wuhan selbst gut vernetzt war, hatte mich dorthin empfohlen. Herr Professor Löhr hätte mich nach meinem Studium gerne als wissenschaftlichen Assistenten an seinem Lehrstuhl angestellt, denn meine Doktorarbeit hatte ihn genauso wie Professor Gremmel in Kiel begeistert. Nur war Herr Gremmel schneller gewesen und hatte mir direkt nach der Lektüre meiner Doktorarbeit als Zweitgutachter eine sofort zu besetzende freie Stelle angeboten.

Ende gut, alles gut? Leider nicht, denn damals hätte nur ich ein Visum bekommen, da keine Wohnmöglichkeiten für Kinder und Frauen auf dem Campus zur Verfügung standen – so die chinesische Begründung. Ein Wechsel nach China fand also nicht statt. Ich war tagelang nicht ansprechbar und traurig. Gedanklich suchte ich nach anderen Möglichkeiten, um mein Anliegen, die Schulmedizin und naturheilkundliche Ansätze zusammenzubringen, zu realisieren. In diesem Zusammenhang kam mir der Aufbau der Universität Witten/Herdecke, der gerade begonnen hatte, sehr recht. Die Idee begeisterte mich zunehmend, konnte ich hier doch etwas »von der Pike auf« mitgestalten. Also wechselte ich nach Witten – zu einer Zeit, als dort noch gar keine Lehrstühle vorhanden waren, als sich noch kein Senat gegründet und keine genaue Fakultätsgliederung entwickelt hatte. Es machte sich eine ganz neue Aufbruchstimmung in mir breit, die eines Pioniers, der frisch und fröhlich in der Gemeinsamkeit mit anderen Wissenschaftlern die Grundlagen einer innovativen Universität entwickeln durfte. So wurde ich auch gleich Mitglied des Ersten Senats der Universität Witten/Herdecke und später auch Mitglied anderer Gremien.

So wenig Witten/Herdecke zunächst angesehen sein mochte, mir eröffnete diese Hochschule lange gesuchte Freiheiten. Unter diesen Voraussetzungen konnte ich mich 1990 habilitieren, erhielt die Lehrbefugnis für Radiologie und zusätzlich in Interventioneller Radiologie und 1996 schließlich die Berufung auf den ersten Lehrstuhl für Radiologie und Mikrotherapie. Zuvor war ich Oberarzt an einer Lungenklinik und einem evangelischen Krankenhaus im Sauerland und später – als 36-Jähriger – für einige Jahre Chefarzt in Mülheim gewesen. Auch stand der Gründung eines eigenen

Grönemeyer-Instituts danach nichts mehr im Wege. Firmierend unter dem Label »meiner« Universität Witten/Herdecke und angesiedelt auf dem Campus der Bochumer Universität, konnte ich 1996 selbstständig loslegen.

Privates Unternehmertum in der Medizin – heute hoch gelobt, damals skandalisiert

Für die wirtschaftliche Absicherung meines Instituts hatte ich selbst zu sorgen. Von daher war der Anfang ein durchaus bescheidener mit zunächst drei, vier Mitarbeitern und kaum mehr Patienten. Als deren Zahl zusehends wuchs – inzwischen kann das Grönemeyer-Institut auf viele Tausend Eingriffe pro Jahr verweisen –, kamen auch internationale Patienten. Nicht zuletzt bei dem damaligen Ministerpräsidenten und späteren Bundespräsidenten Johannes Rau stießen meine Pläne zur Gründung eines interdisziplinären Forschungszentrums in Bochum auf offene Ohren. Sein Gesundheitsminister Hermann Heinemann eröffnete bereits Ende der 1980er-Jahre in Mülheim, wo ich als Chefarzt am evangelischen Krankenhaus tätig war, den ersten offenen Kernspintomografen in Europa. Ich hatte an diesem Tomografen in den USA geforscht und konnte mit meinem damaligen Chefarztkollegen zusammen die Krankenhausleitung dafür begeistern, dieses System zu installieren. Der Minister legte sich auf den Wunsch der Geschäftsführung und aller Gäste in den MRT, aber warnte – mit dem Instinkt, den vermutlich nur ein Politiker haben kann – vor dem Foto, das ihn darin zeigte. Später, Anfang der 1990er-Jahre, förderte sein Ministerium in zweistelliger Millionenhöhe meinen Entwurf für ein Forschungszentrum auf dem Universitätsgelände in Bochum als Grundbaustein für medizinische Innovation und neue Diagnose- und Therapieverfahren. Insbesondere sollte es ein Kristallisationskern für ein deutsches Äquivalent der National Institutes of Health sein, eines integrativen nationalen medizinischen Instituts, wie ich es in Amerika erlebt hatte.

Unter Verwendung der Pressefotos, die den Politiker mit mir und dem innovativen allseits offenen MRT-Gerät zeigten, als der Minister in die »Röhre« geschoben wurde, schossen Jahre später Verdächtigungen und Verschwörungstheorien von medizinischen und wissenschaftlichen Kollegen ins Kraut. An Neidern, die das Geld gern für die herkömmliche Forschungsarbeit ihrer Universitätsinstitute und Kliniken eingestrichen hätten, bestand kein Mangel.

Was heute, zumal nach dem Ausbruch der Corona-Pandemie, durchaus erwartet und sogar gefordert wird – die staatliche Unterstützung privater Unternehmen im Gesundheitswesen –, galt seinerzeit noch als ein Vergehen, als unlauteres Verhalten. Heute, in Zeiten von Microsoft, Tesla, Apple, Facebook, Amazon oder Google – und seit Kurzem auch BioNTech –, kann man sich das gar nicht mehr vorstellen. All diese Erfolge und die internationale Durchsetzung der Produkte dieser Firmen bis in die hintersten Ecken der Welt waren immer dem Engagement Einzelner wie Bill Gates, Steve Jobs, Jeff Bezos, Elon Musk oder Forschern wie dem Ehepaar Şahin zu verdanken. Diese Pioniere wurden kontinuierlich und großzügig politisch wie auch privat mit großem Engagement gefördert, wie zuletzt BioNTech von den Investoren Thomas und Andreas Strüngmann.

Über mich war damals allerdings zu lesen, dass ich mir die Fördergelder über private Beziehungen erschlichen hätte; selbst alte Kontakte meines Vaters sollten dabei eine Rolle gespielt haben. Der bösen Fantasie waren keine Grenzen gesetzt, solange nur ein Verdacht dabei herauskam. Statt um die Sache, um die wissenschaftliche Abwägung alter und neuer Verfahren, tobte der Streit ums Geld. Die Neider triumphierten. Es wurde nichts aus dem großen Wurf, einem nationalen Institut nach amerikanischem Vorbild. Die modernsten radiologischen Geräte, die angeschafft worden waren, damit Ärzte, Wissenschaftler und Ingenieure aller Disziplinen der Universitäten und Krankenhäuser – zunächst des Ruhrgebiets – an einem einzigen Ort alle technischen Möglichkeiten zur interdisziplinären Arbeit und Forschung nutzen konnten, wurden auf verschiedene Krankenhäuser und Praxen verteilt und dort nur in den wenigsten Fällen so genutzt, wie man sie – versammelt in einer Einrichtung – hätte nutzen können. So wurden Chancen vertan. Heute ist man immerhin so weit, dass eines der ersten Hightech-Geräte, der Ultraschnelle Elektronenstrahl-Tomograf, den ich seinerzeit nutzte, im Röntgenmuseum ausgestellt werden soll – als sichtbares Zeichen des medizinischen Fortschritts. Dass es Jahrzehnte brauchte, bis diese Einsicht Platz griff, ist kein Ruhmesblatt in den Annalen der deutschen Medizingeschichte.

Um den »Futterneid« zu rechtfertigen, wurden mir als dem Initiator des Großprojekts damals rein egoistische Beweggründe nachgesagt. Vorausschauende Politiker – ohnehin eine Seltenheit in Deutschland, heute wie seinerzeit – hatten sich vor Untersuchungsausschüssen dafür zu rechtfertigen, dass sie dem Fortschritt hatten Beine machen wollen. Unterstellungen ersetzten die Argumente. Als der damalige NRW-Gesundheitsminister Hermann Heinemann später entlastet wurde, war es zu spät. In den Medien wurde diese Rehabilitierung mit zwei Sätzen erledigt. Erschöpft von den Angriffen, bei denen auch parteipolitische Querelen eine unrühmliche Rolle spielten, hatte der Politiker 1992 seinen Posten »freiwillig« geräumt. Die Pläne für den Aufbau eines groß angelegten interdisziplinären Forschungszentrums für medizinische Innovationen in Bochum wurden begraben. Vom Tisch gewischt war meine Idee eines »Medical Valley an der Ruhr« und Etablierung eines Nationalem Gesundheitszentrums, wie ich es in den USA erlebt hatte.

Ich war tief enttäuscht. Was wurde damals kurzsichtig nicht alles vertan, nicht allein hinsichtlich der Verbesserung medizinischer Versorgung. Nach dem Auslaufen des Bergbaus hätten in der nunmehr strukturschwachen Region damit allein über 300 000 neue Arbeitsplätze entstehen können. Eine stärkere Vernetzung von ambulanter und stationärer Versorgung, verbunden mit der medizinischen Forschung und Entwicklung, wäre absehbar gewesen. Patienten hätten sofort davon profitieren können, und die Universitäten,

Hochschulen und Forschungsinstitute der vielen Technologiezentren im Ruhrgebiet hätten hier ein gemeinsames »Zuhause« finden können, um die Medizin zu revolutionieren. Ich hatte dies Institutionen und Wissenschaftlern immer wieder angeboten. Nur wer wollte das, eingemauert in überholte Vorstellungen, tatsächlich sehen? Fast niemand.

Mit dem, worüber wir heute ganz selbstverständlich verfügen, hatte man, seit ich 1977 selbst wissenschaftlich zu arbeiten begann, nichts im Sinn. Eisern sperrten sich die »Hohepriester« der konservativ ausgerichteten Schulmedizin jahrzehntelang gegen den Einsatz von Computern – wie später auch bei der digitalen Versicherungskarte und Patientenakte. Heute wollen das viele nicht mehr wahrhaben und die Erinnerung daran als ungerechte Polemik abtun.

Allein, ich habe es so erlebt. War ich doch einer der Ersten, der es wagte, Ende der 1970er-Jahre seine wissenschaftlichen Experimente zur digitalen Blutflussmessung in der Hauptschlagader sowie die Niederschrift seiner Dissertation mithilfe eines Computers zu erstellen. Das konnte in den Augen meiner Kollegen schon deshalb nicht mit rechten Dingen zugehen, weil sie sich die Technik nicht zu erklären vermochten. Das Vertrauen in moderne Technologien und Hightech-Medizin hielt sich lange in engen Grenzen, da Computer und Technik eher Zweifel als Hoffnungen weckten. Nicht so bei mir. Aber ich musste auf eigene Faust weitermachen.

Nicht, weil ich mit gutem Beispiel vorangehen wollte. Das wurde mir erst später nachgesagt. Anfangs handelte ich schlichtweg der Not gehorchend, weil es das, was ich für geboten hielt, nicht gab und nicht einmal zu hoffen war, dass sich das staatlich gelenkte Gesundheitswesen dazu aufraffen könnte. Es wäre dazu ebenso wenig in der Lage gewesen wie die medizinischen Fakultäten der Hochschulen und Universitäten. Dieser Mangel war es, der mich Mitte der 1990er-Jahre bewog, mit dem privaten Aufbau zukunftsträchtiger Strukturen zu beginnen, in wirtschaftlicher und wissenschaftlicher Selbstständigkeit. Formal firmierte das neu gegründete

Grönemeyer-Institut unter dem Dach der inzwischen gegründeten Universität Witten/Herdecke, ohne jedoch finanziell von ihr abhängig oder gar getragen zu sein. Es war später lange Zeit auch meine Lehrstuhlambulanz. Von Anfang an musste ich, was Aufbau und Unterhalt des Instituts kosteten, selbst erwirtschaften, mit der ärztlichen Behandlung sowie mit Forschungsergebnissen, die sich in die medizinische Praxis überführen ließen. Das war ein ebenso steiniger wie erfolgreicher Weg, der richtige für mich. Was mir dabei unerwartet zugutekam, war die Aufmüpfigkeit, mit der ich vorher öffentlich Anstoß erregt hatte – in der Politik, im Gesundheitswesen und vor allem unter den Fachkollegen. Weil ich ihre ausgetretenen Pfade verließ, wollten mir Patienten, auch Investoren plötzlich vertrauen.

Beinahe als One-Man-Show gestartet, gilt das Bochumer Grönemeyer Institut für Mikrotherapie mit seinen Ablegern als das erste und heute noch führende Institut für Mikrotherapie. Über die Jahre ist daraus eine Gruppe aus einigen Unternehmen gewachsen, die ich heute zusammen mit meinem Sohn organisiere. Der Impuls dazu kam immer aus der Nichtverfügbarkeit von innovativen medizinischen Produkten oder Dienstleistungen. Die Spanne reicht von der Entwicklung und Serienfertigung von GPS-ähnlichen Navigationstechniken zur einfachen Steuerung mikrotherapeutischer Instrumente für jeden Arzt über Software zur digitalen Bildverarbeitung und Befundung bis hin zu Naturprodukten und Dienstleistungen im Bereich von Naturheilverfahren, Wellness, Fitness, Physiotherapie, Osteopathie und Rehabilitation.

Für den Aufbau einer wünschenswerten *Europäischen Gesundheitsuniversität*, die ich damals schon konzeptionell mit meinem Team entwickelt und für die ich sogar schon dezidierte Curricula und Ausbildungsgänge entwickelt hatte, hätte das Grönemeyer Institut sein internationales und nationales Beziehungsgeflecht einbringen können. Im Elan der Jugend schwebte mir vor: Wissenschaft an und von der Ruhr. »Med. in Germany aus dem Medical Valley Ruhr« habe ich es damals genannt. Ermutigend wirkte dabei, wie in einem der nächsten Kapitel beschrieben, dass es mir 1995 gelang, aus dem Röntgenmuseum in Remscheid die erste transatlantische Telemedizin-Konferenz mit den USA zu veranstalten.

Aus Niederlagen siegen lernen

Vielleicht können Sie sich vorstellen, liebe Leserinnen und Leser, wie zermürbend das alles für mich war, wie bedrückt, unglücklich und verzweifelt ich immer wieder war. Nicht nur ich, sondern auch mein Team, wir alle kamen an unsere Grenzen. Von Patienten hören zu müssen, dass man vom Kollegen XY als »unfähig« und als »unwissenschaftlicher Dilettant« bezeichnet wurde, war sehr schmerzhaft und entwürdigend. Ein derart unkollegiales und diskreditierendes Verhalten demütigte mich zutiefst. Besonders wenn diese Wertung von Menschen verbreitet wurde – auch außerhalb der Medizin –, die ich geschätzt und immer respektvoll behandelt hatte. Ich drohte psychisch zu erkranken und überlegte wiederholt, ob es nicht besser sei, mein Engagement zu beenden. Doch die Unterstützung meiner Familie, meiner Freunde und vor allen Dingen meiner wunderbaren Mitarbeiter stärkte mir den Rücken, spendete Kraft und Energie. In meinem festen Glauben daran, dass die Medizin sich grundsätzlich verändern müsse und die Mikromedizin darin ein wesentliches Element sei, arbeitete ich trotz großem Frust unentwegt und konsequent weiter. Ich baute wissenschaftliche und technologische Teams auf und internationale Kooperationen wie die mit der Harvard Medical School oder der Georgetown Universität in Washington weiter aus. Richtig stolz war ich, als ich in eine internationale Arbeitsgruppe zur Entwicklung der Zukunft von Operationen aufgenommen wurde. Sie wurde von höchster politischer Ebene in Washington initiiert. Mir wurde in diesem Zusammenhang damals die Greencard und ein eigenes Forschungsinstitut in den USA angeboten. Da ich aber nicht aus Deutschland wegziehen konnte, habe ich darauf verzichtet. Ich war ziemlich hin- und hergerissen. Aber meine junge Familie und meine Berufung auf den Lehrstuhl kurz zuvor waren für eine Übersiedlung in die Vereinigten Staaten Hinderungsgründe genug. In Bochum konzentrierten wir uns auf die wissenschaftliche Auswertung der Ergebnisse unserer innovativen Behandlungen, die dann meist international oder mit Autoren von befreundeten Institutionen wie der Universität Düsseldorf (im orthopädischen Umfeld) oder der Universität Essen (im kardiologischen Bereich) publiziert werden konnten. In Deutschland wurden nicht selten Arbeiten oder Vorträge von meinem Lehrstuhl nicht angenommen und/oder mit fadenscheinigen Begründungen abgelehnt. Das tat ziemlich weh, auch weil wir zunehmend begriffen, dass wir isoliert werden sollten. Die für mich und uns so schöne neue medizinische Welt, deren Grundlagen wir leidenschaftlich und für alle entwickelten, war nicht erwünscht. Es berührte mich peinlich, dass Deutschland eine riesige Chance verschlief. Ich hatte im Ausland ja ganz andere Erfahrungen gemacht und erlebt, wie wissbegierig befreundete Ärzte und Forscher waren. Einige kopierten unsere Struktur in Bochum und beantragten teilweise bis zu dreistellige Millionensummen, um – etwa in den USA – ähnliche Institute wie mein Lehrstuhlinstitut in Bochum zu etablieren. Sie machten es sich ganz einfach – nach dem Prinzip von »Copy and paste«, »Kopieren und einfügen«. Das motivierte uns nur noch mehr, nach neuen Wegen zu suchen. Und so stürzten wir uns auf die Entwicklung von neuen Instrumenten, Geräten und Therapieverfahren sowie digitalen Lösungen, gründeten Spin-offs, also neue Firmen aus dem Lehrstuhl heraus, deren Erträge zur Finanzierung der laufenden Kosten und für neue Investitionen genutzt wurden. Auch organisierten wir drei internationale High-Care-Kongresse zur Zukunft der Medizin, zwei in Bochum und einen in Leipzig zur Telemedizin.

Erste Gehversuche in der Telemedizin

»Röntgenbilder in Essen, Operationen in Bochum, Gewebeanalyse in Shanghai. Über Satellit ist es völlig gleichgültig, ob Ärzte Bilder ins Nachbarzimmer, in die Nachbarstadt oder nach China schicken. Schon heute ist diese wie Science-Fiction anmutende Vision möglich und wird zunehmend genutzt. Aber verbessert diese faszinierende Möglichkeit wirklich auch die medizinische Qualität weltweit, wo liegen die Risiken, und wie sieht es mit den Kosten aus?« Diese Fragen hatte ich bereits 1997 auf meinen High-Care-Kongressen in Bochum und Leipzig gestellt und 1999 in meinem wissenschaftlichen Buch »Med. in Deutschland – Standort mit Zukunft« im Springer-Verlag publiziert. Meine Faszination für die Telemedizin war damals schon so groß, dass ich am praktischen Beispiel und ziemlich aufwendig über damals langsame Telefonleitungen auf einer großen Veranstaltung an der Universität Essen demonstrierte, wie eine Teleambulanz zwischen zwei Ärzten, die in Essen und Bochum verbunden waren, aussehen konnte. Die Faszination zu sehen, was möglich sein würde, war bei allen Anwesenden groß.

Doch das erschütternde Dilemma ist, dass die flächendeckende Versorgung bis heute fehlt. Digitale Vernetzung erscheint, obwohl in aller Munde, noch als ein Hirngespinst. Die Taten und die Finanzierung lassen zu wünschen übrig. Doch schon damals war mir ziemlich klar, dass die Telemedizin noch eine riesige Bedeutung bekommen würde. »Telemedizin« war der Oberbegriff für viele Bereiche:

- Medizinische Onlinedienste
- Netzwerke: Teleradiologie, Telekardiologie, Telearchiv etc.
- Telecare: Teleambulanz, Expertenkonsultationen etc.
- Telemetrie (Fernüberwachung von Patienten)
- Telediagnose und Teleoperation
- Telelernen, Telekongresse usw.
- Teleoperationen

Mir war aber auch klar, dass der erfolgreiche Einsatz telematischer Anwendungen nur dann möglich wäre, wenn die Akzeptanz von allen Beteiligten vorhanden wäre. Ich erinnere mich noch genau an die Patientin, mit der wir den ersten telemedizinischen Versuch gemacht hatten. Sie war so begeistert, dass sie meinte, sie bräuchte sofort ein solches System zu Hause. Und ihr Hausarzt auch, da sie doch immer wieder hinfalle und Angst habe, »sich etwas zu brechen«, weil sie unsicher auf den Beinen sei. »Wie toll wäre es doch, wenn mein Hausarzt mich sofort sehen könnte beziehungsweise über ein digitales Instrument mitbekommt, dass ich hingefallen bin. Dann würde doch sofort der Bildschirm meines Fernsehers angehen. Oh wie toll!« Ihre begeisterten Worte klingeln mir immer noch in den Ohren. Doch ... die Realisierung dauert und dauert und dauert.

Natürlich, die Akzeptanz der Leistungserbringer, die mit diesen Anwendungen einen Teil ihres beruflichen Alltags gestalten würden, ist notwendig und spätestens seit Corona vorhanden. Auch bei den Kostenträgern (den Krankenkassen, Rentenversicherern, Lebensversicherungen usw.) und in der Politik ist diese Akzeptanz vorhanden, um eine wirtschaftliche Integration möglich zu machen. Aber beim zunehmenden Einsatz der Informationstechnologie in der Medizin muss sich der Nutzer der Informationen auch auf deren Verfügbarkeit verlassen können. Klar! Auch ist es absolut notwendig, dass Datensicherheit, Verfügbarkeit, Qualität und Korrektheit mit allen zur Verfügung stehenden Mitteln sichergestellt und kontrolliert werden. Klar! Denn eine falsche Information ist im Internet in Sekundenschnelle und unaufhaltsam weltweit verbreitet. Gesteuert durch die Finanzkraft, könnte die Kompetenz in den Händen einer kleinen »Netzelite« konzentriert bleiben. Unzureichende Qualitätskontrollen oder ausschließlich kommerzielle Interessen begünstigen überdies die Präsenz von »Scheinexperten«. Es könnte also, wenn es falsch läuft, zur Entpersonalisierung, Ideologisierung und politischen Kontrolle der Medizin kommen. Klar! Darum muss für die Patienten ein informeller Selbsttest bezüglich ihrer Daten jederzeit gewährleistet sein. Auch klar. Aber muss das alles denn im Schneckentempo dreißig bis vierzig Jahre dauern? Die kranken Menschen hätten in Zeiten von Corona ein anderes Versorgungssystem verdient! Möglich wäre das doch schon längst. Man staune und lese, was ich bereits vor 25 Jahren formuliert habe:

Telecare (Teleambulanz)

Durch den Datentransfer für Diagnose und Therapie ist die Durchführung von Teleambulanzen möglich, also Sprechstunden über Videokonferenz. Dies erspart überflüssige Arztwege. Auch kann sich der Patient zukünftig von zu Hause aus über Bildtelefon mit dem Arzt verbinden lassen, ein großer Vorteil gerade für Notfälle oder alte und behinderte Menschen, wie es schon lange in Skandinavien oder Australien praktiziert wird. Zudem könnte man radiologische Notfallaufnahmen irgendwo in der Welt anfertigen und sie sofort an anderer Stelle kompetent auswerten oder befunden lassen. Ein entsprechend organisiertes Versorgungsnetz wäre auch für Herzinfarktgefährdete, Zuckerkranke oder andere gefährdete Personen und behinderte Patienten zur medizinischen Versorgung zu Hause ein erheblicher Vorzug.

Telemetrie (Fernüberwachung)

Mithilfe der Telemetrie, also der Fernüberwachung von Körpersignalen, können Notfallpatienten direkt zu Hause überwacht werden. Beispielsweise können EKGs zur Überwachung von Herzrhythmusstörungen direkt über das Handy kontrolliert werden, aber auch Kinder, die durch plötzlichen Kindstod (Atemstillstand) gefährdet sind. Die Deutsche Luft- und Raumfahrt hat dazu bereits in den 1990er-Jahren ein Pilotkonzept initiiert, bei dem bedrohte Kinder zu Hause über Satelliten überwacht werden. Dabei wird eine Technologie eingesetzt, die aus der Raumfahrt stammt. Ebenso könnte so eine internationale hochqualitative Notfallversorgung in Flugzeugen oder Schiffen auf oder unter See möglich werden.

Teleoperation

Bereits heute [1998] ist es technisch möglich, Fernoperationen durchzuführen. Chirurgische Instrumente werden per Roboter über Datenleitungen gesteuert. Für Ausnahmesituationen ist dies eine positive Möglichkeit. Ansonsten sollten die Ärzte direkt beim Patienten sein, um ihm auch gefühlsmäßig beistehen zu können. Der Experte kann bei schweren Operationen zur Konsultation dazugeschaltet werden, quasi zum »Second look«-über-die-Schulter-Gucken. Zum Beispiel bei der Mikrotherapie in allen Ländern.

Die zukünftige Medizin braucht viele gute, technisch sowie operativ und psychosomatisch bestens ausgebildete Ärzte, die – wenn irgendwie möglich – ganz nah an ihren Patienten sind. Dazu bietet die Telemedizin eine hervorragende Chance, die Medizin im Sinne einer menschennahen fürsorglichen Versorgung zu verändern. Wenn nicht jetzt, wann dann?

»Den Jahren Leben schenken, Herr Doktor! Darum geht es!«, hat mir eine Patientin auf der Frauen-Krebsstation an der Universität Kiel zum Anfang meiner Berufslaufbahn gesagt. Mit diesem Mantra lebe ich Tag für Tag. Und genau diese Haltung habe ich sehr früh und haben wir alle gerade in Zeiten von Corona auf harte Weise lernen müssen. Nur wer es wagt, sich selbst infrage zu stellen und innovativ in die Zukunft zu investieren, kann am Ende auch heilkundig helfen – ohne Ansehen der Person, der Kultur oder gar des Vermögens seiner Patienten. Dabei mag man bisweilen anecken, dafür hat man aber auch die Chance, selbst zu gestalten und mit sich – zumindest halbwegs – ins Reine zu kommen.

Pioniere haben es schwer.
Trotzdem haben Bill Gates und Konrad Zuse die Welt verändert

Wie sehr habe ich meine Gespräche mit Konrad Zuse, einem der bedeutendsten Väter des heutigen Computers, genossen. In der Öffentlichkeit wird er gern als Erfinder des Computers gefeiert. Oft haben wir stundenlang zusammengesessen und angeregt über die Zukunft der Medizin philosophiert, gerade auch in Verbindung mit dem Computer. Erst durch diese Entwicklung war es möglich geworden, das klassische Durchleuchten mit Röntgenstrahlen in eine andere Dimension zu »beamen«, was für mich als Radiologen und Mikrotherapeuten bedeutsam war. Diese Fortschritte ermöglichten die Computertomografie und viele andere Errungenschaften der modernen Welt – einer Welt, die wir uns damals in unseren Gesprächen nur schemenhaft vorstellen konnten. Wir verstanden uns gut, und er nahm sehr gerne das Angebot an, Ehrenvorsitzender meines Forschungszentrums in Bochum zu werden.

Konrad Zuse hatte ja nicht nur Pionierarbeit mit der Entwicklung des ersten voll funktionsfähigen programmgesteuerten Rechners geleistet, den er erstmalig 1941 der Öffentlichkeit vorstellte. Auch mit seinen Gedanken über die Miniaturisierung von Maschinen und »Fabriken« hat er Wesentliches formuliert. Er hat die Zukunft von Mikro- und Nanotechnik vorausgesehen. Beides passte für mich sehr genau zur Zukunft der Radiologie: Computer- und Mikromedizin! Hatte er doch schon Anfang der 1950er-Jahre darüber nachgedacht und publiziert, wie Großes zu Kleinem werden kann, indem man ein System wie eine Uhr, ein Instrument oder ein Gerät immer kleiner und kleiner und kleiner nachbaut – ähnlich wie bei den russischen Matroschka-Puppen, die, komplett gleich aussehend, immer kleiner werden und ineinander versteckt sind.

Bei der Miniaturisierung müsse man allerdings berücksichtigen, dass die physikalischen Gesetzmäßigkeiten im Nano-Bereich (1 nano = 0,001 mikro) andere seien als im sichtbaren, erklärte mir

Zuse. Seine diesbezüglichen Überlegungen sind kaum bekannt, da sie für die meisten Wissenschaftler und Ingenieure bis heute uninteressant waren. Mich aber faszinierten sie total. Meine eigenen wissenschaftlichen Arbeiten und Vorstellungen zur Veränderung der Operations- und Behandlungstechniken der Zukunft gingen ja in dieselbe Richtung: kleine Operationssysteme im Körper, von außen gesteuert. Ich wollte zum Beispiel mit einem Lasersystem Daten wie Gewebedruck oder ph-Werte im Inneren des Körpers erfassen, Tumore zerstören, kontinuierlich Bilder mit einem von außen zu steuernden Mikro-Endoskop aus dem Inneren des Darms, der Gefäße oder des Gehirns nach außen funken oder Nanomedikamente lokal von außen gesteuert in einen Entzündungsherd oder einen Tumor einbringen. Diese anfangs noch imaginären Träume hatten mich bereits so sehr angeregt, dass ich nicht nur mit der Entwicklung der Mikrotherapie begann, sondern auch anfing, Geschichten und Abenteuer des *Kleinen Medicus* zu schreiben. Darin kommen Nanoroboter, Miniaturisierungssysteme, Laser, nachwachsende Häuser, Mikro- und Nano-»Unterseeboote« vor, die durch den Körper bewegt werden – neue Möglichkeiten der lokalen Therapie, auch unter Einsatz von Kräutern. Die Erforschung des Menschen, der Tiere und Insekten (etwa der Zecken), von innen und von außen, das sind meine Themen. Und natürlich innovative Behandlungsverfahren, in der Schul- wie in der Naturmedizin.

Weniger bekannt ist, dass Konrad Zuse sich intensiv und mit Erfolg der Ölmalerei widmete. Er porträtierte nach einem Foto auch Bill Gates und wollte ihm dieses Bild gerne persönlich überreichen, wusste aber nicht, wie er dies realisieren konnte. »Mein großer Traum wäre es, wenn ich irgendwann einmal Bill Gates treffen könnte«, sagte er mir und fuhr ungefähr so fort (ich gebe das Folgende in meinen eigenen Worten wieder): »Ich bin ein großer Fan von ihm, deshalb habe ich ihn porträtiert und möchte ihm so gerne mein Bild schenken. Er hat wie ich wichtige Pionierarbeit geleistet und dadurch zur Entwicklung des heutigen Computers wesentlich beigetragen. Ich mehr von der Hardwareseite her und Bill Gates mit der Software. Darüber zu spekulieren, wer nun wichtiger ist oder war, ich oder er, ist völlig nebensächlich. Wir haben doch beide Wesentliches geleistet.« Ich war gerührt und konnte glücklicherweise Konrad Zuse in seinem Anliegen unterstützen. Über den Europa-Chef von Microsoft konnte Anfang der 1990er-Jahre ein Treffen zwischen den beiden auf der CEBIT–Messe in Hannover arrangiert werden. Beide verstanden sich auf Anhieb und waren sehr dankbar für dieses Treffen.

Wie sehr habe ich mich darüber gefreut – natürlich auch darüber, Bill Gates in Hannover selbst kennenzulernen. Ich war beeindruckt von seiner ruhigen, überlegten und auch zielgerichteten Art zu denken. Er wirkte viel jugendlicher, als ich vermutet hatte. Sein Nachdenken über die damals aktuellen Probleme der Welt, sein Engagement für viele Themen der Zukunft rund um die Technik und die Weltwirtschaft, aber auch seine Visionen zur Bedeutung des Digitalen – für den Computer wie für alle Dinge des täglichen Lebens, für die Welt der Maschinen wie für die digitale Vernetzung von allem – begeisterten mich. Er sollte mit diesen Visionen ja recht behalten, wie wir heute wissen.

Mit der Medizin hatte sich Gates damals noch wenig befasst. Ich versuchte, ihn zu motivieren, sich auch für computergesteuerte Operationen stärker zu engagieren. Er hörte sehr aufmerksam zu, und wir reflektierten in unserem langen Vier-Augen-Gespräch die zukünftigen Möglichkeiten der Computertechnologie und der dazu notwendigen Software. Für mich war das Gespräch sehr inspirierend, und wir verabschiedeten uns ausgesprochen herzlich – einig darin, dass für die zukünftigen globalen Fragen der Gesunderhaltung und Heilung von Menschen hochkarätiges Know-how sofort nötig sei. Im Nachhinein bin ich überzeugt, dass der Impuls, der von unserem Gespräch ausging, uns beide in unserem Engagement beflügelt hat. Zuses Gemälde und Zuses Persönlichkeit begeisterten Gates. Sie wollten sich noch weiter austauschen. Leider verstarb Zuse kurz darauf, im Dezember 1995.

Dass ich diese beiden Persönlichkeiten kennenlernen und intensive Gespräche mit ihnen führen durfte, hat mich in meiner Art, zu denken und zu handeln, nicht nur stabilisiert, sondern mir auch Angst genommen und große Impulse für die Zukunft gesetzt. In Ruhe und mit Augenmaß meine Technik und meine Art, Medizin zu betreiben und Menschen zu heilen – davon haben mich Widerstände und bösartige Handlungen Dritter seither nicht mehr abgehalten. Beim Widerstand gegen Neues, gegen Innovation oder hinsichtlich der öffentlichen Meinung hat sich seit Menschengedenken nicht allzu viel verändert.

Wer forscht, muss mit Widerstand rechnen

Nicht wenige der modernen Therapieverfahren sind Errungenschaften, die zunächst durch die Kreativität deutscher medizinischer Forscher und Ärzte ins Leben gerufen wurden. Das ist vielen in unserem Land, auch manchen Verantwortlichen im Gesundheitswesen und in der Politik, bis heute nicht bewusst. Man könnte ruhig stolzer auf diese Leistungen sein. Nicht selten aber wurden Innovationen – besonders, wenn sie von Ärzten erfolgten – verschlafen, nicht gefördert oder gar verhindert. Bei Conrad Wilhelm Röntgen allerdings und beim Ehepaar Şahin war es anders. Beide Beispiele zeigen, dass bei Innovationen, die nicht durch Ärzte erfolgen, eine Anerkennung der Leistung schneller möglich ist.

Die deutsche Mentalität in der Medizin ist leider wenig geprägt von Optimismus und »fröhlichem« Wettstreit untereinander. Die Leistungsträger werden nicht selten misstrauisch beäugt. Einzelerfolge werden relativiert und Menschen ab- oder ausgegrenzt, anstatt – wie ich es in Amerika erlebt habe – in einen gesunden Wettbewerb zu treten und sich über die Erfolge anderer mitzufreuen, sei es bei einer besonderen Publikation, einer Beförderung oder Auszeichnung, sei es bei der Herausgabe eines Buches oder der Erfindung einer neuen Methode, sei es bei einem unternehmerischen Erfolg. Bei uns werden solche Erfolge nicht selten hinter vorgehaltener Hand kritisiert oder gar boykottiert. Das Prinzip hat Methode. Die Auseinandersetzungen werden fortgesetzt und immer wieder mit verbissener Härte geführt, bis der oder die Kritiker bzw. Boykotteure auf genau demselben Gebiet eigene Erfolge vorweisen und damit den Erfinder mundtot machen können. Dabei schreckt man auch nicht davor zurück, die Medien zu missbrauchen.

Auch in anderen Ländern gibt es natürlich Widerstände gegen Pioniere. Aber häufig wird mit neuen Methoden ganz anders umgegangen. In den USA beispielsweise werden bei vielversprechenden neuen Ideen in der Medizin – auch wenn eine Ablehnung der Science Community, also der wissenschaftlichen Lobby, besteht – schnell, und vor allem nicht selten in großen Summen, Forschungsgelder zur Verfügung gestellt. Auch neue Forschungsprogramme werden schnell initiiert. Das Ziel liegt auf der Hand: die maximale Erhöhung wissenschaftlicher Publikationen, um neue Verfahren oder Produkte für den Markt schnell identifizieren zu können. Zügig werden Risikokapital oder staatliche Gelder zur Verfügung gestellt, damit bei entsprechenden Erfolgsaussichten eine neue Firma mit einem neuen Produkt gegründet werden kann.

Vergleicht man die USA mit Deutschland und schaut sich dabei auch die Publikationsvielfalt an, sieht man schnell, dass in wissenschaftlichen Journalen eine Vielzahl von kleineren Publikationen erscheint, die sich auf wenige Untersuchungen und Ergebnisse beschränken. Diese Studien helfen meist dabei, dass eine Methode schnell bekannt wird, neue Verfahren und Produkte entstehen, was auch noch medial unterstützt wird. In Deutschland wird dieses Vorgehen kritisiert. Hier werden in der Regel für Veröffentlichungen in der Medizin Studien mit hohen Patientenzahlen erwartet, und zwar als prospektive Studien mit vorausschauenden und nicht rückblickenden Ergebnissen. Nicht selten ist die Latte so hoch gelegt, dass die Anforderungen den Erarbeitungsprozess stark verzögern oder Publikationen gar nicht erst zustande kommen lassen. Andere machen dann das Rennen. Nicht selten im Ausland.

Gerade in der Medizin kommt es daher nicht von ungefähr, dass Pioniere immer wieder frustriert sind und aus Deutschland in andere Länder auswandern. So auch der Kardiologe Andreas Grüntzig

(1939-1985). Er führte 1977 über die Leiste einen von ihm entwickelten Ballonkatheter bis in die Herzkranzgefäße, um eine verkalkte Herzkranzverengung zu öffnen. Der Patient hatte vorher große Schmerzen gehabt. Die Verkalkung der eingeengten Stelle wurde in die Gefäßwand gedrückt, der Gefäßkanal war wieder frei und der Patient seine Schmerzen los. Was »wie ein Wunder« erschien, wurde eine der bedeutendsten medizinischen Behandlungsmethoden überhaupt. Man nennt diese Methode Dilatation. Der Behandlungserfolg sprach sich schnell herum, die Öffentlichkeit applaudierte. Doch Andreas Grüntzig nützte das gar nichts. Keine deutsche Universität wollte ihn einstellen. 1980 wanderte der erste Dilatator der Welt frustriert in die USA aus. Dort wurde er mit Begeisterung empfangen, erhielt eine Professur und die dringend benötigte Arbeitsumgebung, um die Ballon-Katheterisierung weiterzuentwickeln. Leider verstarb er bei einem Flugzeugabsturz mit nur 46 Jahren. Heute wird seine Methode weltweit nicht nur im Herzen, sondern in allen Gefäßen angewandt, sowohl im arteriovenösen System als auch in den Gallenwegen und ebenso an anderen Stellen, die aufgeweitet werden müssen.

Gegen alle Widerstände: So veränderten Entrepreneure die Welt

Die revolutionäre Umgestaltung der Chirurgie von den klassischen Operationsmethoden über endoskopische Verfahren zur Mikrotherapie ist unter anderem dem ersten deutschen Nobelpreisträger für Medizin, Professor Dr. Werner Forßmann (1904-1979), zu verdanken. Indem er zum weltweit ersten Mal einen Katheter in das Herz einführte, legte er den Grundstein für operative Eingriffe, die direkt durch die Haut und nicht über Körperöffnungen erfolgten. 1929 unternahm er den ersten per Röntgenbild dokumentierten Selbstversuch einer Herzkatheterisierung, trotz der Verbote seines damaligen Chefs, des berühmten Chirurgen Professor Dr. Ferdinand Sauerbruch. Forßmann führte sich selbst die Sonde über den

Arm bis ins Herz. Geboren war die Idee, Herzkranzgefäße sichtbar zu machen. Wie schrecklich war der Spott seiner damaligen Kollegen: »Man schiebt sich doch keine Fahrradspeichen ins Herz.« Professor Sauerbruch kommentierte Forßmanns wissenschaftliche Ambitionen ungefähr so: »Mit einem derart lächerlichen Kunststück habilitiert man sich vielleicht im Zirkus, aber nicht an einer ordentlichen deutschen Klinik.« Er wurde von der Charité in Berlin verwiesen und hatte sich ein für alle Mal die wissenschaftliche Laufbahn »versaut«, wie er später schrieb. Jahrzehnte später, 1956 – Forßmann war inzwischen Chefarzt in Bad Kreuznach –, erhielt er gemeinsam mit zwei Amerikanern den Nobelpreis für Medizin.

Auch in der Endoskopie gibt es über ähnliche Widerstände zu berichten. 1973 gelang es dem Münchner Internisten Professor Dr. Meinhard Classen zusammen mit seinem Kollegen Ludwig Demling, die Einengung der Einmündung des Gallenganges in den Zwölffingerdarm endoskopisch zu erweitern – gegen heftigsten Widerstand der chirurgischen Disziplin. Es dauerte bis 1985, bis die Chirurgen Dr. Erich Mühe und Friedrich Götz die erste endoskopische Entfernung der Gallenblase durchführten. Auch hiergegen lief die organisierte chirurgische Gesellschaft Sturm. Trotzdem haben sich die endoskopischen Behandlungen in allen Kliniken weltweit etabliert. Die meisten Gallenblasen werden heute endoskopisch operiert. So auch bei mir. Ich bin wirklich begeistert von der Methode und habe nach der Operation keine Schmerzen mehr gehabt, war sofort wieder auf den Beinen und kann diese Behandlung jedem, der wegen schmerzhaften Gallensteinen mit sich hadert, nur wärmstens empfehlen.

1988 erst wurde durch den Urologen Professor Dr. John Wickham aus London der Begriff »minimal invasive surgery« – minimalinvasive Chirurgie – geprägt. Er berief auch mich in seine wissenschaftliche Gesellschaft und in das Board des internationalen Wissenschaftsjournals »Minimally Invasive Surgery«. Es hat lange gedauert, bis den Chirurgen endlich klar wurde, dass sie »den Wald vor lauter Bäumen nicht gesehen« und mit den traditionellen Verfahren immer weiter operiert hatten, obwohl ihr Nachwuchs längst andere Wege ging.

Pioniere der Medizin und die Tragik ihrer Geschichte

Ignaz Semmelweis (1818–1865)

Der aus Wien stammende Arzt und Geburtshelfer Ignaz Semmelweis ging in den Jahren 1847/48 dem Verdacht nach, dass das Kindbettfieber, das für viele Mütter zu der Zeit tödlich endete, von den mit Keimen belasteten Händen der Ärzte ausging. Er stützte sich dabei auf eine statistische Auffälligkeit: Das Kindbettfieber trat, so hatte Semmelweis festgestellt, gehäuft bei Wöchnerinnen auf, die von (angehenden) Ärzten untersucht oder behandelt wurden, nachdem diese Sektionen an Leichen durchgeführt hatten. Zu dieser Zeit nahmen die Mediziner ihre Untersuchungen an den Wöchnerinnen noch ohne vorheriges Händewaschen vor. Semmelweis' Forderung deshalb: Die Kollegen sollten sich vor jeder Maßnahme sorgfältig die Hände in einer Chlorkalklösung waschen, zudem müssten die gynäkologischen Instrumente intensiv gereinigt werden.

Was uns heute als selbstverständlich erscheint, war zu der Zeit ein frühes Beispiel evidenzbasierter Medizin. Die statistischen Erhebungen und die daraus entstandenen Schlussfolgerungen gelten zudem als Geburtsstunde der Asepsis.

In seiner damaligen Kollegenschaft sowie bei seinen Vorgesetzten stieß Semmelweis mit seinen Forderungen hingegen auf großen Widerstand. Nur mit Mühe gelang es ihm, sich zu habilitieren (1850). Er starb 1865 (unter ungeklärten Umständen) in der Niederösterreichischen Landesirrenanstalt in Wien-Döbling.

Erst nach seinem Tod erlangten die von Semmelweis gemachten Beobachtungen die entsprechende Beachtung und wurden umgesetzt. Semmelweis ging als »Retter der Mütter« in die Medizingeschichte ein. Gleichzeitig wurde er der Namensgeber des »Semmelweis-Reflexes« (»Semmelweis-Effekt«). Er bezeichnet die spontane, reflexartige Ablehnung einer neuen (verwegenen) wissenschaftlichen Entdeckung ohne weitere fachliche Überprüfung des Sachverhalts.

Werner Forßmann (1904–1979)

Der Mediziner aus Deutschland war der Erste, der 1929 an sich selbst eine publizierte und über ein Röntgenbild dokumentierte Rechtsherzkatheterisierung beim Menschen durchführte. Wenige Jahre später zeigte er, dass Kontrastmittel im Herzen des Menschen gefahrlos angewendet werden können.

Vor allem in den Jahren nach dem Zweiten Weltkrieg griffen der französisch-US-amerikanische Mediziner André Frédéric Cournand und andere Mediziner seine Arbeiten auf; sie bilden die Basis der modernen Herzdiagnostik. In der renommierten Fachzeitschrift »Klinische Wochenschrift« publizierte Forßmann einen Bericht über sein Experiment: »Über die Sondierung des rechten Herzens«.

Allerdings blieb eine Reaktion der medizinischen Fachwelt weitgehend aus, Forßmann verlor sogar seine Assistenzarzt-Stelle an der Berliner Charité. Als die aus Frankfurt stammende Boulevardzeitung »Nachtausgabe« Forßmanns Selbstversuch mit der Schlagzeile »Heldentat eines jungen Arztes – Die Sonde im Herzen!« anpreist, wirft ihn sein Chef, der berühmte Chirurg Ferdinand Sauerbruch, hinaus.

Forßmann widmete sich, nachdem seine Arbeiten und Veröffentlichungen in der Kardiologie auf Kritik und wenig Interesse gestoßen waren, der Chirurgie und der Urologie. In später Anerkennung seiner Arbeit erhielt er 1956 gemeinsam mit André Frédéric Cournand und Dickinson Woodruff Richards den Nobelpreis für Medizin, für ihre Entdeckungen zur Herzkatheterisierung und zu den pathologischen Veränderungen im Kreislaufsystem.

Franziska Tibirtius (1843–1927)

Franziska Tiburtius gilt als die erste deutsche promovierte Ärztin der neueren Zeit. Nach dem Lehrerinnenexamen in Stralsund entschloss sie sich, Medizin zu studieren – ein für Frauen in dieser Zeit ungewöhnlicher Entschluss. In Deutschland galt damals ein Studienverbot für Frauen, weshalb Tiburtius nach Zürich umzog. Lediglich in der Schweiz waren Universitäten zur damaligen Zeit für Frauen geöffnet, dort wurde ihnen das Promotionsrecht geboten.

Im Jahre 1871 nahm Tiburtius ihr Studium der Medizin auf und wurde 1876 zum Doktor der Medizin promoviert. In Berlin eröffnete Tiburtius mit ihrer Studienkollegin Emilie Lehmus eine eigene Praxis. Als erste deutsche Ärztinnen mit eigener Praxis sahen beide sich jahrelang öffentlichen Anfeindungen und Vorbehalten der männlichen Ärzteschaft ausgesetzt. Sie durften zwar praktizieren, jedoch mussten sie sich als »Dr. med. in Zürich« ausweisen, wonach sie dem Status nach Heilpraktiker waren. Der Titel »Arzt« wurde ihnen nicht zugestanden, da dieser an eine deutsche Approbation gebunden war.

Tiburtius engagierte sich für die Frauenbewegung und insbesondere für die Aufhebung des Studierverbots für Frauen in Deutschland. Jedoch wurden erst im Jahre 1908 Frauen als Studierende an preußischen Universitäten in der Medizin und ab 1914 zur Approbation zugelassen.

Andreas Grüntzig (1939–1985)

Nach der Erfindung des Ballonkatheters für periphere Arterien im Jahr 1974 führte Andreas Grüntzig drei Jahre später, am 16. September 1977, erstmals eine erfolgreiche Ballondilatation zur Aufdehnung verengter Herzkranzgefäße in Zürich durch. Dieses Verfahren wird als perkutane transluminale Koronarangioplastie (PTCA) oder perkutane Koronarintervention (PCI) bezeichnet.

Grüntzig dehnte bei einer Herzkatheteruntersuchung ein um etwa 80 % verengtes, nur etwa drei Millimeter kurzes Stück des Vorderwandasts des Herzens mit einem in das Gefäß eingeführten Ballon auf. Auf diese Weise stellte er eine normale Durchblutung wieder her und ersparte so dem Patienten eine Bypassoperation. Noch nach zehn Jahren zeigte sich bei Kontrolluntersuchungen die erweiterte Engstelle offen.

Seine ersten vier auf einem Kongress der Amerikanischen Herzgesellschaft vorgestellten Fälle erregten Aufmerksamkeit und Skepsis gleichermaßen. Grüntzing wurde zunächst belächelt. Im Jahr 1980 ging er als Professor in die USA, wo er endlich Unterstützung und Anerkennung erfuhr. Heute werden seine Leistungen als Vorreiter der interventionellen Kardiologie weltweit anerkannt.

August Bier (1861–1949)

Der Berliner Chirurg August Bier war Pionier regionalanästhetischer Verfahren wie der Spinalanästhesie und der nach ihm als Bier-Block benannten intravenösen Regionalanästhesie. Bier begann seine medizinische Laufbahn 1888 als Chirurg in Kiel, hier wurde er promoviert und habilitiert und wurde auch hier zum Professor ernannt. Es folgten Berufungen nach Greifswald (1899), Bonn (1903) und Berlin (1907–1932).

Neben mehreren neuen Operations- und Heilverfahren wurde Bier durch die Erfindung der Spinalanästhesie (Rückenmarksbetäubung) im Selbstversuch bekannt. Mit seiner ganzheitlichen Sicht auch bei chirurgischen Leiden stand der Berliner oft im Widerspruch zu seinen operierenden Kollegen. Bier ist trotz seiner großen Verdienste heutzutage deutlich weniger bekannt als Ferdinand Sauerbruch, der ihm auf der Position als Direktor der Berliner Chirurgischen Universitätsklinik nachfolgte. Sauerbruch war der Medienstar in der Medizin und schaffte es, Bier mit spektakulären Operationstechniken in den Schatten zu stellen.

August Bier beschäftigte sich nicht nur mit der Medizin. Er machte sich als Forstwissenschaftler einen Namen in der Fachwelt, außerdem war er auch als Philosoph bekannt (sein Buch »Die Seele« war ein Bestseller). »Man hat mir übel genommen, sagte Bier zu seinen vielen Tätigkeiten, »dass ich mich auch mit anderen Dingen als der Chirurgie beschäftigt habe.«

Mikrodiagnostische Sicht optimiert Gefäßanalyse und Operation

»Ich bin so froh, Herr Professor, dass ich keinen Katheter brauche. Das ist doch fantastisch. In wenigen Sekunden wird mein Herzkranzgefäß untersucht und auch noch mit Kontrastmittel dargestellt. Ich hatte solch eine Angst, dass ich im Krankenhaus noch Infektionen von anderen Bakterien bekommen könnte. Deshalb bin ich hier. Es ist doch bekannt, dass Tausende Menschen pro Jahr an multiresistenten Keimen im Krankenhaus sterben. Nein danke! Diese ambulante Diagnosemöglichkeit ohne Katheter ist wirklich genial. Das müssten viel mehr Menschen wissen!« So die Worte eines Vorstandsvorsitzenden einer bedeutenden deutschen Firma, der mir das nach seiner Vorsorgeuntersuchung vor über zwei Jahrzehnten sagte. Das Herz zeigte bei ihm eine kleine Verkalkung im Gefäß, und es war gut, das zu wissen, denn jetzt konnte gezielt ein Vorsorgeprogramm starten, um weitere Verkalkungen, und in vielen Jahren vielleicht eine Verengung, zu verhindern.» Wenn man bedenkt, dass bei einer Röntgen-Durchleuchtung mit Einsatz eines Herzkatheters über 60 Prozent des Gefäßes eingeengt sein müssen, bevor man die verkalkte Einengung überhaupt sieht«, antwortete ich ihm, »dann ist die neue CT-Methode wirklich revolutionär.« Der Patient war froh und dankbar dafür, dass er nicht in einem Krankenhaus – auf dem sogenannten Herzkatheter-Messplatz gelandet war, wo ihm ein Katheter zur Gefäßdarstellung von der Leiste ins Herz hätte geschoben werden sollen.

Ich hatte die neue CT-Methode, wie schon dargestellt, Ende der 1980er-Jahre bei meinen Forschungsaufenthalten an der Universität San Francisco entdeckt und mitgebracht. Der Physiker Professor Douglas Boyd, mit dem ich bis heute befreundet bin, hatte trotz des Nichtinteresses der Kardiologen ein ultraschnelles CT-Gerät gebaut und wurde dafür großzügig gefördert. Bereits in den 70er-Jahren hatte er sich mit der ultraschnellen Elektronenstrahl-Tomografie zur berührungsfreien Sichtbarmachung von millimeterkleinen Kalk- und Fettauflagerungen in den Gefäßen beschäftigt. Auf diese Weise befreite er die Computertomografie von der rotierenden Röhre und konnte ohne Geschwindigkeitsbegrenzung ultraschnelle Bilder erzeugen. Später wurde die Technologie von Siemens und General Electric übernommen und weiterentwickelt, sodass heute in 0,2 Sekunden die Gefäße sichtbar gemacht werden können. Ein Segen für die Patienten, da die Methode sowohl zur Vorsorgeuntersuchung als auch nach Gefäßeingriffen oder nach Platzierung von Stents und nach Bypassoperationen zur Kontrolle der Durchgängigkeit eingesetzt werden kann. Dadurch ergeben sich enorme neue Möglichkeiten in der präventiven Lebensstil-Veränderung vor und nach Infarkten und Schlaganfällen. Die Strahlenbelastung ist deutlich geringer als unter Röntgen-Durchleuchtung, und die Behandlungskosten können drastisch gesenkt werden, da unnötige Katheterisierungen im Krankenhaus vermieden werden können. Was für eine großartige humane und ökologische Innovation. Eine Revolution in der Herzgefäßdiagnostik.

Radiologische Innovationen »med.« in Germany

Ich ließ zunächst eines und später ein zweites dieser ultraschnellen CT-Systeme aufbauen. Sie gehörten zu den ersten Installationen in der Welt. Um in dem Gerät auch mikrotherapeutisch behandeln zu können, bat ich meine Ingenieure, ein innovatives Lichtpositioniersystem zur Definition des zielgenauen Punktionsortes auf der Haut zu installieren. Der zusätzliche Vorteil des Systems war die riesige Ringöffnung von fast einem Meter, sodass die Patienten sich freier als in herkömmlichen CTs fühlen konnten. Das hatte mich von Anfang an begeistert. Damals schon führten wir lokale Bandscheibenoperationen mit dem Laser durch und auf gleiche Weise mit dem Laser, mit Hitzesonden oder Medikamenten die Vernichtung von kleinen Krebsmetastasen. Viele Biopsien in schwer zugänglichen Regionen wie an der Schädelbasis oder im kleinen Becken wurden ohne Operation möglich. Sogar erste Versuche der Brustdrüsen-Punktion mit Gewebeentnahmen zur Krebsanalyse fanden statt, erstmals in der Welt auch CT-gesteuerte Endoskopien an und in der Bandscheibe, im Spinalkanal, an den Wirbelgelenken oder ein bis zwei Millimeter an der Lunge vorbei. Wir endoskopierten in dieser Zeit sogar das Kniegelenk in einem offenen MRT und behandelten den Knorpel in Aufsicht durch ein 0,6 mm dünnes Endoskop in Kombination mit der MRT-Durchsicht, durch die Gewebe des Knies hindurch. Und in einem von meinem wunderbaren Team mit Lichtvisier und Fußsteuerung versehenen 2-Tesla-

Kernspintomografen (BRUKER), einem der ersten Hochfeldtomografen, der überhaupt aufgebaut wurde, führte ich damals schon Schmerztherapien mit im MRT sichtbar gemachten Injektionen durch. Beispielsweise bei Schmerzen der Achillessehne, im Knöchel sowie in und an kleinen und großen Gelenken, etwa den Fingern oder den Hüften oder punktgenau an den Sehnenansätzen der Menisken im Knie.

Getragen wurde dies alles von einem unglaublich begeisternden Pioniergefühl in uns allen. Ich schwärme noch heute von dieser großartigen Zeit und diesem wunderbaren Team. Heftig reagierten vor allem Radiologen und Chirurgen der unterschiedlichen Fachgebiete sowie Kardiologen. Doch zum Glück standen wir nicht »allein auf weiter Flur«. Große Unterstützung bekamen wir von Prof. Dr. Erbel, dem Direktor der Universitätsklinik für Kardiologie in Essen, und seinem Team, mit dem wir die ultraschnelle CT-Tomografie für die Untersuchung des Herzens als Alternative zu herkömmlichen Methoden weiter erforschen konnten. Eine große Studie wurde zusammen realisiert: die SIEMENS NIXDORF STUDIE, mit dem Organisationszentrum in Essen an der Universität Duisburg-Essen. Es ist bis heute aktiv und publiziert wesentliche Ergebnisse zur Herzgesundheit sowie zu Krankheitsursachen und Umwelteinflüssen von kardiologischen Herzerkrankungen – insbesondere der Gefäßverkalkungen (Arteriosklerose). Auch Professor Dr. Muhr, Direktor der Universitätschirurgie der Ruhr-Universität, unterstützte uns sehr gegen die vielen Anfeindungen. Er war wie Konrad Zuse Mitglied unseres wissenschaftlichen Boards.

Gegen alle Widerstände waren nun die Chirurgie 3.0 (von der klassischen Operation über die minimalinvasive Chirurgie zur Mikrotherapie) sowie die Kardiologie 3.0 (von der Sonografie über die Katheter-Untersuchung zur katheterlosen CT- und MRT-Mikrodiagnostik) geboren. Die Zukunft der Mikrotherapie und Mikrodiagnostik war auf feste Beine gestellt.

Mikrotherapie und Mikrodiagnostik erobern die Welt

- So wenig wie möglich, so viel wie gerade nötig – micro is more
- Das Ökosystem Körper schützen
- Die Mikrotherapie: Aus der Schmerztherapie, Endoskopie und Bildgebung geboren
- CT- und MRT-navigierte Techniken ersetzen Operationen
- Erste Operationen im CT und im MRT: Mitte der 1980er-Jahre
- Medikamentenverteilung unter Sicht im Körper kontrollieren
- Operationsinstrumente von 0,1 bis 2,5 Millimeter Größe
- Behandlung ambulant und ohne Vollnarkose
- Erster Lehrstuhl für Mikrotherapie weltweit
- Erste transatlantische Telekonferenz
- Erste digitale Vernetzung von radiologischen Systemen
- Konrad Zuse wird Ehrenmitglied für Forschung in Bochum
- Persönliches Treffen mit Bill Gates, zusammen mit Konrad Zuse
- Erste Gehversuche in der Telemedizin bereits in den 1990er-Jahren
- Wer forscht, eckt an
- Ambulantes CT und MRT anstatt stationärer Herzkatheter
- Innovationen med. in Germany

5. Kapitel

Über Werte und Kosten

Die Ankündigungen klingen zunächst einmal gut. »Wir haben in der letzten Legislaturperiode erste Schritte zur nachhaltigen Erneuerung des Gesundheitswesens auf den Weg gebracht. Daran knüpfen wir an. Wir fördern den medizinischen Fortschritt, indem wir einen Wettbewerb um die beste Versorgung entfachen und vorhandene Effizienzreserven heben. So stellen wir ein hohes Qualitätsniveau für die Patienten auch in Zukunft sicher.«

Es gibt aber einen kleinen Haken: Die gerade zitierte Stelle ist schon etwas älter. Sie stammt aus dem Koalitionsvertrag der rot-grünen Bundesregierung vom 16. Oktober 2002, sie ist also 20 Jahre alt. Was mich daran stört: Sie hätte genauso gut aus der Vereinbarung der Ampel-Koalition vom Herbst 2021 stammen können. Oder aus dem Koalitionspapier einer Regierung in den Jahren dazwischen. Wohl kaum jemandem wäre ein Unterschied aufgefallen. Es sind sicher engagierte Ziele, die sich die Parteien und Regierungen vornehmen, das will ich gar nicht bestreiten. Doch es stimmt auch: Es tut sich zu wenig (oder wird zu wenig getan?), um dieses Ziel zu erreichen. Vieles verliert sich im Klein-Klein.

Die Gesundheitswirtschaft – also die klassischen medizinischen Kernbereiche, Zulieferbetriebe wie die pharmazeutische Industrie oder die Medizin- und Gerontotechnik und gesundheitsrelevante Randbereiche wie Prävention und Wellness – ist mittlerweile von großer wirtschaftlicher Bedeutung. Die Bruttowertschöpfung (die in einem Jahr entstandenen Werte, abzüglich der Vorleistungen) lag 2020 bei knapp 364,5 Milliarden Euro. Das entspricht mehr als 12,1 Prozent des Bruttoinlandsprodukts. Damit setzt die Gesundheitswirtschaft ihren Aufwärtstrend fort. Mit einem Wachstum von jährlich 3,3 Prozent wuchs der Sektor in den letzten zehn Jahren deutlich stärker als das Bruttoinlandsprodukt.[36] Und: Insgesamt arbeiten 7,4 Mio. Erwerbstätige in diesem Sektor, das ist ein Anteil von 16,5 Prozent des gesamten Arbeitsmarkts.

Das ist eine gute Entwicklung. »Med. in Germany« – mit diesem Label, in Anspielung an das Qualitätssiegel »Made in Germany«, habe ich in meinem gleichnamigen Buch *Med. in Deutschland. Standort mit Zukunft* bereits 1999 die Chancen der Gesundheitswirtschaft als Zukunftssektor skizziert. Gerade aufgrund der nicht zu Ende gedachten und hektischen Gesundheitspolitik, damals wie heute, die vor allen Dingen chronisch Kranke, Rentner und sozial schwache Menschen stark belastet, wuchs bei mir das Bedürfnis, den medizinischen Standort Deutschland genauer zu untersuchen, Chancen und Schwächen aufzuzeigen. Auch wollte ich die für viele nicht sichtbaren Zusammenhänge von Medizin, Medizintechnik und Wirtschaft aufzeigen, die die Gesundheit der Menschen auf dem gesamten Globus um ein Vielfaches verbessern könnten. Zur Definition dieses Ganzen verwendete ich den Begriff »Gesundheitswirtschaft«, der bei nicht wenigen meiner Kollegen auf Ablehnung stieß. Sie verstanden Medizin damals, wie andere auch, nur als ein therapeutisches System.

Doch um Menschen gesund zu halten oder zu heilen, ist für mich die Gesamtschau wesentlich: Schulmedizin, Naturheilkunde und psychosomatische Medizin im Zusammenhang mit medizinischer Technik, Pharmazie, Großgeräten, Labormedizin, Immunologie, Landwirtschaft, Ernährung, Fitness und Wohnen. All dies und anderes mehr trägt wesentlich dazu bei, Patienten zufrieden zu machen, Kosten zu senken, Arbeitsplätze zu schaffen und ein betriebswirtschaftlich wie volkswirtschaftlich gesundes Gesundheitssystem zu erreichen.

Es scheint mir an der Zeit, dies noch mal sehr deutlich in Erinnerung zu rufen. Wir haben zwar den Gesundheitssektor in den vergangenen Jahren entwickeln können, haben Potenziale genutzt, doch noch haben wir lange nicht das Ende des Wegs erreicht. Im Gegenteil, in manchen Bereichen bewegen wir uns zu langsam, wenn nicht gar eher rückwärts.

Wir haben es in den letzten Jahren besser geschafft, die eindimensionale Sichtweise, wonach im Gesundheitswesen ausschließlich die Eindämmung von Kosten im Vordergrund steht, zu überwinden. Vielmehr, davon bin ich überzeugt, müssen diese Kosten als Investitionen in unsere Gesundheit gesehen und als Mehrwert für die gesamte Gesellschaft wertgeschätzt werden. Dieses Potenzial sieht auch unsere derzeitige Bundesregierung. Im Koalitionsvertrag vom Herbst 2021 heißt es: »Eine innovative Gesundheitswirtschaft ist Grundlage des weiteren medizinischen Fortschritts und birgt gleichzeitig viel Potenzial für Beschäftigung und Wohlstand. Wir wollen weiter in Forschung investieren, um medizinische Spitzenleistungen (wie u. a. aktuell die Anwendung der mRNA-Impfstoffe) zu ermöglichen. Wir setzen uns für High-Medizintechnik ›made in Germany‹ ein. Zugleich wollen wir die Potenziale der Digitalisierung nutzen, um eine bessere Versorgungsqualität zu erreichen, aber auch Effizienzpotenziale zu heben (…).« Setzen wir uns darum alle dafür ein, dass aus den anvisierten Zielen auch Taten werden.

Kluge Sprüche und Ankündigungen habe ich oft genug gehört in meinem Leben. Doch nach fast einem halben Jahrhundert medizinischer Praxis, die ich immer mit großer innerer Freude, aber auch mit großem Frust über die äußeren Umstände erlebt habe, bin ich sehr skeptisch geworden bezüglich der Relevanz politischer Aussagen. Erst das tagtägliche Handeln entscheidet über Wohl und Wehe. Und wirklich wehgetan hat das desaströse Agieren und das Organisationschaos in Zeiten von Corona.

Mit einer Ausnahme – und die kam durch unternehmerisches Handeln zustande. Durch Investitionen. Ja, die Corona-Krise hat gezeigt, wie sich rechtzeitiges und unbeirrtes Investieren auszahlen kann – am Beispiel des Mainzer Biotechnologie-Unternehmens

BioNTech. In diesem Fall ging es überdies auch um das erfolgreiche Zusammenwirken von staatlicher, institutioneller Wissenschaftsförderung für die Grundlagenforschung (an Universitäten) und privat finanzierter, anwendungsorientierter Forschung. In einem Interview mit der Wochenzeitschrift *Die Zeit* im September 2021 sagte BioNTech-Gründer Uğur Şahin: »Wir kommen aus der Grundlagenforschung, und da ist es schlichtweg so, dass es ohne die Förderung dessen, was wir an den Universitäten gemacht haben, BioNTech und viele andere Unternehmen nicht geben würde. [...] Prozentual betrachtet liegen die Bundes-Förderungen damit bei 13 Prozent, die Finanzierung durch Kapitalmaßnahmen und Deals mit Partnern bei 87 Prozent. Unser Weg, die staatliche Förderung wieder zurückzugeben, ist es, Steuern zu zahlen. Allein im ersten Quartal dieses Jahres haben wir mehr als 500 Millionen Euro an Unternehmenssteuern gezahlt. Das ist mehr, als wir an Förderung insgesamt erhalten haben.«[37]

Das Beispiel zeigt eindrucksvoll, wie sich Investitionen in die Gesundheitswirtschaft rechnen – wenngleich ich diese allein auf das Geld fixierte Betrachtungsweise für nicht angebracht halte. Schaue ich überdies in die USA, bin ich trotzdem begeistert – und zugleich traurig, weil wir hier den »Igel in der Tasche« haben. Die Kosten für 18 Medikamente, die zwischen 2000 und 2018 in den USA zugelassen wurden, finanzierten sich nur zu rund 670 Millionen Dollar aus öffentlichen Geldern. Die restlichen zur Finanzierung benötigten 44,2 Milliarden Dollar stammten aus dem privaten Sektor.[38]

Spitzenmedizin braucht Spitzenforschung

Von solchem unternehmerischen Elan und privaten Finanzspritzen können die meisten Forschungsteams in Deutschland nur träumen. Doch wir müssen aus diesen Beispielen JETZT lernen und SOFORT in die Umsetzung kommen: Spitzenmedizin braucht Spitzenforschung, vor allem auch *klinische* Spitzenforschung zur

Heilung von Volkskrankheiten wie Diabetes, Krebs, Demenz, Allergien oder Bluthochdruck, endlich auch im multidisziplinären Verbund von stationärer und ambulanter Behandlung, unter Einbeziehung naturheilkundlicher, psychosomatischer und psychosozialer Therapieansätze. Aus meiner Sicht als Arzt, Wissenschaftler und Unternehmer fehlt uns in Deutschland bis heute die geeignete Infrastruktur, um von der Grundlagenforschung in die klinische Forschung und dann zur medizinischen Anwendung neuer Verfahren zu kommen – einschließlich der Abrechnungsfähigkeit im Krankenkassensystem. Die nötigen Verbesserungen dieser Infrastruktur würden Start-ups ermutigen, neue Produkte zu entwickeln und damit in den nationalen und internationalen Vertrieb zu kommen.

Ja, es braucht die privaten Investoren, die mit Wagniskapital neben staatlichen Mitteln und der Industrie die kleinen und großen Unternehmen im Gesundheitswesen unterstützen. Das akademische Umfeld allein kann das nicht leisten; selbst für umfassende klinische Studien, wie wir sie gerade jetzt in Zeiten von Corona bräuchten, fehlt das Geld. Zusätzlich verhindern der strenge Formalismus, die »ewigen« Genehmigungsverfahren, die Überreglementierung und die ständigen Überprüfungen Innovationen in und aus Deutschland. Wie sehr wünsche ich mir seit Jahrzehnten mehr Mut – bei den staatlichen Institutionen, um diesen »Bürokratismuswahn« sofort und endgültig zu beenden, und bei potenziellen Geldgebern in Deutschland, dass sie wieder risikobereiter investieren. Auch bei ihnen dauern die Genehmigungsprozesse häufig viel zu lange. Wagniskapital wird dringend benötigt. Wir haben so viele tolle junge Start-ups, hoch qualifizierte kleine und mittelständische Unternehmen, wir haben die hochkarätigen Forscher und Innovatoren, die alle zusammen Großartiges für die Zukunft der Medizin leisten können und wollen, die dafür aber langfristig und dringend Kapital benötigen. Wir waren mal die Apotheke der Welt, haben MP3-Player, Fotokopierer, Ballonkatheter und anderes entwickelt. Wir müssen uns dadurch endlich wieder beflügeln lassen.

Mich haben seit vierzig Jahren schwere Zeiten immer herausgefordert, und ich habe Wege gefunden, selbst zu investieren oder Dritte dafür zu gewinnen, neue Strukturen zu schaffen – in den letzten fünfzehn Jahren auch zusammen mit meinem Sohn. Wir haben in Unternehmen investiert, Start-ups gegründet und zu Beginn der Corona-Krise mit hochkarätigen Finanzpartnern aus Bochum und Köln erfolgreich einen Gesundheitsfonds am Aktienmarkt gestartet. Ziel des *Grönemeyer Gesundheitsfonds Nachhaltig* ist es, kleine und größere Anleger zu motivieren, unter einem 360-Grad-Blick in medizinische Unternehmen zu investieren. »Alles, was gesund macht« wird dabei nach medizinischen und finanziellen Kriterien genauestens untersucht. Auf diese Weise werden gezielt Aktien von nationalen und internationalen Firmen identifiziert: aus den Bereichen Pharmazie und Naturheilkunde, Ernährung, Sport und Fitness, altersgerechtes Wohnen und Immobilien, Robotik und Navigation, Hightech-Systeme und anderes mehr. All dies erfolgt unter international festgelegten Nachhaltigkeitskriterien. »Nachhaltigkeit« umfasst für mich auch, dass wissenschaftliche Studien finanziert werden und Unternehmensgruppen, die wichtig für die Medizin von morgen sind, langfristig in der Welt existieren können. Sie sollen ja dazu beitragen, unsere Gesundheit zu erhalten, wiederherzustellen oder Wohlbefinden zu schaffen. Wir brauchen Unternehmen, die durch ihre Stabilität und ihren Erfolg ihrerseits Dritte fördern und finanzieren können – Wissenschaftler und Entwickler oder Universitäten, Hochschulen und TechLabs, aber auch kleinere Firmen und Start-ups.

Ich bin wirklich an dem Punkt angekommen, wo mir sozusagen der »Kragen platzt«. Es dauert einfach alles viel zu lange – nicht selten Jahrzehnte. Umstandskrämerei, Unprofessionalität und das Chaos in der Versorgung nehmen zu, und was am schlimmsten ist: Die Menschen verlieren das Vertrauen in die Medizin, nicht nur in Deutschland. Wir müssen JETZT anpacken und loslegen! JETZT, in Zeiten von Corona, müssen endlich bürokratische Hürden beiseitegeschoben werden und Firmenausgründungen (Spin-offs) aus den Universitäten gefördert werden. Unbürokratischer Forschungstransfer in die klinische Praxis und Know-how-Transfer in Produkte und Dienstleistungen würde auch andere private Unternehmer, nicht nur Dietmar Hopp oder die Strüngmann-Brüder, für Investitionen begeistern. Es geht um die Gesundheit von Millionen, weltweit sogar Milliarden von Menschen. Deshalb müssen JETZT die Rahmenbedingungen verbessert werden, um die nationalen und internationalen Chancen und Möglichkeiten des deutschen Medizin- und Gesundheitssektors nachhaltig zu stärken. Dabei spielen aus meiner Sicht Geschwindigkeit und abgestimmtes gemeinsames solidarisches Handeln eine große Rolle. Am eigenen Leibe habe ich leidvoll erfahren müssen, wie Einzelinteressen oder »Besserwisserei« Innovationen behindern und unter Umständen für immer verhindern können.

Um die Entwicklung von »Med. in Germany« sowie »Med. in Europe« voranzutreiben, muss die Entwicklung vor allem in drei Bereichen forciert werden: auf dem Gebiet der Digitalisierung, bei der europäischen Vernetzung und in der interdisziplinären Arbeit. Seine Vielfalt könnte Europa viel zielgerichteter und schneller nutzen, wenn die Mitgliedstaaten bereit wären, bewährte Verfahren von anderen zu übernehmen. Auch der Transfer von digitalen Techniken und die schnelle Vergütung von Innovationen wären so möglich. Denn Europa verliert in der medizinischen Forschung an Boden. 1990 wurde in Europa mehr für pharmazeutische Forschung und Entwicklung ausgegeben als in den USA; heute sei das Verhältnis umgekehrt, klagt Christoph Franz von der Roche AG in der Schweiz. Und der Graben wird tiefer: Gegenüber 2010 stiegen solche Ausgaben in der EU bis 2018 um rund 30 Prozent, aber um über 50 Prozent in den USA. Die Gesundheitsbehörden in China und den USA geben das Tempo vor. Beide Länder treiben die Digitalisierung im Gesundheitswesen voran. Während dort die Investitionen in die Gesundheit von morgen im Fokus stehen, diskutiert Europa oft einseitig über die Kosten.[39]

Und Professor Michael Hallek, Direktor des Centrums für Integrierte Onkologie (CIO Aachen Bonn Köln Düsseldorf) am Standort Köln, fand dazu auf dem Innovationsforum Klinische Forschung in Deutschland klare Worte: »Wir dürfen kein Abwurfland für onkologische Medikamente aus China und den USA sein [...] Wir sind ein Autoland. Wir waren auch mal ein Pharmaland, wir waren die Apotheke der Welt – aber dann haben wir nicht genügend in Innovationen investiert, und wir haben zugelassen, dass ein Teil der Forschung diskreditiert wurde. Jetzt geht es darum, diesen größten Innovationsbereich der gesamten Industrie zurückzuholen nach Deutschland und Europa.«[40] Deutschland war in der klinischen Forschung lange führend, denn es gab und gibt hier sehr gute Universitäten und eine hohe medizinische Expertise. Aber: »Es gibt auch viele bürokratische Hürden und Auflagen«, so Hallek, und deshalb sei Deutschland in den vergangenen Jahren bei den akademischen Studien von Platz eins auf Platz vier in der Welt zurückgefallen, bei den Studien der Pharmaindustrie von Platz zwei auf Platz fünf.

Was für ein enormes Potenzial der Studienstandort Deutschland birgt, machte auf diesem Innovationsforum auch Professor Otmar Wiestler deutlich, der Präsident der Helmholtz-Gemeinschaft: »In Mainz und Tübingen wurden Impfstoffe gegen SARS-CoV-2 entwickelt, das ist ein Beleg für die Leistungsfähigkeit der Gesundheitsforschung in Deutschland.« Allerdings seien diese schnellen Erfolge nur möglich gewesen, weil zuvor mehr als 25 Jahre lang in die Grundlagenforschung investiert wurde. Es müsse also langfristig gedacht und investiert werden und es müsse einen engen Schulterschluss zwischen akademisch Forschenden und Industrie geben.[41]

Gesundheit per App und Smartwatch

Sie sind mittlerweile schon zum täglichen Begleiter vieler Menschen geworden: Gesundheits-Apps haben oft eine vorsorgende, gesundheitsfördernde Funktion, besonders auch für Sportler, und werden immer mehr im medizinischen Alltag genutzt, vor allem von gesunden Menschen, die ihren eigenen Gesundheitszustand erhalten oder eine individuellere Leistungsanalyse beim Sport bekommen wollen. Es war noch nie so einfach, den eigenen gesundheitlichen Zustand zu kontrollieren oder zu protokollieren – Pulsschlag, Blutdruck, Sauerstoffsättigung. In Deutschland erreichte die Zahl der Digital-Health- und Fitness-App-Nutzer mit 20,4 Millionen einen neuen Höchststand, wie eine Umfrage aus dem Jahr 2020 unter deutschen Digital-HealthCare-Start-ups und -Investoren sowie eine Datenanalyse von »Strategy&«, der Strategieberatung von PricewaterhouseCoopers (PwC), zeigten. 80 Prozent der Digital-HealthCare-Start-ups berichten zudem, dass ihre Kunden die Apps immer häufiger nutzen.[42]

Seien es nun Gesundheits-Apps wie Fitness-Tracker, Diättagebücher oder Entspannungshilfen oder aber die Wearables, die direkt am Körper getragen werden und über Sensoren und Elektroden einfache Körperfunktionen aufzeichnen – sie alle übernehmen immer mehr Funktionen und können so zu einer wichtigen Unterstützung werden. Die Technik macht es möglich, und so haben sich aus Lifestyle- oder Fitness-Produkten mittlerweile Hilfsmittel mit medizinischem Zweck entwickelt. In der Vergangenheit konnten Fitness-Wearables nur wenige medizinisch relevante Daten erheben. Mittlerweile sind sie aber so weit entwickelt, dass sie bereits vor möglichen Risikofaktoren eines Herzinfarktes warnen.

Natürlich sind noch einige offene Fragen zu beantworten. Zuerst die nach der Sicherheit der Daten. Die Speicherung und Auswertung der Daten sollte so transparent wie möglich erfolgen und Daten nur nach Einwilligung an Dritte weitergegeben werden. Dafür braucht man einen rechtsverbindlichen Rahmen. Geklärt werden muss aber auch, wie exakt die ermittelten Messwerte sind und wie die Daten auszuwerten und zu interpretieren sind. Die Maßnahmen, die aufgrund der gesammelten Werte zu ergreifen sind, müssen ärztlich festgelegt und überwacht werden.

Seit Anfang Oktober 2020 sind Apps verfügbar, die in einem offiziellen Verfahren vom Bundesinstitut für Arzneimittel und Medizinprodukte auf Datensicherheit, Datenschutz und Funktionalität geprüft wurden und nun auf Rezept erhältlich sind. Seit Einführung des »Digitale-Versorgungs-Gesetzes« können bestimmte

Gesundheits- oder Medizin-Apps für gesetzlich Versicherte zu einer Kassenleistung werden. Die ersten bereitgestellten »digitalen Gesundheitsanwendungen« (DiGA) waren solche, die Hilfe bei Tinnitus und bei bestimmten Angststörungen bieten. Sie könnten die »Kleinen Helferlein« der zukünftigen Hausarzt-Präventologen, Gesundheitscoaches oder Physiotherapeuten werden. Ob als Herz-Kreislauf-Schlaf-Überwachung, als Haut-, Burn-out und Mental-Tests, als Notfallchecker oder Trainings- bzw. Therapiebegleiter usw. Vieles könnte nutzbringend zur Optimierung des therapeutischen Alltags, aber auch im Amateur- und Profisport eingesetzt werden, wie zum Beispiel die Bewegungsmessungen am Fuß. Als junge Allround- Sportler – besonders als Fußballer – und in Krankheitsfällen haben wir von solchen Techniken geträumt.

Beinahe täglich werden neue Anwendungsmöglichkeiten erschlossen, zur Untersuchung der Haut genauso wie im Fall von Depressionen. Auch amerikanische Großkonzerne wie Facebook und Google haben Health als Wachstumsmarkt für sich entdeckt. Amazon mischt mit einer digitalen Gesundheitsplattform mit, Apple mit iPhone und der Watch. Digitale Innovationen verbessern meist den Komfort und tragen zur Vereinfachung medizinischer Prozesse bei. Die Nachfrage steigt mit dem Angebot. Laut Statista nutzten bereits 2015 »60 Prozent der Freizeitsportler in Deutschland (circa 34 Millionen Menschen) Hightech-Geräte während des Trainings oder Wettkampfs ... wie Smartphones, Pulsmessgeräte sowie Schritt- und Kalorienzähler«.

Diese digitalen Gesundheitsanwendungen, die Behandelnde wie Patienten gleichermaßen unterstützen, sollten nun in den Versorgungsalltag aller an der Behandlung Beteiligten integriert werden. Das heißt aber auch, dass alle beteiligten Akteure – Hausärzte und Fachärzte, Psychologen und andere Therapeuten wie Gesundheits-Coaches oder sportmedizinische Trainer – in den digitalen Versorgungsprozess eingebunden sein und diesen unterstützen sollten. Und: Solche Angebote haben nur dann einen Sinn, wenn die Krankenkassen solche innovativen Möglichkeiten in Zukunft bezahlen.

Generell können medizinische Wearables auf einfachem Weg lebenswichtige körperliche Analysen übernehmen. Für viele Patientinnen und Patienten – insbesondere ältere oder chronisch kranke – kann dies eine Erleichterung in ihrem täglichen Leben bedeuten. Zudem können Wearables in der Prävention, der frühzeitigen Krankheitserkennung oder der Gesundheitsforschung wichtige Dienste übernehmen.

Digitalisierung – am Beispiel der Firma VISUS GmbH

Wir wissen es – wie bereits an anderer Stelle gesagt – nicht erst seit der Corona-Krise: Die Digitalisierung in unserem Gesundheitswesen (und nicht nur dort) hinkt weit, weit hinterher. Was sie zu leisten imstande wäre, hat ebenfalls die Pandemie gezeigt: digitale Nachverfolgung, Austausch von Patientendaten und Gesundheitsinformationen. Gesundheits-IT ermöglicht eine digitale, nachhaltige und sektorenübergreifende Versorgung, eine Vernetzung zwischen dem ambulanten und dem stationären Bereich. Aber was haben wir erlebt? Weder die Krankenhäuser sind mit dem niedergelassenen Bereich vernetzt noch beide zusammen mit den Gesundheitsämtern. Und die Gesundheitsämter untereinander sind ebenfalls nicht ausreichend vernetzt.

Digitaler Wandel benötigt Vertrauen. Denn Vertrauen ist die Voraussetzung dafür, dass Menschen auch wirklich mitmachen, freiwillig und somit vertrauensvoll auch bestimmte individuelle Daten freigeben, auf dass mit diesen Daten überhaupt gearbeitet werden kann.

Mit dem Vertrauen in die Medizin – speziell im Umgang mit personenbezogenen Informationen – und mit der bedeutsamen Rolle eines Arztes oder einer Ärztin des Vertrauens in diesem Zusammenhang habe ich mich schon 1999 in meinem Buch *Med. in Deutschland. Standort mit Zukunft* beschäftigt.[43] Unter der Überschrift »Gesundheitskarten kontrollieren Netzwerke: Card Enabled Network«

wird dort detailliert dargestellt, wie der patientenorientierte Zugriff auf vernetzte Datenbestände mittels Gesundheitskarten und die Freigabe von Detailinformationen durch den Patienten selbst funktionieren könnten. Der Patient oder die Patientin ist die Schlüsselperson in Bezug auf die Transparenz seiner/ihrer Daten. In Bezug auf die allgemeine und begründete Angst vor dem »gläsernen Patienten« heißt es im Kapitel »Telemedizin und Netzwerke vom Patienten kontrolliert«: »Die Gefahren, die sich hinter einer weitgehenden Transparenz des Patienten verbergen, sind sicherlich allen Beteiligten bewusst. Der Mensch, nicht die Technologie steht im Mittelpunkt der medizinischen Versorgung – die Technologie ist vielmehr Mittel zum Zweck. Und genau deshalb muss alles Machbare getan werden, um die auch im Grundgesetz verankerte informationelle Selbstbestimmung des Menschen beziehungsweise Patienten zu wahren.«[44] Der Aspekt des vertrauensvollen Umgangs mit persönlichen Daten und die damit verbundene Stärkung der vertrauensvollen Beziehung zum Arzt, speziell zum Hausarzt als Gesundheitsmanager und Treuhänder, waren mir schon immer wichtig. »Nicht der Patient soll transparent werden, sondern dem Patienten soll transparent werden, was mit ihm geschieht und wer seine Krankengeschichte beziehungsweise Auszüge daraus bekommt.«[45]

Die Patienten steuern den Prozess der Verfügbarkeit ihrer Daten persönlich, zusammen mit ihrem Hausarzt oder ihrer Hausärztin. Seine oder ihre Daten »fliegen« nicht irgendwie im Netz herum, sie können ohne seine/ihre Freigabe und Kontrolle nicht von Dritten genutzt werden. »Die Patientenorientierung, die sich in der informationellen Selbstbestimmung des Patienten, also dem bewussten und eigenverantwortlichen Auseinandersetzen mit seinen Patientendaten, widerspiegelt, ist beim *Card Enabled Network* die Hauptausrichtung. Hierzu gehören die Aspekte Datensicherheit und Datenschutz, Vertrauenswürdigkeit sowie das Selbstverständnis, den Patienten in den gesamten Behandlungsprozess einzubeziehen. In der so wichtigen Arzt-Patienten-Beziehung sollte sich mithilfe geeigneter Strukturen die Nutzung von Informationstechnologien zur Unterstützung des Behandlungsprozesses im vertrauensvollen Umgang miteinander etablieren. Dazu ist besonders wichtig, dass der Patient selbst entscheiden kann, wer Einblick in seine Krankengeschichte bekommen kann. Er erhält sozusagen den ›Schlüssel‹ zu seinen medizinischen Daten.«[46]

Diese Vorstellungen hatte ich mit meinem damaligen Mitarbeiter Jörg Holstein formuliert, dem späteren Geschäftsführer der VISUS GmbH, die wir zusammen mit Klaus Kleber Anfang des neuen Jahrtausends gründeten. Zuvor hatten wir mit dem Foto-Unternehmen Agfa dafür schon umfangreiche Grundlagen und auch aktenweise Materialien erarbeitet.

Agfa war damals für mich als Radiologen der wesentliche Lieferant von Röntgenfilmen, und der Ausdruck der Bilder erfolgte auf speziellen Foto-Entwicklungsmaschinen, die bei mir im Institut installiert waren. Mit der zunehmenden digitalen Vernetzung und digitalen Speicherung der Bilddaten aus Röntgen-, CT- und MRT-Untersuchungen verschwanden zunehmend die Filmausgabe und deren Befundung. Die Konkurrenz zu anderen Großkonzernen wie Kodak, die später einen ersten Gigabyte-Mehrplatten-Datenspeicher in meinem Universitäts-Institut zum Test aufstellten, war enorm. Die Agfa-Abteilung für Film und Fotozubehör verschwand vom Markt – und damit war das Patientendaten-Digitalisierungsprojekt für mich leider gestorben. Dieses persönlich so wichtige, für uns aber zu große Projekt war allein nicht zu stemmen. Viele Anläufe, finanzielle Unterstützung von Dritten zu bekommen, waren vergeblich. Man konnte oder wollte die Vision einer digitalen Steuerung individueller Gesundheitsdaten durch den Patienten selbst nicht mit uns teilen. Bis heute nicht!

Die Gründung der Firma VISUS GmbH – eines der ersten digitalen Start-ups in Deutschland überhaupt – war deshalb die Folge und eine für mich notwendige Konsequenz. Ich wollte die Geschicke in die eigene Hand nehmen, nicht mehr abhängig sein von der Meinung Dritter. Auch die für das »Agfa-Projekt« bereits erbrachten hohen Entwicklungskosten und die Kosten für die Befundungssoftware und die digitale Vernetzung der radiologischen Geräte in meinem Institut mit anderen Einrichtungen wie dem Augusta Krankenhaus in Bochum wollte ich nicht mehr allein finanzieren, auch nicht die dazugehörigen Weiterentwicklungen sowie den dazugehörigen Service. Denn die Anzahl meiner Mitarbeiter für diesen digitalen Bereich wuchs stark. Einige der IT- Mitarbeiter und andere Naturwissenschaftler machten Diplomarbeiten oder promovierten bei mir in einem eigens dazu für Nichtmediziner neu geschaffenen Promotionsgang »Doctor rerum medicarum (Dr. rer. medic.)«. Es waren die ersten Fachhochschulabsolventen, die zumindest in NRW promovieren durften. Wie stolz waren wir alle, diese Möglichkeiten realisiert zu haben.

Darum motivierte ich Jörg Holstein und Klaus Kleber, die seit Ende der 1980er-Jahre – noch als Studenten – an meiner Seite waren, diese Firma mit mir zu gründen. Wir konzentrierten uns zunächst auf die Weiterentwicklung der radiologischen Bild-Befundung vom Computer und eines digitalen radiologischen Informationssystems (RIS) sowie auf die Integration von Bildanalysen in das KIS, das Krankenhaus-Informationssystem.

Die VISUS-Produkte erlangten im ambulanten und stationären radiologischen Bereich internationale Bedeutung, und der Vertrieb wurde weltweit ausgeweitet – trotz Siemens, Philips und Co. Vor einiger Zeit wurde die Firma erfolgreich an die internationale CompuGroup Medical verkauft. Öffentlich hatten wir meinen Namen und meine Person bei allen Entwicklungen der VISUS mehr als dreißig Jahre lang herausgehalten. Die Angriffe Anfang der 1990er-Jahre gegen mich wirkten noch lange nach. Auch bei mir.

Megamarkt Gesundheitswirtschaft

Was viele nicht wissen: Der Gesundheitsmarkt ist nicht nur ein Boom-Markt, sondern gleichzeitig der größte aller Teilmärkte – Medizintechnik, Pharmazie, Softwareentwicklung, E-Health, Fitness, Wellness und so weiter. Es sind Branchen im Aufbruch, die sich auf die gesamte Volkswirtschaft positiv auswirken, Branchen mit enormen Kompetenzen und Potenzialen für die Medizin. Von diesen Boom-Branchen gehen Aufbruchsimpulse für die gesamte Volkswirtschaft aus, nicht nur für Deutschland, sondern auch für Europa und die Welt. Die Gesundheitswirtschaft ist der größte aller Teilmärkte, tatsächlich auch größer als der Teilmarkt Automobilindustrie. Die für viele nicht sichtbaren Zusammenhänge von Medizin und Medizintechnik könnten – konsequent eingesetzt – die Gesundheit der Menschen auf dem gesamten Globus um ein Vielfaches verbessern. Medizin und Medizinwirtschaft im Versorgungsnetzwerk und in Teamarbeit gezielt angewandt, würde die erforderliche Zeit für die Erbringung medizinischer Leistungen verkürzen, Kosten senken und die Patienten zufriedener machen. Zu diesem Marktsegment gehören neben dem eigentlichen Teilmarkt Medizin und Medizintechnik auch assoziierte, medizinnahe Branchen wie Nahrungsmittelproduzenten und Teile des Lebensmittelsektors und der Landwirtschaft, zudem Teile des Bauwesens. Altenpflege und Kindergärten gehören natürlich auch zum Gesundheitsmarkt. All diese Bereiche helfen mit, den Lebensstil der Menschen zu verbessern, Gesundheit zu erhalten, effektive neue Therapieformen zu entwickeln und auch Wohlbefinden für chronisch kranke oder sterbende Menschen zu schaffen. Und ... sie helfen, das Gesundheitssystem zu finanzieren.

Dieses Potenzial ist mir schon sehr früh klar geworden. Im Interesse der Patienten habe ich bereits Ende der 1980er-Jahre angefangen, auf die enormen Möglichkeiten zur Refinanzierung der Gesundheitsausgaben hinzuweisen – man denkt hier zunächst nur an Krankenkassenbeiträge, Steuereinnahmen etc. Aber warum nicht auch an Einnahmen aus der Medizinwirtschaft? Ich habe damals die gesamte Branche als »Gesundheitswirtschaft med. in Germany« definiert und empfohlen, ein auf die gesamte Medizin und Medizinwirtschaft zugeschnittenes Gesundheits-Wirtschafts-Ministerium zu schaffen. Aber genau hier beginnen dann auch die Debatten und Diskussionen – Kontroversen, die aus Irrtümern und Missverständnissen entspringen.

Die Fragen, die sich im Bereich des Gesundheitswesens und seiner Finanzierung immer wieder stellen, lauten: Ist unser Gesundheitssystem zu reformieren? Und können wir die medizinischen Leistungen bezahlen? Ich sage zu beidem Ja. Deshalb sollten wir ganz schnell die öffentliche Debatte um die Kostenbegrenzung im Gesundheitswesen beenden. Sie führt zu nichts, das hat die Vergangenheit anschaulich bewiesen. Ohnehin kann von einer Kostenexplosion für die medizinische Versorgung keine Rede sein. Der Beitragssteigerung für die Versicherten der gesetzlichen Krankenversicherung (GKV) seit 1975 steht eine deutliche Erhöhung des Leistungsumfangs gegenüber. Außerdem hat sich die Gesamtzahl der Versicherten erhöht. Heute wissen wir, dass die Ausgaben für das Gesundheitswesen im Jahr 2019 in Höhe von 411 Mrd. Euro – circa 5000 Euro pro Einwohner – 11,9 Prozent vom Bruttosozialprodukt ausmachten und dass dieser Anteil somit seit langer Zeit nahezu gleich geblieben ist. Über die Jahre gesehen, liegt der Ausgabenzuwachs der Krankenversicherungen nur geringfügig über dem gesamtwirtschaftlichen Wachstum. Als die Gesundheitsausgaben 2018 einmal auffällig um 4 Prozent stiegen, war das auf den Bedarf der gesetzlichen Pflegeversicherung zurückzuführen. Doch auch das sollte sich eine prosperierende Wirtschaftsnation leisten können.

Was dagegen Probleme bereitet, sind wegbrechende Einnahmen der sozialen Sicherungssysteme bei schwacher Konjunktur und anhaltender Arbeitslosigkeit, wie sie lange Zeit zu verzeichnen waren – und jederzeit wieder auftreten können. Weil der Faktor Beschäftigung und Arbeitsnebenkosten im Umlagesystem der Sozialbeiträge eine zentrale Rolle spielt, sind Einnahmen und Defizite der Sozialkassen stark vom Konjunkturverlauf der Wirtschaft abhängig. Investitionen im Gesundheitswesen wären auch da die richtige antizyklische Arznei. Man denke nur an die vielen Bereiche, in denen sich neue berufliche Aussichten für junge Leute eröffnen. Beispiele neuer Berufsmöglichkeiten habe ich im nebenstehenden Kasten aufgeführt:

Innovative Arbeitsplätze im Bereich der Medizintechnik
- Feinmechanik für den Mikroinstrumentenbau
- Metallverarbeitung, etwa im Großgerätebau, z. B. Kernspintomografen und Abschirmungskabinen
- Klimatechnik für zukünftige OP-Ausstattungen
- Verkabelung und Elektrik für Behandlungseinheiten und Krankenhausausstattungen und Kommunikationstechnik
- Kleinmotorik, Hydraulik und Antriebsmotoren für OP-Tische und Bildsysteme
- Medizinischer Möbelbau und Ausrüstung für Labore, Krankenzimmer, Praxen
- Rehabilitationstechnik: Unterstützungssysteme für Behinderte oder Patienten mit temporärer Behinderung (beispielsweise Bandscheiben- und Gelenksleiden)
- Orthopädiemechanik
- Hörgeräteakustik und Weiterentwicklung zu sensorischen Prothesen für andere Organe (z. B. Augen)
- Sanitärtechnologie: z. B. das intelligente Klo, das in Zukunft Urin- bzw. Stuhlwerte analysiert (Blut im Stuhl, Zucker im Urin bei Diabetikern)
- Gerontotechnik: technische Hilfen für ältere Menschen (ein boomender Markt)
- Haushalts- und Behindertentechnik
- Spezialproduktion von gesunden und vollwertigen Nahrungsmitteln für die zunehmende Zahl der Nahrungsmittelallergiker, einschließlich Biolandwirtschaft und Einzelhandel
- Neue Digitalprodukte, Vernetzung, Telemedizin, E-Health

Chancen ohne Ende. Und langsam, so scheint es, hat sich das, leider erst durch Corona motiviert, sogar bis in die oberen Etagen der Bundesministerien herumgesprochen. Der Nachholbedarf ist groß: Während in den USA beispielsweise bereits vor über einem Jahrzehnt 10 Milliarden Dollar aufgewendet wurden, allein um den Zusammenschluss von fünf Universitätslaboren zu einem

Komplex der Biotechnologieforschung zu fördern, waren es hierzulande im gleichen Jahr gerade einmal 500 Millionen Euro für denselben Zweck.

Das ist beschämend, selbst wenn man die unterschiedliche Größe der Länder und der Bruttosozialprodukte ins Kalkül zieht. Genauso unrühmlich schneiden wir im Bereich der Endoskopie ab: International ist das ein Markt, der signifikant von einer japanischen Firma bedient wird. Obwohl die Endoskopie in Deutschland erfunden wurde, erfreute sie sich hier zunächst keiner größeren Aufmerksamkeit, anders als bei den Japanern, die das Verfahren importierten und weiterentwickelten, sodass wir heute unsere eigene Technologie reimportieren müssen. Ein massiver Know-how- und Imageverlust für den deutschen Standort – und ein schmerzlicher Verlust für unsere Wirtschaft obendrein.

In Deutschland wird zu viel über Innovationen »palavert«

Aber wenn es um Förderung, Erzeugung von Aufbruchstimmung und unbürokratische Unterstützung von Innovatoren geht, bleiben die Deutschen seit Jahrzehnten im Absprung haften. MP3-Player oder Kopiergeräte sind neben der Endoskopie oder den Ballonkathetern ein gutes Beispiel: von Deutschen erfunden, aber den Erfolg realisieren meist andere. Man kann nur hoffen, dass sich diese Haltung mit dem Erfolg von BioNTech ändern wird.

Mit ihrer bürokratischen Umständlichkeit, mit langwierigen Absicherungsverfahren nach allen Seiten hin zerstören die ordentlichen Deutschen, was sie mit ihrem Genie aufbauen. Auch deshalb, um ihre Zeit nicht mit dem Ausfüllen von Anträgen, Formularen und Berichten zu verschwenden, um sich nicht krummlegen zu müssen für Zuschüsse, die sie dann ohnehin nicht bekommen oder nachher wieder zurückzahlen müssen, entscheiden sich immer mehr der hochbegabten deutschen Mediziner, das Risiko einer Forschung auf eigene Faust einzugehen und sich selbst unternehmerisch zu engagieren. Und damit wären wir wieder bei BioNTech.

Kreative Köpfe brauchen Unabhängigkeit und Freiheit

An dieser Stelle möchte ich eine weitere persönliche Geschichte mit Ihnen teilen. Meinen Vater kannte ich immer nur mit einem Arm. Er verlor seinen rechten im Krieg in Stalingrad. Er war einer der Allerletzten, die aufgrund seiner Verletzung ausgeflogen wurden. Erst bei seinem Tod habe ich so wirklich begriffen, dass er eigentlich gehandicapt war, als er beim Abschied in meinen Armen lag und ich seinen Stummel zärtlich streichelte. Erst hierdurch wurde mir klar, wie eingeschränkt sein Leben gewesen sein musste. Vorher spielte das nie eine Rolle – so genial hat er damit gelebt, es uns vorgelebt. Nie hat er mir das Gefühl gegeben, dass er einen Arm weniger besaß oder sich behindert fühlte. Mit seiner grandiosen Haltung hatte er uns Kindern eingeimpft, dass jeder Mensch mit Handicap ein vollwertiger Mensch ist. Jeder von uns könnte auch schnell behindert sein, z. B. im nächsten Moment schon wegen eines Unfalls querschnittsgelähmt, eine Nervenstörung oder wegen einer Krankheit Atembeschwerden wie allergisches Asthma bekommen. Auch seine Sinne oder bestimmte Funktionen könnten verloren gehen. Da möchte man auch nicht belächelt, gar bemitleidet werden.

Mein Vater ist völlig normal mit seiner Situation umgegangen, zu Hause wie im Beruf. Er hat gelernt, mit links zu schreiben. Und ich ... ich fahre selbst noch heute mein Auto – so wie er – mit der linken Hand. Das habe ich ihm auf den langen Reisen – zum Beispiel mehrmals im Jahr zum Meer, nach Zoutelande in Holland – abgeschaut, ist mir sozusagen ins Blut übergegangen.

Als Arzt habe ich daraus viel gelernt! Dass wir immer nach Möglichkeiten suchen müssen, Menschen selbst in tiefstem Leid zu helfen. Es gibt immer etwas, was ein Arzt tun kann, um den Alltag zu erleichtern und auch das Leben psychisch und sozial wieder lebenswerter zu machen.

Mein Vater trug immer wieder einmal so eine »olle« braune Prothese. Die lag dann häufig zu Hause rum. Gruselig für diejenigen, die zu Besuch kamen. Für mich war das normal. Ihn aber störte, dass er mit dem »Klotz« fast nichts anfangen konnte, nur sehr aufwendig den Daumen spreizen. Deshalb ließ er sie meist irgendwo im Haus herumliegen. Später, als ich Radiologe war und die Mikrotherapie erfunden hatte, hat er mich gebeten: »Komm, lass uns etwas bauen, damit ich meine Hand wieder nutzen, vielleicht auch fühlen kann.« Daraufhin habe ich seinen linken Arm mit Hand im Computertomografen gescannt, um die Extremität zu spiegeln und um später mikrooperativ eine künstliche Hand elektronisch mit Nerven im Unterarmstummel vernetzen zu können. Wir haben mit Herstellern gesprochen. Zu einer gemeinsamen Entwicklung kam es nie. Wir waren zu früh dran, und er verabschiedete sich bald in die ewigen Jagdgründe. Heute ist die Hightech-Medizin so weit. Hersteller wie Otto Bock realisieren solch tolle Produkte. Welch ein Glück für alle.

Ich selbst habe mir Unabhängigkeit und Freiheit stets verschafft, indem ich unternehmerisch Entwicklungen anstieß und vorantrieb, die zu kommerziell verwertbaren Verfahren und Produkten führten – zu Neuerungen, wie die, die ich mit meinem Vater vorhatte, von denen ich aus meiner täglichen Praxis wusste, dass sie gebraucht würden, um Behandlungen zu erleichtern und neue Möglichkeiten zu eröffnen. Vor allem sollten die Neuerungen den Patienten zugutekommen. Der erwirtschaftete Profit wurde und wird kontinuierlich reinvestiert. Das war und ist der Zweck aller meiner Firmen, angefangen vom eigenen Institut für Mikrotherapie und daran anschließend weiterer Investitionen in ehemalige familieneigene Firmen wie die VISUS GmbH, oder die Mikromed, die Mikrotherapiesonden produzierte. Beide Firmen aus der Not geboren, weil die Produkte im Markt fehlten. Heutige Investments erfolgten in ehemalige eigene Start-ups wie die Atlas GmbH, die das »TomTom«- System der Medizin zur millimetergenauen Navigation von Instrumenten produziert, oder die Gröeen GmbH, die pflanzliche Schmerzmittel entwickelt. Auch an fremden GmbHs wie die Seven Sundays, einer schweizerischen Firma, die innovative personalisierte Matratzen herstellt, beteiligen wir uns. In all diesen Engagements steht mir mein Sohn seit 15 Jahren zur Seite und managt die betriebswirtschaftlichen Prozesse und Finanzierungen. Naturheilkundliche Produktentwicklung und Leitung des Grönemeyer Instituts Berlin obliegt einer meiner Töchter, Nachhaltigkeit, Ökologie, Grafik, Kommunikation der anderen. All das waren und sind unternehmerische Aktivitäten, die sich betriebswirtschaftlich auszahlen mussten, um weitere Forschungen finanzieren zu können.

Alles, was die schon erwähnte Firma VISUS, die ich 2000 nur gründen konnte, weil ich meine Softwarelizenz unentgeltlich einbrachte und zwei IT-Studenten daran beteiligte, alles, was das Unternehmen zur Entwicklung von digitaler Technologie zur Bildgebung, Befundung und Vernetzung abwarf, ist in die Finanzierung meines Mikrotherapie-Instituts und des Lehrstuhls zurückgeflossen. So, wie ich es mit dem Verkauf von Anteilen an verschiedenen Unternehmen immer gemacht habe. Noch nachdem VISUS sich am Markt etabliert hatte, verkaufte ich Anteile um Anteile, um den Bestand und den weiteren Aufstieg des Unternehmens zu ermöglichen. Am Ende blieb mir nur noch eine Minderheitsbeteiligung. Die Mehrheitseigner und erfolgreichen Geschäftsführer Jörg Holstein und Klaus Kleber – diese ehemaligen Studenten von mir wurden bereits erwähnt – konnten VISUS 2021 mit gutem Gewinn an die Konkurrenz verkaufen. Rein kapitalistisch betrachtet, ist dieser Ablauf kein Ruhmesblatt für mich. Doch dafür kann ich mir zugutehalten, dass meine Firmengründung, gestützt ausschließlich auf das Kapital meiner wissenschaftlichen Erkenntnis und Voraussicht, so falsch nicht gewesen sein kann, obwohl mich seinerzeit alle potenziellen Investoren, Banken wie der Staat, hatten abblitzen lassen.

Gesundheitswirtschaft – Wachstumsmotor der Zukunft

Jeder Euro, den wir für unser medizinisches Wohlergehen ausgeben sollen oder gar müssen, tut irgendwie weh, wird ständig hinterfragt. Dabei geht es doch um das Lebensnotwendige, nicht anders als bei der Ernährung, für die wir ganz frag- und vorbehaltlos aufkommen – mit privaten Ausgaben, aber zum Beispiel auch mit staatlichen Subventionen für die Landwirtschaft. Diesen Vergleich muss man einmal anstellen, um sich die ganze Absurdität, den weltweit falschen Ansatz der Kostendiskussion im Gesundheitswesen vor Augen zu führen. Während wir auf der einen Seite, in der Lebensmittelbranche, um den Erhalt von Arbeitsplätzen kämpfen und alles tun, um den »Wirtschaftsfaktor« zu stärken, sprechen wir beim Gesundheitswesen von einem »Kostenfaktor«, der uns über Gebühr strapaziere. Vielfach werden die Leistungen dieses Bereiches noch nicht einmal bei der Berechnung des Bruttoinlandsproduktes (BIP) berücksichtigt. Mit anderen Worten, was da geleistet wird, von Ärzten, Schwestern, Pflegern, Therapeuten, wird nicht als Wertschöpfung betrachtet, obwohl es doch um das wertvollste unserer Güter, um die Gesundheit und um unser Leben, geht.

Nein, so werden wir der Wirklichkeit und den Anforderungen der Zukunft nicht gerecht werden können. Wer die Medizin immer weiter ausschließlich als einen Samariterdienst verstehen möchte, macht sich und anderen etwas vor. Haben wir es doch längst, und zum Glück, mit einer Gesundheitswirtschaft zu tun, ohne deren Erträge der medizinische Fortschritt gar nicht mehr denkbar wäre. Etwa zwölf Prozent aller in Deutschland Beschäftigen, rund fünf bis sieben Millionen Menschen – je nachdem, wie man rechnet–, arbeiten heute bereits in diesem Wirtschaftszweig. Tendenz steigend. Noch gar nicht eingerechnet ist dabei der weitere Umkreis, etwa die für die Medizin tätige Industrie, insbesondere die Entwicklung und Produktion von Hochtechnologie. Und nicht zu vergessen der Gesundheitstourismus, die Fitness- und Wellness-

Bewegung, der ökologische Wohnungsbau und anderes mehr bis hin zur einschlägigen Informationstechnologie. Bitte verzeihen Sie mir, wenn ich das wiederhole. Nimmt man das alles zusammen, zeigt sich schnell, dass die Gesundheitswirtschaft von der ärztlichen Behandlung über die soziale Dienstleistung, die Herstellung naturheilkundlicher Präparate bis hin zur Beteiligung an städtebaulicher Planung durchaus mehr ist als der gebetsmühlenhaft beklagte Kostenfaktor. Hier werden nicht nur die Überschüsse anderer verbraucht, hier wird auch volkswirtschaftlich Relevantes geschaffen. Es geht, man kann das nicht oft genug wiederholen, um den größten Arbeitgeber und damit um einen eigenen Wirtschaftszweig – um den Wachstumsmotor der Zukunft. Für den Antrieb dieses Motors sorgen schon unsere deutlich erhöhten Gesundheitsansprüche und die steigende Lebenserwartung.

Daran können und wollen wir nichts ändern, im Gegenteil. Ändern müssen wir jedoch unsere Sicht auf die Dinge. Solange wir uns in der Auseinandersetzung mit der Medizin und dem Gesundheitswesen auf die Kostendiskussion fixieren, werden wir uns immerfort im Kreis drehen, unentwegt darüber klagen, dass das Ganze viel zu teuer und am Ende nicht zu bezahlen sei, womit die Diskussion dann wieder von vorn beginnt. Um aus diesem Teufelskreis auszubrechen, müssen wir endlich sehen, dass es nicht um persönliche oder volkswirtschaftliche Lasten, sondern um Investitionen geht, die medizinisch nötig und zugleich wirtschaftlich höchst sinnvoll sind.

Nur wenn wir die Gesundheitswirtschaft med. in Germany, med. in Switzerland, Austria oder med. in Europe als solche wahrnehmen und ihr die Möglichkeit der umfassenden Expansion bieten, wird in Zukunft genug erwirtschaftet, um sich ein modernes Gesundheitswesen weiterhin leisten zu können. Wenn wir dagegen das, wonach die Zeit verlangt, den Ausbau einer humanen medizinischen Dienstleistung, in seinen Entwicklungsmöglichkeiten, Innovationsangeboten und wachsenden Therapiemöglichkeiten beschneiden, drohen volkswirtschaftliche Einbußen, unter denen nicht zuletzt die Gesundheitsversorgung zu leiden haben wird, die in der Breite zuerst.

Wir vertun eine der größten Chancen unserer Zeit. Einzig mit wirtschaftlicher Vernunft, mit der Schaffung von Arbeitsplätzen rund um die Gesundheitswirtschaft, und nicht mit der Subventionsmentalität früherer Zeiten lässt sich eine anspruchsvollere medizinische Versorgung und damit unsere Zukunft absichern. Investitionen sind unabdingbar und allemal lohnend, weil abgesichert durch die erhaltene oder wiedergewonnene Gesundheit, das Wertvollste überhaupt. Deshalb: *Raus aus dem Teufelskreis der Kostendiskussion*. Alle Zeichen der Zeit weisen in eine andere Richtung. Wir müssen die Herausforderung nur annehmen.

Wachstumsmotor der Zukunft

- Megamarkt Gesundheitswirtschaft
- Europa – Medizin-Standort mit Zukunft
- Refinanzierung des Gesundheitswesens durch Gesundheitswirtschaft
- Spitzenmedizin braucht Spitzenforschung
- Start-ups schaffen neue Qualitäten
- Innovationen revolutionieren die Medizin
- Arbeitsboom und neue Berufsbilder in der Gesundheitswirtschaft
- Arbeit von Ärzten, Schwestern und Therapeuten als Wertschöpfung behandeln
- Bürokratie verhindert Innovation und Heilung: Eigenverantwortung stärken
- Digitale Medizin und Netzwerke sofort stärken
- Raus aus dem Teufelskreis der Kostendiskussionen
- Investition in Gesundheit schafft Wohlstand und Prosperität

6. Kapitel

Die Kunst, zu leben und zu sterben

Ich stürzte tief ... aus zehn Meter Höhe in die gefühlte Unendlichkeit des Seins ... Sekunden erschienen wie Stunden, das Leben wie eine Sekunde. Gleich würde es vorbei sein mit ... So ein Mist! ... es ist zu Ende ... wie wunderschön ist es doch gewesen ... Das Leben! –

Über dreißig Jahre ist dieser Absturz in den Bergen nun her. Immer noch fühle ich die Druckstelle an meinem rechten Arm, wenn ich daran denke, wie meine damals etwa zehnjährige Tochter Friederike, die heute mein Grönemeyer Institut in Berlin leitet, mit mir zusammen Heilpflanzenbücher schreibt[47] und Kräutermischungen herstellt, mich damals weinend festhielt. »Didi« – meine Kinder sprechen mich liebevoll mit meinem Vornamen an – »bitte, bitte bleib doch hier, nicht weggehen! Ich habe so schlecht geträumt. Das ist total gefährlich, wenn du da jetzt hingehst. Dann kommt ein Löwe und frisst dich auf. Ich habe doch seine langen Zähne gesehen.« Sie weinte bitterlich und hielt mich fest. Ich nahm sie in den Arm und tröstete sie. »Keine Sorge, ich passe auf und komme wieder.« Rickis hellsichtiger Traum hätte mir eine Warnung sein sollen. Es kam zwar kein Löwe, aber eine wilde Katze. Sie kam auf einem schmalen Weg aus dem Gebüsch auf mich zugesprungen und fauchte mich mit fletschenden Zähnen an. Erschrocken machte ich einen ausweichenden Seitwärtsschritt und fiel ins tiefe »Nichts«, in die gefühlte Ewigkeit.

Dem Tod bin ich »von der Schippe gesprungen« – wie die Bergleute im Ruhrgebiet sagten, wenn sie ein Unglück überlebt hatten. Ein Gefühl tiefster Dankbarkeit trägt mich seit diesem Moment des Sturzes, in dem sich während des Falls eine nicht in Worte zu fassende Ruhe in mir ausbreitete. In Demut war ich gefasst auf alles, was kommen würde. Ich fühlte mich getragen in dieser Winzigkeit von Zeit, in der alles Gelebte von meiner Geburt an in meinem »Denkfühlen« wie ein einziger Moment erschien und wie ein Blitz durch mein Gehirn zuckte. Anders kann ich diesen Zustand nicht beschreiben. Tot oder lebendig, alles machte auf einmal Sinn und erzeugte ein Gefühl »unendlicher« Gelassenheit. Eine Erfahrung, die mich bis heute trägt und meinem Leben eine erschütterungsarme und »genussvolle« Tiefe gegeben hat. Ich weiß nicht, wie ich es besser erklären kann. Die meisten, nein, fast alle von Ihnen, liebe Leserinnen und Leser, werden so einen Zustand ja noch nie erlebt haben. Aber möglicherweise bin ich in einen Zustand geraten, den wir alle kurz vor dem Übergang in die andere Welt der Ewigkeit erleben könnten. Ich glaube fest daran, dass es so sein könnte. Es macht mich total glücklich, weiterzuleben und trotzdem einen solchen Zustand vorab schon einmal erlebt zu haben. Er hat mir die Energie und die unumstößliche Einsicht gegeben, dass an jedem Tag ein neues Leben beginnt, das wir jeden Tag aufs Neue genießen dürfen. Wie lange, weiß niemand. Das Leben ist doch der wertvollste Schatz, den wir haben und den jeder Mensch behutsam und umsichtig pflegen sollte. Es kann jetzt, gleich, jederzeit plötzlich und unerwartet vorbei sein.

Man sagt, in einem Flugzeug, das abstürzt, gebe es keine Atheisten. Ein Witz? Gut, aber in solchen Momenten hofft nun mal jeder Mensch, dass er getragen wird von einem Gott oder einer Kraft, die das Ganze beherrscht und schützend die Hand über uns hält. Als ich in die felsige Tiefe abstürzte, war es ja genauso. Im Fallen »denkfühlte« ich: Hoffentlich trägt mich jemand auf Flügeln, hoffentlich ist nicht gleich alles zu Ende. Von dieser Sehnsucht, diesem »Glauben« war ich so erfüllt, dass ich innerlich ganz ruhig wurde. Es blieb keine Zeit mehr für die Angst. Naturwissenschaftlich gedacht, könnte man natürlich fundiert einwenden: Das Gehirn wurde mit Endorphinen überschüttet, darum hätte ich alles rosig gesehen. Aber da war eben erst einmal der Wunsch und dann dieses tiefe Gefühl des Getragenwerdens. Es gab blitzartig dieses Knäuel im Kopf, alles verdichtete sich auf diesen Punkt, der im Kern das ausmacht, was wir spirituelle Erfahrung nennen: Ruhe, Akzeptanz und Dankbarkeit, dass ich leben durfte, dazu die Zuversicht, es werde schon weitergehen.

Wenn ich verstehe, dass das Leben ein Geschenk ist, wenn ich es nicht einfach als gegeben hinnehme, dann gibt mir das unentwegt neue Lebendigkeit. Das Bewusstsein, überhaupt existieren zu dürfen, reicht über mein individuelles, irdisches Dasein hinaus. Das Herz wird weit, weil es voller Mitgefühl ist für jeden und alles, was existiert. Diese Verbundenheit führt zu Respekt und Toleranz, zu Ehrfurcht und Demut, zu innerer Ruhe und damit wiederum zu rettender Tatkraft. Wirklich verloren ist nur, wer sich im Zustand der Verzweiflung bannen lässt und verzagt, indem er sich die Unmöglichkeit der Rettung nach allen Regeln der forschenden Wissenschaft bewusst macht.

Lebe, liebe, lache

Lachen ist gesund

Kinder lachen bis zu vierhundert Mal am Tag. Erwachsene im Schnitt nur noch fünfzehn bis zwanzig Mal. Das sollte uns zu denken geben. Denn Lachen ist gesund. Was der Volksmund schon lange weiß, ist inzwischen klinisch erwiesen. Es gibt sogar eine Wissenschaft, die sich mit den Auswirkungen des Lachens beschäftigt: die Gelotologie.

Beim Lachen passiert viel im Körper. Es stimuliert die Lungen, das Herz und die Muskeln. Dadurch intensiviert sich die Atmung, was zu einer erhöhten Sauerstoffaufnahme führt. Stoffwechselprozesse werden angeregt. Das Gehirn schüttet verschiedene Botenstoffe aus, die uns glücklich machen. Das ist besonders wertvoll für depressiv gestimmte Menschen.

Ein herzhaftes Lachen löst im ersten Moment eigentlich eine kurze Stressreaktion aus, führt im Anschluss aber zu lang anhaltender, spürbarer Ruhe. Stresshormone werden abgebaut, Puls und Blutdruck sinken. Wer viel lacht, kann das Risiko für Herz-Kreislauf-Erkrankungen verringern und gleichzeitig sein Immunsystem nachweislich stärken. Wer unter Schmerzen leidet, sollte ebenfalls mehr lachen, da der Körper dabei natürliche Schmerzstiller produziert. Sogar die Potenz soll es fördern.

Das Leben ist eins der schönsten! Das ist mein Lebensmotto seit diesem Moment, in dem ich die Ewigkeit berührt habe, *Lebe, liebe, lache* und beweg dich – auch im Kopf – ist seitdem meine Lebensdevise (im Englischen »Live, love, smile and move«). Ich lache so gerne, am liebsten mit meiner Frau, den Kindern und Enkeln. Wie dankbar bin ich dafür, weiterleben zu dürfen. Das Leben ist ein Geschenk, das tollste, das man überhaupt haben kann. Selbst dann, wenn das Leben beschwerlich, mühsam und voller Ungewissheit oder sogar perspektivlos zu sein scheint. Wenn Schattenseiten wie Krankheit, Verlust von Geliebten und Geliebtem Finsternis in unserer Seele erzeugen, kann das, was im Moment ohne Perspektive ist und Frustrationen erzeugt, im nächsten durch Hinterfragen oder das Entdecken von Neuem tiefe Befriedigung erzeugen. Die Erfahrung der Freude in diesem Leben ist – wie ich es noch einmal, ein Jahrzehnt später, bei einem schweren Sturz mit dem Motorrad erfahren habe und noch später bei einer bedrohlichen Herzmuskelentzündung – niemals durchgängig. Weiterleben zu können und zu dürfen, waren wesentliche Glücksmomente in meinem Leben. Glücksmomente mitten im Desaster eines Traumas, einer Krankheit oder eines Krieges (wie zurzeit zwischen Russland und der Ukraine) erleben zu können, das ist für mich sogar das Zentrale. Momentane Schwierigkeiten sind nur ein Teilaspekt des Lebens. Sich in solchen Momenten zwischendurch auch einmal der Sonnenseite des Lebens zuzuwenden, lässt Traurigkeit vergessen. Es kann enorme Kräfte freisetzen, um (weiter) zu leben und Lösungen zu finden.

Krankheit zum Beispiel kann eine Chance sein. In dem Moment, da ich merke, dass ein bestimmter Teil von mir funktionsunfähig wird, sei es körperlich, sei es psychisch, werde ich zum Nachdenken veranlasst. Dann bin ich herausgefordert, in eine tiefere Dimension meines Daseins vorzudringen. Krankheit kann ein segensreicher Wink sein, meinen Lebensstil zu ändern, den Druck aus dem Alltag zu nehmen, mich auf das Wesentliche zu konzentrieren. Durch Leiden hindurchzugehen, Schwierigkeiten mit Mut zu bestehen, Lösungen zu suchen und zu finden – das hat auch mir bis heute immer wieder neue Kraft verliehen und mir das Lachen vor lauter Glück zurückgegeben. Im Kleinen wie im Großen.

»Sieh dein und unser aller Leben als ein Geschenk an, das es zu bewahren und zu schützen gilt. Es ist zu kostbar, auch zu kurz, um es leichtfertig aufs Spiel zu setzen. Genieße es deshalb in der Verantwortung, die du für dich und andere übernimmst. Du bist ein wesentlicher Teil des Ganzen, der Gesellschaft und des Universums. Lerne, dein eigenes Leben selbst zu leben, als Kunstwerk zu gestalten, Wesentliches vom Unwesentlichen zu trennen, ganz selbst zu sein im großen Ganzen. Jeder ist einzigartig, jeder kann auf seine besondere Weise kreativ und aktiv werden – sich nicht behandeln lassen, sondern selbst handeln. Dafür lohnt es, mit Leidenschaft zu leben und Kraft aus dem ureigenen Selbstvertrauen zu schöpfen.« Das habe ich bereits vor 16 Jahren in *Mein Kleines Manifest zur Lebenskunst* geschrieben und für ein Poster formuliert.[48]

Willy

Als mein Bruder Willy mir auf der Isolierstation der Knochenmarks-Transplantationsabteilung des Virchow-Krankenhauses in Berlin, wo er wegen eines Lymphknoten-Krebses behandelt wurde, sagte: »Jetzt bin ich 44, und wenn ich jetzt wieder ins Leben trete, weiß ich gar nicht, was ich machen soll. Ich habe doch mein Leben gelebt. Es war eine wunderbare Zeit, ich habe intensiv gelebt«, war ich zunächst tief erschüttert. Als ich ihm entgegnete: »Willy, jetzt bist du doch noch unter uns, wir können weiter die Welt erforschen und weiter versuchen, den Sinn unseres Lebens zu verstehen«, wiederholte er nochmals: »Dietrich, weißt du, ich habe mein Leben gelebt und in allen Tiefen ausgelotet, 44 Jahre lang, und ja, wenn ich weiterleben darf, lebe ich sehr gerne weiter, aber wenn ich nicht weiterleben darf, ist es eben so.« Diese Aussage traf ins Schwarze. Wir waren uns nah, innig und einig. Ein paar Tage später starb Willy. Allerdings mit der tiefen Überzeugung, dass er eines Tages wiederkommen würde auf diese Welt. Wie oder wo, war ihm egal. Der Gedanke an die Reinkarnation war sein Rettungsanker in der buchstäblich letzten Minute des irdischen Daseins, zumal er sich zugleich darauf freute, nun in eine Welt gehen zu dürfen, die für ihn in seiner Spiritualität ihre ganz eigene Realität besaß. Ich konnte dem nicht durchweg folgen, war aber froh, dass er für sich eine, wenn auch nur angenommene Zukunft sah. Der Gedanke an unsere letzten Gespräche, die Klarheit, mit der er sprach, seine Ruhe und das bewusste Annehmen des Endes – das alles hat mich bis heute nicht losgelassen.

Spiritualität schafft Lebendigkeit, sie ist Ausdruck lebendiger Existenz. Dadurch, dass wir existieren, sind wir spirituelle Wesen, verbunden mit allem. In dem Begriff steckt ja das Wort *spiritus*, Atem. Alles, was lebt, atmet. Der Atem verbindet das Innen und Außen, mich und die Natur, mich und die anderen – im Sprechen, im gemeinsamen Lachen oder in der Trauer. Seit dem Tod meines Bruders begegne ich dem Leben mit einer gesteigerten Ehrfurcht und der festen Überzeugung, dass wir das alle tun sollten, zu unserem eigenen Vorteil. Denn jeder von uns ist eingebunden in diesen Evolutionsprozess. Jede Zelle war mal ein Einzeller, der sich irgendwann zu einem Mehrzeller teilte und so weiter und so weiter. Am vorläufigen Ende dieser Entwicklung stehen wir als Menschen. Ob es einen Gott gibt, der das alles steuert, kann niemand beweisen. Deshalb finde ich es auch absurd, wenn darüber gestritten wird, wer nun recht hat, der Muslim, der Jude, der Christ oder der Atheist.

Vor allen Dingen sollte keiner sich allmächtig fühlen, wenn es um die Gesundheit, um psychosomatische Gesunderhaltung und Gesundung oder gar um Leben und Tod geht. Demut hilft allemal mehr als Dünkel. Vor allem anderen hat mir das dieser allzu frühe Tod meines jüngeren Bruders gezeigt. Für mich war das die bisher größte Katastrophe meines Lebens, zugleich aber auch eine durchaus befreiende Erfahrung, insofern sie mir gezeigt hat, dass wir das Leben samt seinem Ende vorbehaltlos anzunehmen haben, mit all dem Schönen, das es uns schenkt, sowie mit Situationen, gegen die wir nichts unternehmen können, denen wir nicht (oder noch nicht) gewachsen sind. Das gilt für Krankheiten wie für Naturkatastrophen. Wohl aber können wir täglich Dankbarkeit und Demut schöpfen aus der Inspiration menschlicher Begegnungen, aus der Akzeptanz dessen, was andere denken und tun. Heute wie vor Zeiten.

Nur weil wir es weitergebracht haben als jene, auf deren Schultern wir stehen, haben wir noch lange keinen Grund, uns über deren Erkenntnisse, Haltung zum Leben oder auch Heilkunst zu erheben und über Bord zu werfen, was sich aus der Erfahrung ihres Wirkens ergab. Dass wir viele Wirkmechanismen der Welt oder im menschlichen Körper vorerst weder logisch, philosophisch oder mathematisch noch biochemisch oder physikalisch endgültig durchschauen – sofern das überhaupt jemals möglich wäre –, besagt doch nicht, dass es in der Natur und im Universum keine Kräfte gibt, die gleichwohl wirken, so oder so.

Ich selber hatte Phasen, in denen ich atheistisch eiferte und dachte: Es gibt keinen Gott, es ist alles pure, berechenbare Energie. Doch selbst damals spürte ich ganz tief in mir eine tragende Kraft, die humanistische Haltungen einforderte. Wer sich verbunden weiß, wer sich als Teil eines Ganzen begreift, wird sich selber nicht so wichtig nehmen und ins Zentrum stellen. Das ist die erste Voraussetzung für das Zusammenwirken aller Menschen, auch der unterschiedlichen medizinischen Schulen, zum Vorteil von uns allen, auch als Patienten.

Wir würden uns nichts vergeben, wären wir bereiter, manche Lebensweisheit von den Medizinmännern, Heilerinnen und Schamanen der Urvölker zu beherzigen. Doch gerade Naturwissenschaftler, Ärzte und Politiker »fahren erst einmal alle Stacheln aus«, wenn sie hören, dass da jemand ist, der Spiritualität und Glauben einen Wert beimisst. Es sind die, die sagen, wer eine Vision habe, solle zum Arzt gehen, die dann aber nicht wissen, was sie dem, der sich bedroht fühlt, auf die Wertfragen des Daseins antworten sollen – weil sie selbst am Krückstock der technisch ermittelten Daten gehen und in Gefahr sind, seelisch zu verarmen. Dabei sollten sie es doch sein, die uns in den kritischen und bedrohlichen Situationen der Krankheit oder an der Grenze von Leben und Tod inneren Halt vermitteln. Erst recht als Ärzte müssen wir uns fragen: Was ist die Welt, was sind die Menschen, was ist unsere eigene Existenz, was ist der Sinn des Lebens? Wir sollten in der Lage sein, individuell relevante Antworten zu geben.

Jeder Mensch ist anders, lebt anders, hat eine ganz andere Haltung zum Leben, reagiert körperlich und emotional anders. Das habe ich in der Auseinandersetzung mit dem Tod in meiner ureigenen Lebensgeschichte und in der meines Bruders gelernt. Da der Mensch ein fühlendes Wesen ist, sind seine komplexen Körperreaktionen in jeder Sekunde anders. Jeder Mensch reagiert auf gleiche Reize anders, individuell in seinem Tun und Handeln. Der denkende und fühlende Geist ist über die Nerven mit den Organen, mit Stoffwechsel und Muskeln verbunden, unbewusst, nicht willentlich gesteuert. Freude, Ärger, Wut, Angst, Aggression, liebevolle Zuwendung, aber auch Bewegung, Musik, Tanz oder Meditation beeinflussen den ganzen Körper, Sekunde für Sekunde. Der Blutdruck steigt bei Ärger, bei negativem Stress wird massenhaft Zucker ausgeschüttet, das Immunsystem gebremst. Ruhe beim

Singen, Beten oder Meditieren senkt die Herzfrequenz. Das unterscheidet den Menschen von einer Maschine.

Der Glaube, dass der Mensch nach maschinellen Gesichtspunkten organisiert sei, gewartet und repariert werden müsse, ist daher trügerisch und ein Grund zahlloser Fehldiagnosen. Diese Ansicht ist aber die Grundlage naturwissenschaftlichen Denkens und Handelns; sie geht auf den Philosophen und Mathematiker René Descartes (1595–1650) zurück. Grundlegend ist sein mechanistisches Weltbild, das die »Körperwelt« als getrennt von der »denkenden Seele« begreift. Beide unterliegen demnach eigenen Gesetzmäßigkeiten. Dem Körper sind Eigenschaften bzw. Gesetze der Bewegung zugeschrieben, die nicht vom *denkenden Ich der Seele* durchbrochen werden. Geist und Materie seien unterschiedliche »Substanzen«, Körper und Geist wirkten getrennt. Dieses sogenannte cartesianische Prinzip hat die Schulmedizin »inhaliert«, indem sie seit dieser Zeit immer vergeblicher versucht, als rein naturwissenschaftliche Disziplin zu handeln. Ich bin geneigt zu sagen, dass sie fast gläubig versucht, dieses Dogma zu verteidigen. Die psychosomatisch-soziale und seelsorgerische Medizin aber hat es schwer seit dieser Zeit. Aber das ändert sich zum Glück – in kleinen, viel zu kleinen Schritten. Mich schmerzt es.

Schmerzen muss heute keiner mehr erleiden

Willy hatte zunehmend riesige Schmerzen im Rücken. Die Metastasen seines Lymphknotenkrebses hatten ihm die Wirbelsäule quasi »durchlöchert«. »Didi, kann man so schlimme Schmerzen haben?« Ich erkannte seine Stimme nicht mehr, als er mich eines Morgens verzweifelt während meiner Arbeit im Institut in Bochum aus Berlin anrief. Ich ging von einem sich rasant ausbreitenden Bandscheibenvorfall aus und schickte ihn zum Kernspin. Das Ergebnis war völlig erschütternd: Unmengen von Metastasen in der Wirbelsäule, die ihm letztendlich nur noch weitere fünf Monate Lebenszeit ließen. Schmerzlinderung versuchte man mit lokalen Maßnahmen bis hin zu Opiaten, neben der Tumorvernichtung mit Chemo- und Strahlentherapie. Bei einem meiner letzten Besuche in der Klinik nahm Willy mich zur Seite und flüsterte. Es waren Straftatbestände, die er mir mitteilte: »Didi, wenn ich früh sterben sollte, bitte versprich mir und engagiere dich dafür, dass Cannabis für die Schmerztherapie und besonders auch für die Onkologie bald freigegeben wird und dass du ein Medikament entwickelst. Du kannst alles andere vergessen! Ein Joint hilft mir tausendmal mehr als alle Schmerzmittel. Außerdem verspüre ich während der Chemo keine Übelkeit mehr.« Wo er den Stoff herhatte, ist mir bis heute ein Rätsel. Aber er traf natürlich den richtigen Nerv bei mir.

Schmerzen gehören zum Leben, so unangenehm sie auch sind. Wer keine Schmerzen spürt, schwebt in großer Gefahr, weil er kein funktionierendes Warnsystem hat. Aber wer je unter einer Migräneattacke zu leiden hatte oder auch nur unter heftigen Zahnschmerzen, weiß auch, wie Schmerzen das Leben elementar beeinträchtigen können. So, dass das Leben nur noch Schmerz ist und keine anderen Gedanken mehr zulässt. Immer wieder haben die Menschen versucht, dem Schmerz einen »Sinn« zu geben. Schon in der Bibel wird er als Strafe für die Sünde verstanden. Im Verlauf der Geschichte wurden Bilder und Erklärungsmodelle entwickelt, die den Menschen helfen sollten, den Schmerz als gottgegeben zu ertragen. Schon früher waren Heiler intuitiv darauf aus, den Patienten von der geistigen Fixierung auf sein Leid zu erlösen. Keinen anderen Weg haben Psychologen und Ärzte wie Sigmund Freud Ende des vorletzten Jahrhunderts in Wien, in Leipzig und Berlin eingeschlagen.

Um den Schmerz zu lindern, wurde die Heilkunst erfunden, in allen Kulturen dieser Erde und vor Jahrtausenden schon. Für ein schmerzfreies Leben wird seit jeher medizinische Forschung betrieben, mit großartigen Erfolgen. Heute können wir fast jeden Schmerz ausschalten oder wenigstens stark lindern, so wie ich es mit der Mikrotherapie tagtäglich erlebe und wie es mir ein ethisches Grundbedürfnis ist. Das Leiden unter chronischen Schmerzen sollte somit eigentlich der Vergangenheit angehören. Tatsächlich aber werden die verheerenden Auswirkungen des Schmerzes, die körperlichen wie die psychischen, noch immer verharmlost und heruntergespielt, frei nach dem Motto: »Indianer kennen keinen Schmerz«. Wir alle haben diesen Unsinn als Kinder zu hören bekommen. Wir alle sollten aber auch wissen, dass solche Appelle der tröstende Notbehelf aus Zeiten sind, in denen man noch nicht über die Mittel verfügte, des Schmerzes medizinisch Herr zu werden. Heute sind wir weiter. Niemand bräuchte mehr Zuflucht zu nehmen zu den Floskeln einer überholten Heldenrhetorik. Kein Patient müsste sich damit länger noch trösten, kein Arzt dem Leidenden damit weiterhin etwas vormachen.

Ich bin u. a. Arzt geworden, weil ich einen sanfteren Weg finden wollte, mit Patienten umzugehen. Allerdings habe ich mich auch immer vor der Annahme gehütet, wir als Ärzte hätten das Leben in der Hand. Tatsächlich werden wir wohl nie dem Tod vorgeben können, wann er ein Leben beendet.

Ars vivendi und ars moriendi – im Zeichen des Schmerzes

Die Kunst des Lebens und die Kunst des Sterbens (im Lateinischen: *ars vivendi* und *ars moriendi*) gehören eng zusammen. Das tibetanische Totenbuch hat mich immer begleitet, der Ansatz der Wiedergeburt immer fasziniert. Ebenso, dass die sagenumwobenen Indianerhäuptlinge in den Wald gegangen sind, als sie spürten, sie müssten sterben. Dieses Todesbewusstsein der anderen Kulturen lehrt uns, dankbar zu sein, dass wir leben dürfen. Und es hält uns zur Besonnenheit an, dabei nicht auf Äußerlichkeiten zu achten, sondern in uns hineinzuhören. Wenn ich es nur will, merke ich auch, wann mich die Kräfte verlassen. Als mein Bruder so jung starb, nach dieser erschöpfenden Chemotherapie, der Ganzkörperbestrahlung und erfolgloser Knochenmarkstransplantation, hat er mir noch, fast in letzter Minute, gesagt, er wisse ohnehin, dass seine Zeit abgelaufen sei und etwas Neues kommen werde. Das hat mich demütig gemacht. Als Ärzte sind wir nicht diejenigen, die dem Tod befehlen können. Ich kämpfe grundsätzlich persönlich für das Leben, nicht gegen den Tod. Auch wenn wir ihn, gottlob, zeitweise mit gut durchdachten und individuellen Therapiekonzepten abzuwenden vermögen, ist und bleibt der Tod ein schöpferischer Akt der Natur, genauso wie die Geburt und das Leben danach.

Doch immerhin sind wir zunehmend in der Lage, Leid zu lindern und Menschen von Schmerzen zu erlösen. Dass dennoch so viele vergebens nach Befreiung von ihrem Schmerz suchen, zeigt nur, wie sehr wir in veralteten Vorstellungen befangen sind, und zwar auf allen Ebenen: Die Kassen tun sich schwer mit der Finanzierung spezieller, multidisziplinärer Schmerztherapien. Die Patienten sind dann entsprechend verunsichert und Ärzte oftmals so auf ihre jeweilige Spezialisierung fixiert, dass sie das komplexere Schmerzgeschehen viel zu punktuell erfassen, statt Hilfe bei der hoch qualifizierten Schmerzmedizin (Palliativmedizin) zu suchen. Die Patienten können und sollten das aber verlangen. Weil die Ärzte heute alte und neue Erkenntnisse zusammenfügen können, moderne Schmerzmedikation und Akupunktur, Nervenverödung, Massagen und Wärmebehandlungen oder auch psychosoziale, pflegerische und seelsorgerische Therapieansätze oder gar Operationen, dürfen wir als Patienten das Recht auf Befreiung vom Schmerz einfordern, erst recht im Endstadium einer schweren, zum Tode verlaufenden Erkrankung. Quälender chronischer Schmerz überwältigt den Menschen, zermürbt ihn an Leib und Seele und verletzt die Würde, deren Schutz im Artikel 1 unseres Grundgesetzes verankert ist.

Als Schulmediziner nutze ich die schmerztherapeutischen Techniken täglich. Als Wissenschaftler habe ich diese und andere technische Entwicklungen selbst mit vorangetrieben. Schon in meiner Zeit auf der Kieler Frauenkrebsstation Anfang der 1980er-Jahre hatten mich Patientinnen auf Haschisch angesprochen und mir dasselbe mitgeteilt wie Willy: Begeisterung pur über die entspannende Wirkweise, die damals kaum ein Arzt außer mir verstand – oder verstehen wollte. Genau zuhören mochte gar keiner, noch wissenschaftliche Studien mit mir realisieren. »Lassen Sie mich doch in Ruhe mit solchem Drogenkram«, bekam ich von meinem

Oberarzt zu hören. Cannabis war und blieb, teilweise bis heute, in der Medizin ein geächtetes »Teufelszeug«. Ein jahrzehntelanges »fest in Stein gemeißeltes« tragisches Thema. Doch jetzt kommt zum Glück Bewegung in die dringend überfällige Angelegenheit. Medizinisch kann Cannabis seit dem 19.Januar 2017 auf Rezept in Deutschland verschrieben werden. »Es gibt weltweit kein zweites Molekül, das gleichzeitig schmerzstillend, Übelkeit hemmend, appetitsteigernd, muskelentspannend, aufhellend, schlaffördernd, entzündungshemmend, bronchienerweiternd wirkt«, sagt Franjo Grotenhermen als Arzt und Geschäftsführer sowohl der Deutschen Arbeitsgemeinschaft Cannabis in der Medizin (ACM) als auch der Internationalen Arbeitsgemeinschaft für Cannabinoid-Medikamente (IACM).[49]

Seit meiner Kieler Zeit bemühe ich mich mit anderen darum mitzuhelfen, dass Cannabis in der Medizin zur Schmerztherapie legalisiert wird. Bis zu Bundesministerien hin habe ich mich zusammen mit meinem Sohn immer wieder darum bemüht, das Thema unternehmerisch nach vorne zu bewegen. Uns war die enorme Bedeutung des Cannabis für die Medizin klar. Der Wirkstoff THC hat enormes Potenzial, ebenso die nicht psychoaktiven CBD-Wirkstoffe darin (**Canna**b**id**iol). Deutschland hätte schon vor über einem Jahrzehnt beginnen können, mithilfe von englischen und kanadischen Erzeugern Cannabis kontrolliert anzubauen. Vergebliche Liebesmüh …

Nun ist aber endlich Bewegung in das Thema gekommen, zwar nach wie vor schleppend, aber zahlreiche Produkte mit der nicht psychoaktiven Komponente CBD sind nun im freien Markt verfügbar. Zum großen Teil jedoch nicht zertifiziert und aus fragwürdigen Quellen, leider. Viele enthalten noch unzulässige Spuren und Konzentrationen von THC. Fast 30 Jahre nach dem Tod meines Bruders ist es mir 2022 endlich gelungen, zusammen mit meinen Kindern und anderen Partnern ein THC-freies Produkt als Stift für die lokale Selbsttherapie von Rücken-, Muskel- und Kopfschmerzen zu entwickeln. Ich konnte damit endlich Willys Wunsch erfüllen. Sie können gar nicht glauben, wie froh mich das macht.

Das Leben ist eins der schönsten, aber endlich

Jeden Tag lebe ich mit dem Bewusstsein, dass ich endlich bin. Es ist mir klar, dass ich heute oder im nächsten Augenblick sterben könnte. Denn auch zum heutigen Tag gehört der Tod. Er ist nonstop Teil meines Daseins. Nicht irgendwann, sondern jetzt. Das ist mir persönlich immer gegenwärtig, und sich dieser Gegenwärtigkeit zu stellen, ist für mich ganz normal. Denn es handelt sich um die Wahrheit unseres Lebens, und ich meine, dass sie ein wesentlicher Teil der Lebenskunst, der Ars vivendi, ist. Sich der Allgegenwärtigkeit des Todes bewusst zu sein, ist sogar die Voraussetzung für die Kunst des Lebens. Denn wir leben alle auf einen Punkt zu. Der Tod ist unser gemeinsames Schicksal, und jeder von uns wird es erleben. Das verbindet. Sich dies mit Blick auf die Gemeinsamkeit von uns allen bewusst zu machen, sollte uns eigentlich Motivation genug sein, diese kurze Zeit auf der Erde in Freude und solidarisch zu gestalten. Anstatt anderen das Leben schwer zu machen, Kriege zu führen oder andere Bösartigkeiten anzuzetteln. Unsere Lebenszeit verstreicht irgendwie unmerklich, und auf einmal ist es »später, als du denkst«. Je älter wir werden, desto intensiver wird uns klar, dass die uns verbleibende Zeit knapper wird und zu Ende geht.

Wir sollten nicht die Augen davor verschließen, sondern im Gegenteil das Wissen um unsere Sterblichkeit in unser Leben integrieren. Das hat mir vor vierzig Jahren eine 65-jährige Patientin mitgegeben. Sie hieß, glaube ich, Paula mit Vornamen. Paula humpelte mit zwei Gehstützen durch die Ambulanz, in der ich damals arbeitete. »Eins kann ich dir sagen, lieber Herr Doktor«, teilte sie mir stolz mit. »Ich habe vor zwanzig Jahren Brustkrebs gehabt und diesen überwunden. Es waren schwere Zeiten, und den Verlust der Brust musste ich erst mal verkraften. Jetzt habe ich diesen blöden Darmkrebs geschafft. Er aber nicht mich!« Sie lächelte und machte eine Faust. »Aber dieses Rheuma, lieber Doc, diese Schmerzen zermürben mich zwischendurch. Das ist viel schlimmer als der Krebs.

Weißt du«, sie duzte mich liebevoll, denn ich war damals ein »Jungspund« von 31 Jahren, »wir alle müssen lernen, mit unserem Leiden und unserem Tod zu leben. Jeden Tag aufs Neue.« Und sie fuhr fort: »Das ist das Geheimnis des Lebens, und dies zu begreifen, entspannt total!« Sie hat mich sehr beeindruckt und mir eine Lehre erteilt, die Teil meines eigenen Lebens wie meines Berufslebens werden sollte.

Dieser Bewusstseinszustand, dieses Integrieren des Endes und der Endlichkeit in unser Leben, ist ein dialektischer Prozess: Einerseits geht es um das Loslassen, um das Gefühl, wie schade es doch ist, diese Erde verlassen zu müssen. Der Gedanke, nicht mehr hier sein zu können, hat mich als Jugendlicher schwindlig gemacht – abends im Bett, wenn ich über meinen Tod nachdachte. Dieses NIE WIEDER ist ein gedanklich wirklich nicht fassbares Existenzgefühl. Vielleicht kennen Sie das auch, liebe Leserin und lieber Leser? Aber der Tod ist nun einmal Teil des Lebens, mit dem wir geboren werden. Unser Sterben beginnt mit der Geburt. Deshalb geht es, andererseits auch darum, den Tod bewusst ins Leben zu integrieren. Diese Haltung macht glücklich und erzeugt unentwegt Kraft für die Liebe zum Leben und zu geliebten Menschen, zu meiner Frau, meinen Kindern und meinen Enkeln. Das habe ich während meiner schweren Herzmuskel-Erkrankung, als der Tod tagtäglich anklopfte, und bei meinen schweren Unfällen immer wieder gespürt. Es motiviert enorm, bewusst im *Hier und Jetzt* zu leben, Glück zu finden und zu verantworten, was man tut und getan hat. Auch Rechenschaft abzulegen, gehört dazu. Es initiiert das Bedürfnis, miteinander, in der Gemeinsamkeit der Menschen, das Leben intensiv, solidarisch und bewusst zu gestalten.

Nach intensiven Gesprächen mit Krebspatienten habe ich verstanden, dass man an irgendeinem Punkt im Leben möglicherweise nicht mehr lebenswillig ist. »Selbstbestimmtes Sterben gehört auch zum Leben, lieber Doktor«, sagte mir eine schweizerische Patientin. »Ich habe mir schon die Tabletten dafür geholt.« Meine Argumente, als Arzt kämpfe ich für das Leben und versuche es mit allen Mitteln es lebenswert zu erhalten, machten sie nachdenklich.«Aber wir in der Schweiz gehen mit der Freiheit der Entscheidung auf ein selbstbestimmtes Sterben viel lockerer um als ihr Deutschen.« Es ist nicht von der Hand zu weisen, dass jeder Mensch darüber selbst bestimmt, wie er leben und damit auch sterben will. Das hat auch das deutsche Bundesverfassungsgericht 2020 entschieden.[50] Meine Patientin starb eines natürlichen Todes.

»Du sollst deinen Nächsten lieben wie dich selbst«, hat Jesus gesagt. So ist es in der Bibel nachzulesen.[51] Kennen wir uns dazu denn selbst genug? Wer sich selbst nicht kennt, kann sich selbst auch nicht lieben! Und er oder sie kann deshalb auch anderen Menschen keine Liebe zukommen lassen, nicht vom Ich zum Du und damit zum Wir der Nächstenliebe finden. Das bedeutendste Geschenk unseres Lebens – so fühle ich es intensiv – ist die seelische, aber leider nicht physikalisch messbare Verbindung mit allen Menschen und Lebewesen sowie mit allem auf dieser Erde und im Kosmos. In dieser einen Sekunde des Absturzes in den Bergen hat mich dieses unendliche Ewigkeitsgefühl durchdrungen. Unsere Seelen sind untrennbar mit dem Ursprung der Welt verbunden. Heute, gestern und immerfort. Wie wunderbar!

Liebe – die Quelle der Lebendigkeit

Am stärksten spüren wir die Verbundenheit in der Liebe: Je mehr ich mich verbunden fühle, desto lebendiger fühle ich mich, desto kraftvoller bin ich. Paracelsus, der berühmte Schweizer Arzt aus dem 16. Jahrhundert, formulierte es so: »Das höchste Heilmittel ist die Liebe.« Diese innere Haltung der Verbundenheit, die uns Menschen mitgegeben ist – wie auch immer die verschiedenen Religionen es formulieren mögen –, ist die Haltung, die gute Menschen, und insbesondere gute Ärzte, Krankenschwestern wie auch sonstige Therapeuten und Heilerinnen, auszeichnet. Sie gibt uns nicht nur Kraft. Sie macht uns alle auch offen für jeden Menschen.

Friedlich und liebevoll mit den anderen Menschen sowie mit

der Schöpfung als Ganzem zu leben, das ist die große Herausforderung der Zukunft. Denn wir alle müssen, jeder an seinem Platz, für diese unsere Welt einstehen, für die Menschen, für die Tiere sowie für alle Pflanzen. Wir brauchen den harmonischen Einklang mit der Natur, zu der wir selbst gehören und die uns ernährt.

Ruhe finden in der Natur

Einfach mal abzuschalten, ist für viele gar nicht so einfach. Multitasking und Leistungsdruck, die ständige Erreichbarkeit und das viele Aufhalten in geschlossenen Räumen, all das kostet Kraft und lässt uns unter Daueranspannung stehen. Das Bedürfnis, zur Ruhe zu kommen, ist so groß wie nie. Der Rückzug in die Natur ist für viele Menschen eine Möglichkeit abzuschalten.

Wissenschaftliche Untersuchungen konnten bereits verschiedene positive Effekte identifizieren, die ein Aufenthalt in der Natur auf uns haben kann. Eine Studie aus dem Jahr 2019 der Universität Michigan zeigte, dass wir unseren Alltagsstress messbar reduzieren können, wenn wir dreimal pro Woche in einer naturnahen Umgebung spazieren gehen. Wichtig ist, dabei das Handy und andere Stressfaktoren auszulassen. Man muss die Ruhe genießen, den Geruch der Wiesen und Bäume wahrnehmen, das Rauschen der Blätterkronen, das Grün der Natur. Zwanzig bis dreißig Minuten in einem Park oder einem Garten reichen bereits aus, um effektiv Stresshormone wie Cortisol im Körper zu senken.

Um das Leben verantwortlich zu leben, braucht es Kopf und Herz, Wissen und Vernunft, Leidenschaft und Mut, Respekt und Nächstenliebe. Jeder Mensch benötigt sie für sich selbst und ebenso als Teil der Weltgemeinschaft, die uns alle trägt, wenn wir sie selbst mittragen. Das eigene Leben könnte zum Kunstwerk werden und Glück erzeugen. Unser größtes Geschenk!

Lebe, liebe, lache

- Genieße das Leben, es ist später, als du denkst
- Das Leben ist eines der schönsten, was danach kommt, wissen wir nicht
- Den Jahren Leben zu geben, nicht dem Leben Jahre zu geben ist das Geheimnis
- Wir altern von Beginn an
- Jeder Mensch hat das Recht auf ein selbstbestimmtes Leben und Sterben
- Schmerzen muss keiner erleiden
- Medizinischer Cannabis – ein Riesengewinn für die Schmerztherapie und Onkologie
- Die Verantwortung für das Leben trägt jeder selbst
- Die autonome Selbstbestimmung über das eigene Leben und Sterben ist von Staat und Gesellschaft zu respektieren
- Leben zu dürfen – ein himmlisches Geschenk
- Die größte Lebensquelle ist die Liebe

Nachwort

Mut zum Miteinander, gemeinsam neue Wege gehen

Liebe Leserinnen, liebe Leser,
als Kinder sind wir mit einem unverbrauchten himmlischen Glücksgefühl auf die Welt gekommen. Wir haben uns auf alles und alle gefreut. Wir waren selig, leben zu dürfen. Die Welt lag uns zu Füßen. Neugierig und unbefangen haben wir sie bestaunt, erforscht, hinterfragt und nicht selten auf den Kopf gestellt – zum Leidwesen, aber auch zur Freude unserer Eltern, die stolz waren auf unseren Tatendrang, unsere Fantasie und die spielerische Leichtigkeit, die wir ihnen vorgelebt haben. Als Kinder lachten wir jeden Tag vor Glück, denn die schweren Dinge waren uns nicht gegenwärtig. Unsere Mütter behüteten uns davor. Wir haben einander vertraut, miteinander gespielt und unser Spielzeug nach einem Streit wieder miteinander geteilt, als wäre nichts gewesen.

Aus dieser Lebendigkeit kristallisierte sich für mich früh meine Berufung heraus, Arzt zu werden. Schon als Kind hat es mich fasziniert, scheinbar unentwirrbare Knoten zu lösen – meine Großmutter gab mir dazu ihre völlig verknoteten Paketbänder, wenn sie uns besuchte. Ich machte mich mit Eifer daran, diese stundenlang mit meinen kleinen Fingern auseinanderzupflücken, Knoten für Knoten, leichte und sehr stark verzurrte, zu lösen und ordentlich aufzurollen. Ich habe meine Großmutter und auch mich damit glücklich gemacht. Menschen glücklich zu machen, sie wieder zum Lachen zu bringen, Knoten zu lösen – genau das hat auch mein Verständnis von Medizin geprägt. Eine Medizin, in der es nicht darum geht, Menschen zu reparieren oder zu korrigieren, sondern sie auf ihrem Weg zu mehr Wohlbefinden zu begleiten und zu unterstützen. Mein ganzes Leben lang habe ich mich darum bemüht, jedem einzelnen Patienten in seinem ureigenen Sosein, in seiner eigenen Befindlichkeit und Sprache als Persönlichkeit gerecht zu werden. Immer habe ich versucht, mich in ihn oder sie hineinzuversetzen, so wie ich es mir schon als kleiner Junge gewünscht hatte, dass man mich verstehen möge.

Dieser Weg war nicht immer einfach für mich. In anderen Kulturen gibt es Initiationsriten, die ein Kind zum Mann machen. Mich hat die harte Realität zum Mann gemacht. Mir wurde unterstellt, ich würde eigentlich nur Medizin betreiben, um »Reibach« zu machen oder mich menschenfängerisch zu vermarkten. Es hieß, ich sei ein Quacksalber und veranstalte Hokuspokus. Ich habe stillgehalten und versucht zu lächeln. Anstatt mich unterkriegen zu lassen, habe ich meinen Forscherdrang weiterentwickelt. Ich wollte nicht da stehen bleiben, wo die vorherrschende Lehrmeinung an ihre Grenzen stieß. Stattdessen habe ich mich auf den Weg um die Welt gemacht, um neue Lösungen zu finden, alternative, teilweise seit Jahrtausenden etablierte Philosophien und Therapien zu verstehen und für die westliche Medizin zugänglich zu machen. Auch um wie in Bhutan das Glück zu finden. Das Bruttosozialglück ist dort bekanntermaßen ein Teil ihrer Staatsphilosophie. Heute glaubt man auch bei uns, dass glückliche Menschen mehr zu ihrer eigenen Genesung beitragen und schneller gesunden.

In den Köpfen vieler Menschen, die sich aus einem tiefen Leid heraus verzweifelt nach Heilung sehnen, ist eine ganzheitliche Medizin schon lange verankert. Früher noch hinter vorgehaltener Hand. Heute können sich selbst die Medien der Wahrheit nicht entziehen, dass Pflanzen heilen können, dass Akupunktur funktioniert oder dass Ayurveda im Mainstream angekommen ist. Doch in der Schulmedizin gibt es immer noch Widersacher, denen es zu unbequem ist, sich auf neue Wege einzulassen – weil sie darauf geschult sind, Fragen nach Risiken und Nebenwirkungen zu beantworten, anstatt sich Zeit zu nehmen und einzulassen auf die Menschen, die diese Fragen stellen.

Mein Bemühen, sie zu sensibilisieren und mit Heilerfolgen zu überzeugen, fällt noch heute nicht flächendeckend auf fruchtbaren Boden. Worauf kommt es denn an? Es gilt grundsätzlich, die individuelle Erkrankung und das Wesen des Patienten zu erfassen und, wenn möglich, eine auf ihn persönlich abgestimmte Behandlungsmethode zu finden, gleich welcher Schule. Jeder möchte anders behandelt werden. Der eine will in den Arm genommen werden, die andere eine klare Ansage bekommen. Es gibt aber kein DIN-Format für die konkrete individuelle Therapie. Leider verführt uns aber der Computer mit seinen festgeschriebenen Formaten immer mehr dazu. Um das zu verhindern, müssen wiederum wir Ärzte mehr, sehr viel mehr als bisher, die Möglichkeiten unserer global verknüpften Wissensgesellschaft nutzen. Und das auch, um präventiv behandeln zu können, indem wir das Immunsystem und die körperliche und mentale Kraft, den individuellen Körpergeist (Bodymind) im Menschen stärken, mit pflanzlichen und psychosomatisch wirkenden Medikamenten ebenso wie mit Nahrung, Bewegung, Entspannung und nicht zuletzt durch psychologische Unterstützung. Jeder Mensch benötigt unterschiedliche Komponenten, um gesund zu werden und zu bleiben, und zur Heilung unterschiedliche Heilmittel oder Medikamentendosierungen. Eine Frau eine andere als ein Mann, Kinder und Senioren wieder andere als Erwachsene.

Seit Jahrzehnten werde ich nicht müde, über schulmedizinische Heilmethoden genauso wie über traditionelle Heilweisen, über Krankheiten, Selbstheilungsmöglichkeiten mit Ernährung, Sport, Entspannungsmethoden und Heilpflanzen sowie über bewährte und neue, innovative Behandlungsmethoden aufzuklären – besonders die Kinder, die die Welt von morgen gestalten und dabei ihr heilsames Lachen und ihre unverbrauchte, froh machende Wissbegierde nie verlieren dürfen. Doch diese Form von medizinischer Aufklärung fehlt bis heute im Medizinsystem, wie wir es in Zeiten von Corona erleben mussten. Chronifizierung von Krankheiten, Angstzustände und viel Leid hätten dadurch wohl verhindert werden können.

Mir geht es darum, dass wir den Schatz der Weltmedizin zum Wohle der Patienten nutzen. Ich selbst bin ein knallharter Wissenschaftler, der die Errungenschaften der Schulmedizin nie infrage gestellt hat. Im Gegenteil – sonst hätte ich die Mikrotherapie trotz aller Skepsis von außen nie so weit entwickelt. Ich habe weltweit renommierte Universitäten besucht und als Gastprofessor gelehrt und geforscht. Mit Wissenschaftlern, Ärzten, Ingenieuren, aber auch Philosophen, Politikern und Theologen habe ich mich intensiv ausgetauscht. Aber genauso habe ich mich beispielsweise für Heilpflanzen, Massagen oder Seelsorge interessiert. Und ich habe von Schamanen in Dschungeln und Heilerinnen in den Bergen, die noch nie ein Lehrbuch in der Hand hatten, teilweise mehr über unseren Körper gelernt als von manchem Professor oder Arzt.

Früher gab es in der Medizin nur Schwarz und Weiß. Heute wissen wir, wenn wir ehrlich sind, alle, dass die Wahrheit dazwischenliegt. Aus diesem Bewusstsein heraus kehre ich nun mehr und mehr zu meiner kindlichen Gelassenheit zurück. Wer den Ansatz, den ich in diesem Buch aufzeige, belächelt, offenbart damit nur, dass er die Wahrheit nicht annehmen möchte. Gleichwohl muss man auch nicht an die Gravitation glauben, um von der Erde angezogen zu werden. So stelle ich mir, bei allem, was ich tue, stets die beiden Fragen, ob es funktioniert und ob es hilft. Das habe ich auch beim Schreiben dieses Buches getan.

Aus all der Erfahrung heraus, die ich in meinem leidenschaftlichen Leben für die Medizin gesammelt habe, fordere ich jetzt ein konsequentes Handeln zum Wohle der Patienten ein – zwischen Hightech und Naturheilkunde, zwischen Psychosomatik und Sozialmedizin, zwischen Umweltmedizin und Ökologie.

Die Zukunft der Medizin wird sich unter anderem durch digitale Technologien, High- und Lowtech-Innovationen, moderne Formen von Seelsorge und Krankenpflege, aber auch durch Einbeziehung von Naturheilverfahren weiterentwickeln. Der Arzt als Einzelkämpfer wird aufgehört haben zu existieren; die Teamarbeit in neuen organspezifischen Kompetenzzentren mit interdisziplinärem Fachpersonal wird organspezifisch und ganzheitlich vernetzt erfolgen –

früher oder später. Hochkarätige Grundlagenforschung und Spitzenmedizin werden nicht mehr nur im Elfenbeinturm der Universitäten stattfinden, sondern früh mit der angewandten Forschung im stationären wie ambulanten Bereich vernetzt und schnell in neue Behandlungsverfahren umgesetzt werden – so, wie wir es mit der Entwicklung von Impfstoffen in Zeiten von Corona inzwischen erlebt haben. Aus Krankenhäusern werden Gesundheitshotels. Organspezifische Kompetenzzentren, wie mein Institut für Mikrotherapie in Bochum, werden sich als neue Struktur zwischen Krankenhäusern und niedergelassenen Praxen etablieren. Und Hausärzte werden endlich die Rolle als Familienarzt und Gesundheitsmanager zwischen ambulanter und stationärer Medizin sowie als Präventologen und Co-Piloten im Dschungel der Medizin ausüben – zusammen mit Krankenschwestern in der ambulanten Versorgung. So meine Vision.

Schwestern und Pfleger werden als Gesundheitscoaches eine neue Rolle in der körperlichen und psychosozialen Patientenversorgung und damit auch ihre längst überfällige Aufwertung und Anerkennung bekommen. Im Team werden sie Seite an Seite partnerschaftlich mit dem Hausarzt und flächendeckend für die Patienten Tag und Nacht mit Rat und Tat zur Verfügung stehen. In das Netzwerk der Hausärzte werden sowohl naturheilkundliche Praxen als auch die psychischen Disziplinen und Umweltambulanzen ganzheitlich eingebunden sein. Ebenso die Apothekerinnen, die in Zukunft ein partnerschaftliches Kompetenz-Trio aus Arzt, Apotheker und Patient bilden werden. Heute wirken sie eher wie »Ausputzerinnen«, wenn Ärzte aus Zeitmangel Patienten weder über die Wirkung noch über Nebenwirkungen der verschriebenen Medikamente, noch über schulmedizinische oder gar naturmedizinische Alternativen zur Behandlung oder Begleittherapie aufklären (konnten). Sie werden viel mehr Hilfe zur Selbsthilfe leisten als bisher.

Do it yourself! Selbst ist die Frau, und selbst ist der Mann! Eigenverantwortung übernehmen, sich um sich selbst kümmern, mit Hausmitteln vorsorgend tätig sein, bevor die Ärzteschaft oder Heilpraktiker oder andere therapeutische Disziplinen zurate gezogen werden – das ist nicht nur heilsam für einen selbst, sondern auch für das Gesundheitswesen. Zusätzlich werden dadurch Kosten gespart. Präventionsprogramme und Vorsorgeuntersuchungen vom ersten Tag der Befruchtung im Mutterleib bis zum letzten Lebenstag – »von eins bis hundert«, sage ich immer – tragen wesentlich dazu bei, weil erst dadurch effektiv Krankheiten verhindert werden. Früh erkennen, was später unheilbar und/oder teuer wird, lautet meine Devise. Hier wird enorm investiert werden müssen, damit es nicht bei Ankündigungssprüchen bleibt und die Kosten durch verspätete Behandlungen später explodieren.

Investieren sollten nicht nur der Staat, Krankenkassen oder Versicherungen wie die Zusatz-, Lebens- und Rentenversicherungen. Das Investment von Unternehmen oder Aktienfonds in Gesundheit – wie wir es mit unserem nachhaltigen Gesundheitsfonds machen, würde die Lebensqualität für alle nicht nur in Deutschland enorm steigern. Ebenso würde es Wohlstand und Arbeitsplätze sichern und schaffen sowie die Wirtschaft wachsen lassen. Medizin ist der Wachstumsmotor Nr. 1.

Apropos Kosten. Neue Versicherungsformen im Sinne von Kaskoversicherungen mit Eigenbeteiligung, die jeden Menschen motivieren sollen, sich für die eigene Gesundheit zu engagieren, werden kommen müssen. Ein Beispiel hierfür ist die Pflegezusatzversicherung. Hier können wir von der Kfz-Versicherung und vom ADAC lernen. Die Gesundheit der Autos liegt uns bisher mehr am Herzen als unsere eigene. Schade! Dort sind wir es gewohnt, uns für Risiken abzusichern oder für Pannen- und Abschleppdienste zu versichern. Warum dann nicht dieses Prinzip auf die individuelle Versicherung für die Medizin übertragen? Für spezielle naturheilkundliche Behandlungen zum Beispiel oder Check-ups. Wir kennen das im Ansatz schon für bestimmte Pakete aus dem zahnärztlichen Bereich.

Die Lösungen sind da, was uns fehlt, ist lediglich die Fantasie, sie umzusetzen.

Die Herausforderungen wachsen von Tag zu Tag; auch ohne temporäre Ereignisse wie die weltweit um sich greifende Corona-

Epidemie. Die Masse derer, die Anspruch auf eine humane medizinische Versorgung haben, steigt kontinuierlich. Bald dreimal so viele Menschen wie noch 1952, im Jahr meiner Geburt, leben heute auf der Erde. Der schrecklichen Armut vieler Länder stehen der unermessliche Reichtum und das Vermögen großer Industrienationen gegenüber.

An Mitteln zur Hilfe fehlt es nicht. Die materiellen sowie die technischen und die wissenschaftlichen Voraussetzungen für einen humanen Ausgleich waren nie besser. Und dennoch ist unsere Welt bedroht wie lange nicht. Ausufernde Konflikte, nicht selten die Folge von Armut und Elend, Kriege, tödliche Seuchen, Umwelt- und Klimakatastrophen und unzureichende medizinische Versorgung gefährden unser aller Zukunft. Höchste Zeit also, sich wieder auf das Wesentliche zu besinnen, zu erkennen, was wirklich zählt:

- Alle Menschen sind gleich und haben das gleiche Recht, als solche geachtet zu werden.
- Jeder für sich ist einzigartig, keiner steht über dem anderen: Jeder für sich ist ein Original-Kunstwerk des Lebens, der gestaltenden Natur.
- Unser aller Leben ist ein Geschenk, das es individuell und gemeinschaftlich zu schützen gilt.
- Die Komplexität des menschlichen Daseins, das Kunstwerk Leben, verdient fortwährend unser ehrfürchtiges Erstaunen.
- Nur der friedliche und liebevolle Umgang miteinander und mit allem, was wir der Schöpfung verdanken, kann die Welt erhalten.
- Aus Glaube und Überzeugungen erwächst die Kraft der Lebensgestaltung.
- Nur wer die Menschen anderen Glaubens oder anderer Hautfarbe respektiert, darf Anspruch darauf erheben, selbst respektiert zu werden.
- Jeder muss sein Leben leben, um Teil des großen Ganzen werden und doch ganz eigen sein zu können.

War hier in meinem Buch immer wieder davon die Rede, dass das Kunstwerk Leben der Gegenstand medizinischer Arbeit sei, so ist das keineswegs als Anmaßung zu verstehen. Niemand, der den Beruf ernst nimmt, will sich zum Schöpfer aufschwingen. Vielmehr geht es um die ethische Verpflichtung, an der wohlbefindlichen Vollendung jedes Lebens mitzuwirken, auch Menschen zur Selbsthilfe zu ermuntern und alles dafür zu nutzen, was wir im Laufe der Geschichte gelernt haben, von dem heilsamen Einfühlen einstiger Medizinmänner und -frauen über die klösterliche Kräuterheilkunde des Mittelalters, der Chinesen, der Inder und der Tibeter zumal, bis hin zur Pharmazie und elektronischen Apparatemedizin unserer Tage.

Die Heilkunst muss sich nicht bloß auf dem Operationstisch beweisen. Nicht weniger als der akuten Erkrankungen hat sie sich der seelischen Seite der Menschen, ihrer Ängste anzunehmen. Auch sie können sich schleichend wie die unsichtbaren Viren ausbreiten. Die bloße Vorstellung ängstigender Möglichkeiten ist oft noch gefährlicher als eine reale im Labor nachweisbare Ansteckung. Die Furcht vor dem Unfassbaren schwächt seelisch und körperlich zugleich. »Angst essen Seele auf.« Körperliche Symptome können sich bald zeigen. Das Immunsystem macht schlapp. Seit über 30 Jahren sind mir diese Ängste der Patienten vertraut: Ängste vor Ansteckung und Krankheit, vor dem Alter, weil das mit Gebrechlichkeit, Isolation, Würde- oder Wohlstandsverlust und sozialem Abstieg verbunden sein könnte, die Angst, Gespartes zu verlieren. Rationale und irrationale Ängste vor Zusammenbruch der medizinischen Versorgung, vor dem Tod, vor Kriegen oder Terroranschlägen oder Anderslebenden und -denkenden machen sich breit.

Dem einen mag dieser Blick über den Tellerrand der akademischen Schulmedizin näherliegen als anderen. In die Wiege gelegt wird die Heilkunst keinem. Jeder muss in den Beruf hineinwachsen – ein Leben lang. Wie die vielen unermüdlich, aber leider auch zunehmend frustriert arbeitenden Ärzte, Krankenschwestern und anderen medizinischen Berufsgruppen. Um mich selbst daran zu erinnern und darüber nachzudenken, habe ich dieses Buch geschrieben. Mehr noch als um Krankheiten geht es mir um die Gesundheit und Wohlbefindlichkeit, um überlieferte Verfahren der Heilung, alte, ganz alte und neueste Methoden, auch um die enormen Möglichkeiten, die sich durch die Digitalisierung und aus der Globalisierung ergeben.

Alles in allem geht es mir darum, mithilfe der medizinischen Aufklärung zu motivieren, immer wieder für sich selbst Verantwortung zu übernehmen und so den richtigen Weg der individuellen Gesundheitspflege und Heilung zu finden. Diesmal aus der Perspektive meiner eigenen persönlichen Lebens- und Berufserfahrung.

Es gibt nicht nur den einen Weg der Vorsorge und Heilung. Denn jeder von uns ist anders, hat seine eigene Gen- und Gehirnkonstellation und seinen eigenen Stoffwechsel. Jeder Mensch ist eine Persönlichkeit.

Aus meinem Rückblick soll der Entwurf für die *Medizin der Zukunft* erwachsen. »Den Jahren Leben schenken« – mit diesem Mantra lebe ich Tag für Tag.

Wenn Kopf und Herz, Leidenschaft und Mut, Respekt und Nächstenliebe zusammenkommen, kann das Ich im Wir aufgehen, in einer versöhnten Weltgemeinschaft, die es erlaubt, das eigene Leben frei zu gestalten, mit Wissen, Empathie und Leidenschaft. Ob das gelingt, können immer nur die beurteilen, mit denen und für die wir leben. Sich darum zu bemühen, ist nicht zuletzt die Herausforderung des ärztlichen Wirkens. Ich habe es versucht, als Heilender, als Aufklärer, als Wissenschaftler, technischer Entwickler und Unternehmer.

Ich könnte mich in meinem Alter zur Ruhe setzen, doch das Feuer für die Medizin brennt noch immer in meinem Herzen. Und der Ruf meiner Seele, die Erde ein kleines Stückchen besser und gesünder zu hinterlassen, als ich sie vorgefunden habe, ertönt aktuell lauter als je zuvor. Denn heute weiß ich, dass es nicht die Kinder sind, die die Welt auf den Kopf stellen, sondern die Erwachsenen. Und das liegt daran, dass wir das Miteinander verlernt haben, dass wir, anstatt uns einander zuzuwenden, uns gegenseitig misstrauen.

Die Welt kann ich ehrlicherweise mit diesem Buch sicher nicht verändern. Doch was im Großen gilt, gilt auch im Kleinen. Daher der Untertitel: Heilung braucht Zuwendung, Vertrauen und Mut zu neuen Wegen. Und so hoffe ich, Sie, liebe Leserin, und Sie, lieber Leser, mit diesem Buch inspiriert zu haben, dass Sie in Ihrem Rahmen und mit Ihren Mitteln mit mir zu einer zumindest etwas heileren Welt beitragen, indem wir zusammen die Medizin verändern. Aus Liebe zu den Menschen und aus Liebe zu diesem Planeten. Aus Dankbarkeit, leben zu dürfen. Ich bin mir sicher, dass gerade die Corona-Pandemie, aber auch der Krieg in der Ukraine uns allen die Augen dazu geöffnet haben wie nie zuvor.

Leben ist mehr! Viel mehr als ökonomischer Benefit, der immer als Rechtfertigung für den Stillstand herangezogen wird. Dazu werden wir uns die Frage stellen müssen, was uns das Leben wert ist. Insbesondere dann, wenn das Geld bald vielleicht deutlich weniger wert ist. Das höchste Gut sind Gesundheit und Wohlbefinden – von uns allen, egal ob krank oder gesund, alt oder jung. Dafür werden wir im System viel mehr Geld ausgeben müssen als bisher. Da bin ich mir sehr sicher. Lassen wir uns nicht zermürben, verlieren wir nicht die Lust am Handeln für eine *Neue Medizin*! Geht es doch um unser höchstes Gut, um die Weltgesundheit, um die gefährdete Gesundheit unseres Planeten Erde mit all seinen Lebewesen.

Lassen Sie uns Hand in Hand mit allen Beteiligten, auch in Verwaltungen, Medien und Politik, in Wissenschaft und Ökologie, zusammen mit allen Ärztinnen und Ärzten, Therapeutinnen und Therapeuten aller Disziplinen, mit Apothekerinnen und Apothekern, Psychologinnen und Psychologen, Krankenschwestern und Pflegern zusammen und auf Augenhöhe mit Ihnen, die uns und der Medizin unbedingt vertrauen wollen, den neuen Weg von morgen mutig und zukunftsfreudig gestalten. Jetzt und hier. Ich bin dabei!

Glück auf und alles Liebe
Ihr
Dietrich Grönemeyer

Do it yourself –
Kleiner Leitfaden zur Selbsthilfe

A: Bei den zehn häufigsten Volkskrankheiten

1. Grippe (Influenza)

Influenzaviren mit den Subtypen A und B sorgen jedes Jahr für eine Grippewelle. Ältere, immungeschwächte Personen, Menschen mit chronischen Vorerkrankungen und Schwangere sind für einen schweren Verlauf gefährdet.

Plötzlicher Beginn, (hohes) Fieber, Schüttelfrost und bei Kindern auch Magen-Darm-Beschwerden sind typisch.

Das Robert Koch-Institut empfiehlt Risikogruppen eine jährliche Auffrischimpfung im Herbst, die jedes Jahr angepasst wird, denn auch das Grippevirus verändert sich stetig (Antigendrift).

Die Behandlung ist bei leichten Verläufen die gleiche wie bei banalen Erkältungsinfekten. Antibiotika helfen in diesem Fall nur, falls sich noch bakterielle Superinfektionen hinzugesellen, welche ärztliche Hilfe erforderlich machen.

Atemübungen und Inhalationen mit ätherischen Ölen (Thymian, Pfefferminz, Kiefernnadeln, Teebaumöl) verbessern die Sauerstoffversorgung der Lunge und befreien die Atemwege.

Wärmende Gewürze wie Ingwer und Kurkuma sowie Zistrose sind die »Stars« der Infektbekämpfung neben Vitamin C, Vitamin D und Zink.

Ölziehen (eine zwanzigminütige Mundspülung mit einem Esslöffel Speiseöl) verbessert übrigens nicht nur die Mundhygiene, sondern beugt auch Infektionen vor. Geeignete Öle sind Sesam-,

Kokos- und Sonnenblumenöl. Wichtig ist, das Öl am Ende auszuspucken, um die Giftstoffe zu eliminieren.

2. Corona-Infektion (Covid-19)

Die Corona-Pandemie, ausgelöst durch das SARS-CoV-2-Virus, hat seit 2019 zu einer weltweiten Pandemie geführt, bei der seit Januar 2020 insgesamt etwa 584 Millionen Menschen als geheilt erfasst wurden. 6,4 Millionen Menschen sind in Zusammenhang mit dem Virus verstorben. Bisher haben sich in Deutschland nach offiziellen Zahlen 31,1 Millionen Menschen infiziert (Stand 04.08.2022). Die Lage ist weiterhin dynamisch.

Die Krankheitsschwere reicht von leichten, erkältungsartigen und grippeähnlichen Symptomen mit Fieber, Schüttelfrost, Gliederschmerzen, Husten, Durchfall, Geruchs- und Geschmacksstörung bis hin zu schweren, oft tödlich verlaufenden Stadien mit beidseitiger Lungenentzündung und akutem Atemnotsyndrom (ARDS).

Mit den AHA-Regeln (Abstand halten, Hygieneregeln beachten, im Alltag Mundschutzmasken tragen), Impfstoffen und allgemeinen, das Immunsystem stärkenden Maßnahmen ist schon eine Menge getan, um Ansteckung und Weiterverbreitung zu vermeiden. Bewegung, ausreichend Schlaf, Vermeidung von Stress, Rauchstopp und soziale Verbundenheit können die Resilienz (körpereigene Widerstandskraft) stärken.

Der Zentralverband der Ärzte für Naturheilverfahren und Regulationsmedizin (ZAEN) e. V. gibt weitere Tipps:
- Eine vollwertige Ernährung mit ausreichend Vitamin C, Zink, Eisen, Vitamin B_{12}, Folsäure, Vitamin D und Omega-3-Fettsäuren, ggf. ergänzt durch Mikronährstoffpräparate
- Mundgesundheit fördern
- Hydrotherapeutische Wasseranwendungen wie Wechselduschen, Wickel und Güsse

3. Lungenentzündung (Pneumonie)

Eine Lungenentzündung kann lebensgefährlich sein. Auslöser können Viren, Bakterien, Parasiten und Pilze sein. Weltweit sterben circa 4 Millionen Menschen jährlich an Pneumonien.

In Deutschland erkranken jährlich etwa 660 000 Menschen an einer ambulant erworbenen Lungenentzündung (CAP = community-acquired pneumonia). Etwa die Hälfte muss sogar im Krankenhaus behandelt werden, die Sterblichkeit beträgt dabei in Abhängigkeit von Lebensalter und Vorerkrankungen bis zu 40 Prozent. Vor allem kleine Kinder und ältere Menschen sind gefährdet.

Weltweit ist die CAP eine der führenden Todesursachen in allen Altersstufen. Gegen bakteriell bedingte Pneumonien werden Antibiotika eingesetzt. Zusätzliche Behandlungsoptionen sind: Fiebersenker, Inhalieren, bronchienerweiternde Medikamente und viel Flüssigkeit.

Das Inhalieren mit Zusätzen wie Thymian, Kamille, Latschenkiefer, Teebaumöl, Pfefferminz und Fichte ist ein bewährtes naturheilkundliches Mittel. Ein guter Zinkspiegel und die Aufnahme von Vitamin C helfen dem Immunsystem bei der Arbeit – mit dem regelmäßigen Konsum von Haferflocken, Sesam und Mandeln, Acerola, Hagebutten und Heidelbeeren stärken Sie Ihre Abwehrkräfte.

Ayurvedische Hausmittel sind Basilikum-Tee und verschiedene pflanzliche Bestandteile wie Kurkuma, Ingwer und Tulsi.

4. Diabetes mellitus

Laut der DEGS1-Studie des Robert Koch-Instituts leiden 7 Prozent der deutschen Bevölkerung an Diabetes mellitus Typ 2, jährlich kommen etwa 500 000 Neuerkrankungen hinzu. In den letzten 30 Jahren haben die Fälle stark zugenommen. Dies ist ein weltweites Phänomen: 1980 wurde die Diagnose bei 108 Millionen Menschen gestellt, 2014 waren es schon 422 Millionen. 2021 sind weitere

76 Millionen dazugekommen. Die Dunkelziffer beläuft sich auf 250 Millionen und mehr. Einer Erhebung des Deutschen Diabetes-Zentrums (DDZ) zufolge ist jeder sechste Todesfall in Deutschland auf Folgen der Zuckerkrankheit zurückzuführen (Herzinfarkte und Schlaganfälle).

Auch wenn die Veranlagung für Diabetes erblich ist, mit einem gesunden Lebensstil lässt sich viel vermeiden. Den größten Risikofaktoren kann man mit täglicher 30- bis 60-minütiger Bewegung, der Vermeidung von Übergewicht und Rauchen sowie einer vollwertigen, fettarmen Ernährung entgegenwirken, die reich an Ballaststoffen und Mikronährstoffen ist.

Mithilfe von Gewichtsreduktion, Ernährungsumstellung und »Hafertagen« können Tabletten oder Insulinspritzen reduziert oder teilweise sogar abgesetzt werden.

Der Ayurveda empfiehlt u. a. Kräuter wie Bockshornklee, Zimt und Kurkuma zur Therapiebegleitung in Absprache mit dem behandelnden Arzt.

5. Bluthochdruck (Hypertonie)

1,28 Milliarden Menschen leiden weltweit an einem Bluthochdruck, medizinisch auch als Hypertonie bezeichnet. In Deutschland sind circa 30 Millionen Menschen betroffen. Die Folgen eines unbehandelten Bluthochdrucks können Krankheiten wie Herzinfarkt, Schlaganfall oder Nierenversagen sein. Weltweit sind etwa 9,4 Millionen Todesfälle pro Jahr auf Hypertonie zurückzuführen.

Das wichtigste Ziel bei der Behandlung ist daher die dauerhafte Senkung des Blutdrucks auf einen normalen Wert unter 140/90 mmHg – bei Diabetikern unter 130/80 mmHg.

Neben der Einnahme von Medikamenten zur Blutdrucksenkung, trägt auch das Vermeiden vieler Risikofaktoren zu niedrigeren Blutdruckwerten bei: Maßnahmen wie eine salzarme Diät, der Abbau von Übergewicht, eine Ernährungsumstellung mit viel Obst und Gemüse sowie der Verzicht auf Alkohol und Nikotin sind wichtige Therapiebausteine und bergen auch ein hohes Präventionspotenzial.

Unterstützung gibt es auch aus der Natur: Knoblauch soll den Blutdruck senken und die Durchblutung verbessern. Lindenblüten (1–2 Tassen Tee pro Tag) sollen bei einem zu hohen Blutdruck regulierend wirken.

6. Koronare Herzkrankheit (KHK)

Die koronare Herzkrankheit, kurz KHK, ist weltweit – insbesondere in den westlichen Industrienationen – eine der häufigsten Herzerkrankungen. Alleine in Deutschland leiden etwa 6 Millionen Menschen darunter, in den USA sind etwa 20,1 Millionen Erwachsene betroffen. Die Sterblichkeit ist seit 1998 jedoch rückläufig und hat sich aufgrund einer verbesserten Versorgung in etwa halbiert.

Die zunehmende Verengung der Herzkranzgefäße sorgt für eine Mangeldurchblutung des Herzmuskels und kann unbehandelt Komplikationen wie Angina pectoris, Herzinfarkt, Herzinsuffizienz und Herzrhythmusstörungen hervorrufen. Schmerzen und Engegefühl hinter dem Brustbein oder Luftnot in Ruhephasen sind Alarmzeichen.

Mit Medikamenten, Stents oder einer Bypassoperation lässt sich eine KHK behandeln. Wichtige Maßnahmen – auch zur Prävention – sind ein gesunder Lebensstil mit geeigneter Bewegung und einer gesunden Ernährung. Risikofaktoren wie Rauchen und Alkohol, Übergewicht (Adipositas) und Stress sollten vermieden werden.

Entspannungsverfahren wie autogenes Training, Yoga oder progressive Muskelentspannung sind hilfreich gegen Stress. Die Phytotherapie setzt die Mistel zur Beruhigung und Linderung von Herz-Kreislauf-Symptomen wie Ohrensausen, Kopfschmerzen, Schwindel und Nervosität ein. In Kombination mit Weißdorn können beide Heilpflanzen begleitend zum ärztlichen Behandlungskonzept in Absprache mit dem Arzt sinnvoll sein.

7. Sodbrennen

In Europa leiden 8,8 bis 25,9 Prozent der Menschen immer wieder unter dem Symptom Sodbrennen. Männer sind häufiger betroffen als Frauen. Ein brennendes Gefühl hinter dem Brustbein (im Englischen heißt deshalb Sodbrennen »heartburn«, Herzbrennen) entsteht, weil Magensäure vor allem nach Mahlzeiten, im Liegen oder beim Bücken in die Speiseröhre aufsteigt und diese reizt.

Um Sodbrennen vorzubeugen, wäre der Verzicht auf säurebildende Süßigkeiten, fettige und scharfe Speisen sowie Alkohol und Nikotin empfehlenswert. Über den Tag verteilt mehrere kleine Mahlzeiten essen, Übergewicht reduzieren, den Oberkörper nach dem Essen höher lagern, damit die Magensäure nicht in die Speiseröhre gelangt. Abends ein bis zwei Teelöffel Heilerde in ein halbes Glas warmes Wasser rühren oder Wasser nur mit etwas Zitronensaft trinken sind hilfreiche Maßnahmen.

In der traditionellen chinesischen und indischen Medizin wird Kurkuma bei Übersäuerung, Sodbrennen und Völlegefühl eingesetzt. Das regelmäßige Lutschen einer Süßholzwurzel sowie zweimal täglich 2 Tropfen Rosenöl mit 2 Esslöffeln warmem Wasser und etwas Honig einnehmen soll ebenfalls die Beschwerden lindern. Eine weitere Alternative wäre die Einnahme von säurereduzierenden Medikamenten (Antazida).

8. Reizdarm (Colon irritabile)

Bei einem Reizdarmsyndrom treten in unregelmäßigen Abständen verschiedene Magen-Darm-Beschwerden wie Schmerzen, Krämpfe, Blähungen, Verstopfung oder Durchfall auf. Auch wenn die Lebenserwartung nicht reduziert ist, kann ein Reizdarm die Lebensqualität deutlich beeinträchtigen – in der westlichen Welt sind zwischen sieben und 25 Prozent der Menschen betroffen.

Die Behandlung eines Reizdarmsyndroms ist – je nach vorherrschendem Symptom – eine Kombination aus Medikamenten und einer individuellen Anpassung des Lebensstils mitsamt Bewegungsmaßnahmen und einer Ernährungsumstellung. Auch Entspannungsverfahren wie autogenes Training, Yoga, Achtsamkeitsübungen und Meditation sowie eine kognitive Verhaltenstherapie im Rahmen einer Psychotherapie sind hilfreiche Maßnahmen, wenn Stress und psychische Beschwerden Reizdarm-Symptome auslösen.

In der Phytotherapie finden viele Heilpflanzen Anwendung, die mit einer krampflösenden und blähungstreibenden Wirkung einhergehen. Dazu gehören Pfefferminzöl in Form von Kapseln, Kümmelöl, Kamille und Fenchel oder Sibirischer Ginseng bei krampfartigen Beschwerden, Blähungen und Völlegefühl oder Heilerde und Bananen bei Durchfall. Auch das pflanzliche Abführ- und Arzneimittel Padma Lax aus Tibet lindert Blähungen, Verstopfung und Schmerzen.

Empfehlenswert sind auch probiotische Lebensmittel und Nahrungsergänzungsmittel mit enthaltenen Milchsäurebakterien, Bifidobakterien oder Hefen wie fermentierte Sojabohnen (Miso, Tempeh), fermentiertes, vergorenes Gemüse (Sauerkraut, Kimchi), Joghurt, Kefir, Buttermilch. Sie unterstützen die Darmfunktion und lindern mögliche Reizdarm-Beschwerden.

9. Mandelentzündung (Angina tonsillaris)

Für eine Mandelentzündung sind in zwei Drittel der Fälle Viren verantwortlich. Kein Grund also, die eigene Darmflora unnötigerweise mit einem Antibiotikum zu schädigen und Durchfall zu riskieren.

Die Deutsche Gesellschaft für Allgemeinmedizin und Familienmedizin (DEGAM) geht davon aus, dass 15 Prozent der Schulkinder und 4 bis 10 Prozent der Erwachsenen eine durch Bakterien verursachte Mandelentzündung pro Jahr durchmachen. Antibiotika helfen hier und verkürzen die Erkrankungsdauer.

Leichte Halsschmerzen können gut mit Hausmitteln behandelt werden: Tee (Salbei, Zistrose), Gurgeln mit kolloidalem Silber, Salzwasser oder ätherischen Ölen (z. B. Eukalyptus oder Teebaumöl), Vitamin C und D, Zink und kalte Halswickel mit Zitrone oder Quark sind hier einige der wirksamsten. Auch zuckerfreie Lutschbonbons befeuchten den Hals und tun gut.

Die indische Heilkunst Ayurveda rät zur Durchführung von Nasenspülungen und setzt auf Ingwerwasser mit Honig oder Salzwasser mit Kurkuma. In der traditionellen chinesischen Medizin soll neben Kräutern mit kühlen Nahrungsmitteln wie z. B. Wassereis aus Saft die lokale Entzündung beruhigt werden.

10. Krampfadern (Varikosis)

20 Prozent der Deutschen leiden unter Krampfadern, bedingt durch undichte Venenklappen. Weltweit sind es etwa 10 bis 30 Prozent. Die Wahrscheinlichkeit, Krampfadern zu entwickeln, steigt mit dem Alter und der Bindegewebsschwäche. Sind die Venenklappen undicht, staut sich das Blut, und die Venen zeichnen sich auf der Haut ab.

Schon der »Wasserdoktor« Sebastian Kneipp hat Güsse und Bäder erfolgreich an sich erprobt und die Kneipp-Medizin entwickelt, bei der Wasseranwendungen therapeutisch auch bei Krampfadern eingesetzt werden.

Gutes Schuhwerk, regelmäßige Bewegung, eine gesunde vollwertige Ernährung und Vermeidung von Übergewicht tun den Venen gut! Beim Laufen, Wandern, Fahrradfahren, Schwimmen, Treppensteigen und Nordic Walking wird die Muskelpumpe der Waden aktiviert und so vermieden, dass sich Blut in den Venen staut.

Einfache Venenübungen lassen sich auch im Büro oder Homeoffice durchführen.

Gels und Salben mit Rosskastanie sind in Studien erprobt, der enthaltene Wirkstoff Aescin ist ein naturheilkundliches Mittel bei Krampfadern. Auch Rotes Weinlaub findet Verwendung.

Schulmedizinisch behandelt werden können Krampfadern mithilfe von medizinischen Kompressionsstrümpfen, Verödung, Lasertherapie oder operativ durch Venenstripping.

B: Bei weiteren häufigen Beschwerden

1. Arthrose

An Arthrose (Gelenkverschleiß) leidet laut der GEDA 2014/ 2015-EHIS-Studie (»Gesundheit in Deutschland aktuell«) fast die Hälfte aller Frauen und ein Drittel der Männer über 65 Jahre. Nicht nur in Deutschland, auch international ist Arthrose die häufigste Gelenkerkrankung. An Hüftgelenksarthrose (Coxarthrose) leiden circa 15 bis 20 Prozent der Menschen in westlichen Industriestaaten, die Tendenz ist weiter steigend.

Am häufigsten sind Hüft- und Kniegelenksarthrose. Der Gelenkverschleiß an sich ist nicht immer schmerzhaft und behandlungsbedürftig. Bei der Kniegelenksarthrose (Gonarthrose) haben nur 10 bis 15 Prozent der Betroffenen mit radiologisch gesicherten arthrotischen Veränderungen auch Beschwerden.

Gründe gibt es einige, allen voran Übergewicht, Bewegungsmangel und falsche Essgewohnheiten. Hier hilft rechtzeitiges Gegensteuern! Bewegung und Muskelaufbau durch Fahrradfahren, Schwimmen oder Nordic Walking, Yoga, Qigong oder Tai-Chi – die Möglichkeiten sind vielfältig.

Wenn es mal akut in den Gelenken zwickt und zwackt, helfen Wickel mit Kohl, Quark oder Heilerde. Essen Sie lieber Vollkornprodukte statt Weißmehl und Zucker. Meiden Sie insbesondere Schweinefleisch und Wurstwaren. Diese gelten als entzündungsfördernd durch die enthaltene Arachidonsäure. Kalzium aus grünem Blattgemüse ist gut für die Knochengesundheit. Auch wichtig sind Kieselsäure (eine gute Quelle ist Hirse) und Antioxidanzien, welche in Obst, Gemüse und hochwertigen pflanzlichen Ölen enthalten sind (z. B. Beerenfrüchte, Weizenkeime, Grüntee, Olivenöl und Curcuma).

Nach positiven Studienergebnissen (GERAC 2002–2007) ist Akupunktur bei Kniegelenksarthrose Kassenleistung.

2. Übergewicht und Adipositas

Weltweit leiden etwa 1,9 Milliarden Erwachsene an Übergewicht, 650 Millionen sind sogar fettleibig (adipös). 2020 waren 39 Millionen Kinder unter 5 Jahren übergewichtig oder adipös.

Laut der Deutschen Gesellschaft für Ernährung (DGE) sind in Deutschland etwa 67 Prozent der Männer und 53 Prozent der Frauen übergewichtig – als stark übergewichtig (adipös) gelten 23 Prozent der Männer und 24 Prozent der Frauen.

Als Risikofaktor für viele Krankheiten wie Diabetes, Herz-Kreislauf-Erkrankungen, Krebs und Arthrosen wird in der EU inzwischen einer von 13 Todesfällen mit Übergewicht und Adipositas in Verbindung gebracht. Wer überflüssige Kilos verlieren möchte, muss die Energieaufnahme reduzieren oder den Energieverbrauch erhöhen.

Eine dauerhafte Ernährungsumstellung und regelmäßige Bewegung sind die wichtigsten Maßnahmen, um Gewicht zu verlieren. Geeignet ist eine kalorienreduzierte Mischkost mit viel frischem Obst und Gemüse. Begleitend dazu sind gelenkschonende Ausdauersportarten wie Walken, Radfahren oder Schwimmen empfehlenswert. Hilfreiche Tipps sind außerdem:
- Vor jeder Mahlzeit ein großes Glas Wasser trinken, um den Appetit zu drosseln
- Ausreichend Zeit für das Essen nehmen, Speisen gründlich kauen
- 5 kleine Mahlzeiten täglich
- Grüner Tee unterstützt die Fettverbrennung
- Lein- und Flohsamen lindern Hungergefühle
- Pflanzliche Abführmittel wie Sennesblätter, Aloe vera und Faulbaum nur kurzfristig einnehmen
- Glutamat, Salz und Zucker vermeiden

3. Durchfall (Diarrhö)

Die Deutsche Gesellschaft für Allgemeinmedizin und Familienmedizin (DEGAM) spricht von Durchfall, wenn bei Erwachsenen dünnflüssige, ungeformte Stühle mehr als dreimal täglich auftreten und/oder das Stuhlgewicht über 250 Gramm pro Tag beträgt. Unter Durchfallerkrankungen leidet in Deutschland fast jeder dritte Erwachsene durchschnittlich einmal im Jahr.

Bakterielle oder virusbedingte Magen-Darm-Infektionen, Lebensmittelvergiftungen oder Medikamente – es gibt viele Ursachen, die mit akutem oder chronischem Durchfall einhergehen. Der Körper verliert dabei viel Flüssigkeit und Salze (Elektrolyte) – diesen Verlust gilt es auszugleichen. Neben Wasser und Kräutertees gibt es auch spezielle Rehydrationslösungen. Medikamente mit dem Wirkstoff Loperamid (Antidiarrhoika) können bei akuten Durchfällen eingenommen werden, um die Darmtätigkeit zu entspannen.

Bei stressbedingtem Durchfall haben sich Entspannungsmethoden wie autogenes Training, progressive Muskelentspannung oder Yoga bewährt. Neben Ernährungsempfehlungen (Schonkost) können auch Hausmittel und Heilpflanzen zur Therapie oder Prävention angewendet werden:
- Pürierte Banane, geriebener Apfel
- Tee aus getrockneten Heidelbeeren, Brombeerblättern, Kamillenblüten oder Pfefferminzblättern
- Heilerde bindet Keime und Giftstoffe und saugt Flüssigkeit im Darm auf
- Flohsamen und Flohsamenschalen werden bei Durchfall empfohlen – viel Wasser dazu trinken
- Tee aus der Blutwurz-Wurzel bei unspezifischem akutem Durchfall

4. Verstopfung (Obstipation)

Wie häufig man die Toilette aufsucht, ist von Mensch zu Mensch verschieden. Die normale Frequenz liegt zwischen dreimal täglich bis dreimal wöchentlich. In Deutschland leiden etwa 10 bis 15 Prozent der Erwachsenen unter einer Obstipation – Frauen sind doppelt so häufig betroffen wie Männer.

Um die Verdauung wieder in Schwung zu bringen, werden verschiedene Maßnahmen empfohlen: eine Anpassung der Lebensweise mit ausreichend Bewegung, Entspannungsmethoden zum Stressabbau, eine Ernährungsumstellung auf eine ballaststoffreiche Kost, viel trinken und eine kurz andauernde Therapie mit Abführmitteln (Laxanzien, Klistiere, Glaubersalz, Bittersalz).

Die Deutsche Gesellschaft für Ernährung (DGE) empfiehlt mindestens 30 Gramm Ballaststoffe täglich. Geeignet sind Vollkornprodukte, Kleie, Müsli, Trockenfrüchte, Gemüse (Kohlsorten, Artischocken, Schwarzwurzeln), Obst (Himbeeren, Kiwi), Hülsenfrüchte, Nüsse und Samen. Ballaststoffe sollten immer mit viel Flüssigkeit eingenommen werden. Andernfalls kann sich eine Verstopfung verschlimmern.

Heilpflanzen mit einer abführenden und den Darm anregenden Wirkung sind der Faulbaum, Sennesblätter und Sennesfrüchte als Tropfen, Dragees oder Zäpfchen. Weitere verdauungsfördernde Heilpflanzen sind das indische Flohsamenkraut und Aloe vera. Flohsamen und Flohsamenschalen werden bei Verstopfung und bei Krankheiten empfohlen, die einen weichen Stuhl erfordern. Aloe vera sorgt für eine Wasseransammlung im Darm, erhöht damit den Füllungsdruck und regt die Darmtätigkeit an.

VORSICHT
Jede Heilpflanze und jedes Pflanzenpräparat kann Nebenwirkungen haben oder nicht indiziert sein.
    Jede Selbstbehandlung – besonders bei hochakuten und fieberhaften Infekten, Infektionen, chronischen Erkrankungen oder

Symptomen wie bei einer länger anhaltenden Verstopfung – müssen mit dem Hausarzt bzw. dem internistischen Arzt oder der Ärztin des Vertrauens abgesprochen werden und unter ärztlicher Kontrolle erfolgen.

Ein riesiges und ganz herzliches DANKESCHÖN Euch allen,

die ihr mir von Beginn an auf dem langen Weg helft, in meinem Spirit die zukünftige Welt kreativ und mit Liebe mitzugestalten. Liebsten Dank dafür, dass Ihr mich Sturkopf in meinem Anliegen, die Medizin zu verändern und für ein menschenwürdiges fürsorgliches Morgen zu kämpfen, unterstützt. Auch in Zukunft, da ich die Grönemeyer Institute an die Med360Grad AG übergeben habe. Ich werde, solange ich lebe, genau hinschauen und meine Vorstellung von einer liebevollen Weltmedizin und Weltgesundheit weiterhin wie bisher mit großem Nachdruck und großer Tatkraft verfolgen. Hierbei unterstützen mich meine Kinder, Enkelsöhne und meine neue Frau mit ganz viel wunderbarer Liebe! Sie geben mir die notwendige Energie, Lebenskraft und Fröhlichkeit, machen Mut und sagenhaft gute Laune!

Auch Euch allen, die Ihr mir im Bochumer und Berliner Institut und in allen meinen heutigen und früheren Unternehmensbereichen, in der Grönemeyer Health GmbH und dem Grönemeyer Gesundheitsfonds Nachhaltig, der GO Getter GmbH und Partnern sowie besonders auch in meinem Büro zur Seite gestanden habt oder steht, bin ich aus tiefem Herzen dankbar. Wo auch immer Ihr Euch jetzt aufhaltet oder beschäftigt seid, welche Posten Ihr auch immer bekleidet, wir zusammen haben die Medizin bereits ein ganz klein wenig verändert. Die gemeinsame Zeitreise mit Euch ist und war etwas ganz Besonderes und wird es bleiben. Seid stolz darauf, auch wenn wir nicht immer einer Meinung waren und sich unter besonderen Umständen unsere Wege getrennt haben. Trotzdem sind wir eine ganz besondere Medizin-Familie.

Ohne die Tatkraft und Begeisterung der vielen lieben Menschen in Medizin, Wissenschaft, Forschung und Entwicklung, an meiner Universität und den vielen anderen Hochschulen der Welt, in der Industrie und Politik, in den Medien – besonders dem ZDF, der FUNKE Mediengruppe sowie Hubert Burda Media – und den Buchverlagen wie jetzt den hochengagierten Menschen im Ludwig Verlag (Penguin Random House) für die Erwachsenen sowie bei TESSLOFF für die Kinder, wäre meine 70-jährige und leider so kurze Lebensreise für die Medizin in einer Sackgasse geendet.

Danke, danke, danke schön! Besonders gerade auch den Kindern in der Welt, die mit ihren großen staunenden Augen, ihrem Wissensdurst, ihrer Fröhlichkeit und ihrem unverdorbenen Lachen immer wieder tief mein Herz berühren und mich aufrichten. Ihnen zuliebe muss die Medizin, muss dieser Planet geheilt und für zig Millionen Jahre gesund gehalten werden.

Wir alle wollen weiterhin friedvoll leben, lieben und lachen!

Euer
Dietrich Grönemeyer

PS: Bitte verzeiht, wenn ich nur einige wenige Menschen beispielhaft persönlich nennen konnte! Ich wollte niemanden verletzen. Alle Lebensweggefährten sind gemeint. Sollten im Buch Fehler gemacht worden sein, sind sie nur mir anzulasten!
Der besseren Lesbarkeit halber ist das generische Maskulin verwendet worden. Gemeint sind aber alle Menschen!

Anmerkungen und Quellen

1 D.H.W. Grönemeyer, Med. In Deutschland – Standort mit Zukunft, Springer Verlag, 2000, S. 376
2 https://www.tk.de/techniker/magazin/sport/gesunder ruecken/ursachen-von-rueckenschmerzen-2007860?tkcm=aaus.
3 https://www.apotheken-umschau.de/krankheiten-symptome/symptome/rueckenschmerzen-ursachen-und-behandlung-734999.html
4 https://www.ikkev.de/politik/gkv-in-zahlen/rueckenschmerzen/
5 https://www.sueddeutsche.de/digital/medienkompetenz-onlinewerbung-verwirrt-kinder-und-jugendliche-1.2750348
6 https://www.youtube.com/watch?v=U4nCpgpPhss und https://saparena.de/news/10-000-kids-verwandeln-die-sap-arena-in-die-groesste-schulkasse-der-welt-578
7 https://www.rki.de/DE/Content/Kommissionen/Bundes gesundheitsblatt/Downloads/2019_10_Krause.pdf?__blob=publicationFile#:~:text=Der%20Anteil%20der%20Missings%20betrug,%2C%207%2C0%25%20bzw.
8 https://diabsurv.rki.de/Webs/Diabsurv/DE/diabetes-in-deutschland/kinderjugendliche/1-01_Inzidenz_Typ_2_Diabetes.html
9 Prof. Dr. Dietrich Grönemeyer: Der kleine Medicus, Rowohlt, 2005

10 SINUS-Jugendstudie 2020 – Wie ticken Jugendliche?
11 https://de.statista.com/statistik/daten/studie/5966/umfrage/mitglieder-der-deutschen-fitnessclubs/
12 https://de.statista.com/infografik/12220/durchschnittliche-dauer-einer-aerztlichen-untersuchung-weltweit/
und
https://www.spiegel.de/gesundheit/diagnose/aerzte-haben-laut-weltweiter-analyse-nur-wenige-minuten-pro-patient-a-1176897.html.
13 https://de.statista.com/infografik/3705/sporttreibende-die-hightech-geraete-beim-sport-nutzen/
14 https://presse.wdr.de/plounge/tv/wdr_fernsehen/2018/09/20180921_alles_luege.html
und
https://www.waz.de/politik/48-stunden-im-mai-id232126283.html
15 https://de.wikipedia.org/wiki/Kernkraftwerk_THTR-300#cite_note-34
16 Professor Dr. med. Dietrich H. W. Grönemeyer, »Gesundheitswirtschaft Med. In Germany«, Positionspapier erstellt im Auftrag von Health Care NRW, S. 99 ff., September 2001.
17 https://www.destatis.de/DE/Themen/Gesellschaft-Umwelt/Gesundheit/Todesursachen/_inhalt.html
18 https://alter-pflege-demenz-nrw.de/akteure/2020/12/04/un-bericht-2050-ist-jeder-sechste-mensch-aelter-als-65/
19 https://de.statista.com/statistik/daten/studie/283855/umfrage/diabetes-laender-mit-den-meisten-todesfaellen/#:~:text=Die%20Gesamtzahl%20der%20Todesf%C3%A4lle%20aufgrund,auf%20rund%206%2C7%20Millionen.
20 https://de.statista.com/statistik/daten/studie/199603/umfrage/laender-mit-der-hoechsten-lebenserwartung-weltweit/
21 https://www.deutsche-alzheimer.de/fileadmin/Alz/pdf/factsheets/infoblatt1_haeufigkeit_demenzerkrankungen_dalzg.pdf

22 Destatis 09/2021.
23 https://www.tk.de/presse/themen/praevention/gesundheitsstudien/steigende-fehlzeiten-bei-pflegekraeften-2111088?tkcm=ab
24 Berit Uhlmann, »Ein Kiosk für die Gesundheit«, Süddeutsche Zeitung vom 27.6.22, https://www.sueddeutsche.de/gesundheit/gesundheitskiosk-regierungsvorhaben-deutschland-1.5608661?reduced=true.
25 https://www.faz.net/aktuell/wirtschaft/scheitern-von-erfindungen-wenn-innovation-auf-buerokratie-trifft-17362699.html
26 https://www.wiwo.de/politik/deutschland/corona-impfung-hausaerzte-wir-koennen-2-5-millionen-menschen-pro-woche-impfen/26980896.html
27 Destatis, Fallpauschalenbezogene Krankenhausstatistik 2005 und 2018, zitiert in: https://www.krankenhaus-statt-fabrik.de/53187
28 Ebd.
29 Ausgaben vom 5.9.2019 und 1.10.2019; https://www.stern.de/gesundheit/aerzte-appell-im-stern--rettet-die-medizin--8876008.html
30 https://de.statista.com/themen/576/aerzte/#dossierKeyfigures
31 https://www.kvno.de/fileadmin/shared/pdf/online/honorar/hausarztinfo_ebm.pdf und https://www.praktischarzt.de/arzt/hausarzt-gehalt/
und
https://www.praktischarzt.de/arzt/hausarzt-gehalt/
32 kbv.de (Honorarbericht der kassenärztlichen Vereinigungen), zitiert nach: https://www.praktischarzt.de/arzt/hausarzt-gehalt/
33 Ebd.
34 Ebd.
35 https://www.bosch-stiftung.de/de/presse/2021/05/2035-fehlen-deutschland-rund-11000-hausaerzte-experten-empfehlen-den-aufbau-von

36 Bundesministerium für Wirtschaft und Klimaschutz [BMWi], Gesundheitswirtschaft; https://www.bmwk.de/Redaktion/DE/Publikationen/Wirtschaft/gesundheitswirtschaft-fakten-und-zahlen-2020.html.
37 »Wir brauchen nicht viel« – Interview mit BioNTech-Gründern Özlem Türeci und Uğur Şahin, *Die Zeit* vom 16. September 2021, S. 26–27.
38 Carolin Diel, »Wettbewerbsfähig?« In: *Richard, Magazin der Deutschen Apotheker- und Ärztebank* 1 (2022); Link: Aus dem Schatten – Richard Magazin (richard-magazin.de).
39 »Corona zeigt: Europa verliert in der medizinischen Forschung an Boden«, Gastkommentar von Christoph Franz (Roche) im *Handelsblatt* vom 15.12.2020. Link: Christoph Franz: Rezepte für die Zeit nach der Pandemie (handelsblatt.com).
40 »Wie Deutschland Europameister werden könnte«. Erschienen am 14.6.2021 in *Pharma-Fakten. Eine Initiative von Arzneimittelherstellern in Deutschland*. Link: Klinische Forschung: Wie Deutschland Europameister werden könnte – Pharma Fakten (pharma-fakten.de).
41 Ebd.
42 https://www.kma-online.de/aktuelles/it-digital-health/detail/nutzerzahlen-von-gesundheits-apps-wachsen-in-der-corona-krise-a-43298
43 1. Aufl. 1999, Berlin: Springer, S. 326.
44 Ebd., S. 321
45 Ebd., S. 229
46 Ebd., S. 326
47 *Selbst heilen mit Kräutern*, Becker Joest Volk Verlag, 2019, 4. Aufl. 2021.
48 Gekürzte Posterfassung meines Manifestes in: *Lebe mit Herz und Seele*, Herder Verlag, 2006.
49 ARD, Tagesschau vom 19.1.2022: »Was bleibt von den Erwartungen«; https://www.tagesschau.de/inland/innenpolitik/cannabis-183.html.
50 Das Bundesverfassungsgericht hat am 26. Februar 2020 ent-

schieden, dass die Freiheit, sich das Leben zu nehmen und das Recht auf selbstbestimmtes Sterben zu haben, in der Entscheidung des Einzelnen liegt, entsprechend seinem Verständnis von Lebensqualität und Sinnhaftigkeit der eigenen Existenz. Diese autonome Selbstbestimmung ist von Staat und Gesellschaft zu respektieren. Hilfe von Dritten zu suchen und Hilfe in Anspruch zu nehmen gehören auch dazu. Aber niemand ist verpflichtet, Suizidhilfe zu leisten. (BVerfG per Urteil vom 26. Februar 2020, Art. 2 Abs. 1 i.V.m. Art. 1 Abs. 1 GG)

51 Markus 12,31; Matthäus 22,39, aber auch schon im Alten Testament im 3. Buch Mose 19,18.

Jetzt entdecken

medizinveraendern.de/online
Passwort: gemeinsamhandeln

Das Buch geht online weiter: Besuchen Sie den exklusiven Bereich für Leserinnen und Leser. Dort finden Sie spannende weiterführende Videos, Bilder und Inhalte zum Buch, zum Autor und zur Veränderung der Medizin.

Prof. Dr. Dietrich Grönemeyer im Internet

dietrich-groenemeyer.com
groenemeyer.academy
heilpflanzenwelt.com

- instagram.com/dietrich_groenemeyer
- facebook.com/dietrichgroenemeyer
- youtube.com/user/groenemeyertv
- twitter.com/dgroenemeyer